18 养生方略

科普通鉴

丛 书 主 编　李建中
丛书副主编　谈朗玉　李大东　张令朝
本 卷 主 编　司富春

KEPU TONGJIAN
YANGSHENG FANGLüE

中国科学技术出版社
河南科学技术出版社

图书在版编目（CIP）数据

养生方略/司富春主编．—郑州：河南科学技术出版社，2013.10
（科普通鉴/李建中主编）
ISBN 978－7－5349－6604－0

Ⅰ.①养…　Ⅱ.①司…　Ⅲ.①养生（中医）－普及读物　Ⅳ.①R212－49

中国版本图书馆 CIP 数据核字（2013）第 227545 号

出版发行：中国科学技术出版社
地址：北京市海淀区中关村南大街 16 号　　邮编：100081
电话：（010）62106522
网址：www.cspbooks.com.cn
河南科学技术出版社
地址：郑州市经五路 66 号　　邮编：450002
电话：（0371）65737028
网址：www.hnstp.cn
策划编辑：李喜婷　冯　英
统筹编辑：尚伟民　蒋云鹏　徐　涛
责任编辑：仝广娜　白　勇
责任校对：柯　姣
封面设计：赵　钧
版式设计：赵玉霞
责任印制：朱　飞
印　　刷：郑州金秋彩色印务有限公司
经　　销：全国新华书店
幅面尺寸：185 mm×260 mm　　印张：15.5　　字数：251 千字
版　　次：2013 年 10 月第 1 版　　2013 年 10 月第 1 次印刷
定　　价：32.00 元

《科普通鉴》丛书

主　编　李建中

副主编　谈朗玉　李大东　张令朝

《科普通鉴·养生方略》

主　编　司富春

序

科技是人类智慧的伟大结晶，创新是文明进步的不竭动力。

回首文明历程，是科技之光涤荡了人类历史上蒙昧的阴霾，是科技之火点燃了人类心灵里求知的火焰，是科技之灯照亮了人类发展中光辉的前程。科学技术的每一次重大突破，每一项发明创造的诞生，都使人类对客观世界的认识发生质的飞跃，都使人类改造世界的能力得到革命性的提升。18世纪后的几百年，是科学技术突飞猛进的历史时期。数学、物理、化学、天文学、地学和生物学等各个领域的研究均取得了空前成就，并引发了一次又一次重大理论革命，其中，最具划时代意义的莫过于牛顿力学、相对论和量子力学的创立。与此同时，深刻改变人类生存状态和生产、生活方式的发明创造也纷纷问世。在不计其数的发明、发现中，蒸汽机、电话、火车、汽车、医用X光片、青霉素、DNA双螺旋结构、火箭、阿波罗10号太空舱、计算机等无疑是改变世界的重大发明、发现与创造。

放眼新的世纪，科技已经成为推动经济社会快速发展的主导力量和创造社会财富的主要源泉，成为国家间、区域间竞争的核心和推动未来发展的决定性力量。为了在竞争中取得优势地位，各国、各地区，特别是发达国家及地区都高度重视科技创新和发展。在此背景下，全球创新浪潮此起彼伏，科技发展日新月异，创新成果大量涌现。人类基因组序列图完成、细胞重新编程技术、人类最早祖先确定、宇宙存在暗物质的猜想被证实、干细胞研究的新进展、纳米技术研究的新突破、欧洲强子对撞机启动、人类探测器创最远纪录和七大数学难题之一——庞加莱猜想被证明等被认为是近十年来取得的最具科学价值，并可能对人类生存与发展产生重大影响的重大科技成就。

在人类文明的历史长河中，科学技术虽然得到了空前发展，取得了辉煌成就，但在前进的道路上依然有无数难题等待我们去破解，众多未知世界等待我们去认识。随着人口数量的急剧增加，自然资源的逐渐枯竭和生态环境的日益恶化，人类正面临前所未有的生存挑战和危机。毫无疑问，应对挑战、解决危机，只有依靠科技的不断创新与发展。在可以预见的未来，为了拓展生存空间，提高生存质量，必将掀起一场以信息科技革命为先导、新材料科技为基础、生命科技为核心、新能源科技为动力、海洋科技和航天科技为内拓和外延的新的科技创新浪潮。伴随新一轮科技创新浪潮的到来，新的发明创造也必将与日俱增。有科学家预言，未来百年，人体器官克隆再造、灭绝动物复活、战胜癌症、建造星际飞船和太空电梯等梦想可能变为现实。

当前，亿万中华儿女正在为实现中华民族伟大复兴的“中国梦”而努力奋斗。实现这一百年梦想，关键在于弘扬创新精神，增强创新能力，加快创新步伐，让科技之花在创新中萌芽，在创新中成长，在创新中绽放。

发达国家的经验昭示我们，加快科技创新，提高科技水平，既要依靠科技精英们的刻苦攻关，发明创造，也有赖于公民科学素质的普遍提高。有调查显示，我国公民的科学素质水平较发达国家差距甚大，与走中国特色的自主创新之路、建设创新型国家的要求相去甚远。为尽快提升我国公民的科学素质水平，从2006年起我国启动了旨在推动公民科学素质建设的全民科学素质行动计划，希望到2020年，公民科学素质在整体上有大幅度提高，达到世界主要发达国家21世纪初的水平。

科普图书是展示科学技术的重要窗口，是普及科技知识的重要载体，也是传播科技文明的重要途径。国内外都十分重视科普图书的创作出版。在琳琅满目的科普图书作品中，不乏影响深远的精品力作。这些作品为传播科技文明、普及科学知识做出了历史性贡献。时代在进步，科技在发展。紧跟时代步伐，把握科技动态，繁荣科普创作，不断创作出版符合时代特点、反映当代科技发展水平的科普图书精品，不仅是加强公民科学素质建设，提升公民科学素质的迫切要求，也是科技界有识之士的共同心声。

科学技术协会是新中国科普事业的主要开创者和推动者。在开展公民科学素质建设，提高公民科学素质水平的历史进程中，肩负着重要责任和神圣使命。我们组织编写的这部《科普通鉴》丛书既是履行“责任”和“使命”，也是对科技界有识之士呼声的积极响应。

20世纪中叶以来，科学技术进入了多科交叉、互为渗透、综合发展的历史时期，形成了学科林立、知识纷繁的新格局。面对浩如烟海的科学世界，如何确定这部书的编写原则和选题范围是应当首先解决的问题。经与有关专家学者反复研究论证，我们确定了“通览科技文明，鉴取创新精粹”的编写原则，并确定从理、工、农、医和高新科技五大领域中选取26个公众关注度较高的热点选题，按26卷组织编写这部丛书。

面向具有中等以上文化程度的青少年、农民、城镇劳动者、城市社区居民、领导干部和公务员等重点人群，弘扬科学精神，传播科学思想，倡导科学方法，普及科学知识是编写本书的出发点和根本目的。考虑到读者对象年龄、职业、身份的多样性和对知识需求的差异性，本书着重介绍具有基础性、通用性、新颖性和前瞻性的知识，读者可以根据自己的需求或兴趣进行阅读；在阐述方法上尽可能做到重点突出，脉络清晰，尽可能融入人文精神，体现人文情怀，避免科技知识的简单介绍和罗列；在语言风格上力求文笔流畅，深入浅出，生动活泼，雅俗共赏，以达引人入胜的效果。

选择高水平的主编是编好这部丛书的关键。为此，我们发挥科学技术协会学会众多，学科齐全，人才荟萃，联系广泛的优势，面向省内外征集各卷主编候选人。最后经全面比较，优中选优，确定了各卷主编人选，为本书的编写出版奠定了坚实基础。在此我们谨向为本书主编遴选、编写、出版给予大力支持的河南省医学会、气象学会、农学会、地理学会、地震学会、地质学会、机械工程学会、反邪教协会和省气象局、郑州大学、河南大学、河南农业大学、河南工业大学、河南科技大学、河南中医学院、河南科技学院、河南轻工业学院、《太空探索》杂志社、河南科技报社、河南科技活动中心、中国科学技术出版社、河南科学技术出版社等学（协）会和单位表示诚挚的感谢！

作为一部多达26卷的大型科普丛书，其涉及领域广，学科多。在内容上为了尽可能避免交叉重复或矛盾冲突，在体例和语言风格上为了尽可能保持相对统一，我们制订了较为详细的编写方案，对各卷的内容范围和全书的体例风格做了必要界定和规范。但是，由于我们学识水平有限，统筹协调不够，编写时间仓促，加之一些担任主编的同志是首次承担科普类作品的编写任务，缺乏相应经验，所以，虽然付出了大量心血，个别卷仍然存在内容取舍不够得当，语言风格不够生动活泼等问题。这些缺憾，我们将在再版重印时加以修订改进。诚恳希望广大读者对本丛书的修订改进提出宝贵意见和建议，以便再版时提高质量。

河南省科学技术协会主席、党组书记　李建中

2013年6月

目　录

引言　/ 001

1　**养生发展源流**　/ 003

1.1　上古时期养生智慧——养生的萌芽　/ 003

1.2　春秋战国时期养生智慧——养生的初起　/ 004

1.3　秦汉晋唐时期养生智慧——养生的发展　/ 006

1.4　宋金元明清时期养生智慧——养生的完善　/ 008

1.5　近现代养生　/ 010

2　**养生之道**　/ 011

2.1　天人相应，顺应自然　/ 012

2.2　动静结合，形神一体　/ 015

2.3　谨养正气，慎避邪气　/ 020

2.4　三因制宜，审因施养　/ 022

2.5　悦情养性，调畅情志　/ 029

3　**四时养生**　/ 039

3.1　天人相应之道　/ 040

3.2　春季养“生”　/ 042

3.3　夏季养“长”　/ 047

3.4　秋季养“收”　/ 051

3.5 冬天养“藏” /055

4 **二十四节气养生** /059

4.1 立春——开始养阳 /059
4.2 雨水——谨防湿邪 /062
4.3 惊蛰——顺时养阳 /063
4.4 春分——调和阴阳 /063
4.5 清明——防高血压 /064
4.6 谷雨——防神经痛 /066
4.7 立夏——养心为主 /067
4.8 小满——防皮肤病 /068
4.9 芒种——谨防疲劳 /070
4.10 夏至——避开暑邪 /071
4.11 小暑——防消化道疾病 /073
4.12 大暑——防中暑 /074
4.13 立秋——养胃润肺 /075
4.14 处暑——调整睡眠 /077
4.15 白露——当养阴 /079
4.16 秋分——防燥凉 /081
4.17 寒露——防寒凉 /082
4.18 霜降——宜进补 /083
4.19 立冬——养阳补肾精 /084
4.20 小雪——防抑郁症 /086
4.21 大雪——温补避寒 /086
4.22 冬至——养护阳气 /088
4.23 小寒——进补当适宜 /089
4.24 大寒——顺时保养 /091

5 十二时辰养生 / 093

5.1 子时：胆经当令，安心睡眠助养阳气 / 094

5.2 丑时：肝经当令，睡眠充足助养肝血 / 095

5.3 寅时：肺经当令，需要深度睡眠 / 095

5.4 卯时：大肠经当令，养成排便习惯 / 096

5.5 辰时：胃经当令，吃好早饭丰富营养 / 096

5.6 巳时：脾经当令，助消化 / 097

5.7 午时：心经当令，午睡一刻值千金 / 097

5.8 未时：小肠经当令，与心脏相通应 / 097

5.9 申时：膀胱经当令，抓住学习的好时机 / 098

5.10 酉时：肾经当令，保养肾精至关重要 / 098

5.11 戌时：心包经当令，养心包即是养心脏 / 099

5.12 亥时：三焦经当令，养三焦使百脉修养生息 / 100

6 五脏养生 / 101

6.1 从五行、五味、五色、五体、五官、五音、五液看五脏养生 / 101

6.2 肝脏养生 / 114

6.3 心脏养生 / 118

6.4 脾脏养生 / 122

6.5 肺脏养生 / 127

6.6 肾脏养生 / 132

6.7 五脏排毒养生 / 137

7 不同人群养生 / 143

7.1 人的生长壮老规律 / 143

7.2 少儿保健 / 144

7.3 青少年保健 /148

7.4 中年养生 /151

7.5 老年养生 /153

7.6 妇女保健 /157

7.7 体力劳动者的保健 /162

7.8 脑力劳动者的保健 /164

8 **体质养生** /168

8.1 体质差异的形成 /168

8.2 平和体质——科学调养，中庸养身 /171

8.3 阳虚体质——火气不旺，畏惧寒冷 /171

8.4 气虚体质——正气亏缺，易患感冒 /173

8.5 痰湿体质——阳气不足，体态臃肿 /174

8.6 湿热体质——水湿内停，排泄受阻 /176

8.7 阴虚体质——阴气不足，津亏燥热 /177

8.8 血瘀体质——肤色晦暗，易患肿瘤 /178

8.9 气郁体质——气不外达，血动不畅 /179

8.10 特禀体质 /181

9 **舌苔养生** /184

9.1 舌质看养生 /184

9.2 舌苔看养生 /186

9.3 舌苔养生之道 /188

10 **房事养生** /191

10.1 房事养生的重要性 /191

10.2 房事的生理作用 /192

10.3 节制房事的意义 / 193
10.4 房事保健 / 194
10.5 强肾保健功法 / 197
10.6 房事禁忌 / 198

11 药物和针、灸、按摩养生 / 202
11.1 药物养生的机制 / 202
11.2 药物养生的应用原则 / 203
11.3 益寿延年中药举例 / 205
11.4 保健中成药举例 / 213
11.5 针、灸、按摩养生保健 / 221

结语 / 228
参考文献 / 232
后记 / 232

引 言

人生在世，最宝贵的财富莫过于拥有健康，享受生命。生命对每个人来说，都只有一次，长寿并健康快乐地生活着，历来是人类生命过程中永恒的向往和追求。然而，人们生存在大自然中，外有“风、寒、暑、湿、燥、火”邪气的侵袭，内有饮食、劳逸等不同生活习惯的影响，再加上意外事故、疾病的发生，以致损身折寿，不能尽终其天年。生命掌握在我们自己手中，只有进行科学合理的养生保健，才能获得理想的健康。否则，年轻时用健康换取金钱、地位、荣誉，损坏身体，年老后拿金钱买健康，糟糕的身体让生活失去乐趣。养生，是指在养生理论的指导下，依据生命发生、发展的规律，采取能够保养身体、减少疾病、增进健康、身心愉悦、延年益寿的手段和方法所进行的保健活动。因此，养生是实现人类健康长寿、颐养天年的重要手段。

养生保健始终是古今中外医家关于人类生命健康长寿研究的重点内容之一。千百年来，在中华民族漫长的历史发展过程中，历代医家都非常重视养生，在长期医疗实践中积累了丰富的养生保健经验和方法，为国民的健康事业和民族的繁衍昌盛做出了杰出的贡献。随着社会经济的发展，人们越来越面临着生活节奏加快、工作压力大、环境污染、生活方式不断改变等问题，不断地透支着健康。近年来，各类养生书籍和健康节目大量涌进人们的视野，人们也逐渐认识到养生保健的重要性。为了让广大人民群众了解养生的起源、发展历程和中国民族博大精深的养生文化，加深对养生的认识，从古人健康长寿的养生原则和方法得到借鉴，以科学的态度和健康的生活方式来保养生命，延长寿命，让健康美好的生活离我们越来越近，我们在河南省科学技术协会组织的《科普通鉴》系列科普丛书中，承担第十八卷《养生方略》的编写任务。本卷书第一章概述了“养生发展源流”；第二章讲述了“养生之道”；第三章到第十一章从九大方面分别讲述了“四时养生、二十四节气养生、十二时辰养生、五脏养生、不同人群的养生、体质养生、舌苔养生、房事养生”以及“药物和针、灸、按摩养生”等养生理论和方法。

本书在编写过程中，参阅了并引用相关书籍和网络文献，在此谨向有关作者致以诚挚的谢意，同时，向参与该书成书和出版付出辛勤劳动各位老师给予最真挚的谢意。

由于成书时间短、任务重，加之编者水平所限，书中不足之处在所难免，敬请批评指正！

1 养生发展源流

健康是人类永恒的主题，古今中外皆是如此。世界卫生组织原总干事马勒博士曾讲，“健康不是一切，但失去健康，将会失去一切”。阿拉伯有句谚语，“有健康的人，便有希望，有希望的人，才能有一切”。在我们伟大的祖国医学宝库中，有一颗璀璨的明珠——中医养生学，经过五千年的演绎，中华民族在实践中勇于探索，积累了丰富的养生经验，创立了既有系统理论、多种流派、多种方法，又有民族特色的中医养生学和中华养生文化，目的就是珍爱生命，维护健康。

中医养生有着悠久的历史。自上古时期，人们就开始注意卫生、环境和健康的关系。春秋战国时期，中医经典之作《黄帝内经》有言：“圣人不治已病治未病，不治已乱治未乱……夫病已成而后药之，乱已成而后治之，譬犹渴而穿井，斗而铸锥，不亦晚乎”？这一精辟论断成为后世养生发展的重要基础。数千年来，历代养生学都有繁荣发展，可谓各擅其长，对于延缓衰老，提高人类寿命做出了卓越贡献。

1.1 上古时期养生智慧——养生的萌芽

“养生”一词最早见于《庄子·养生主》一篇，该篇专门论述养生。所谓养，即保养、调养、培养、补养、护养之意；所谓生，即生命、生长之意。养生的起源最早追溯至我国五千年前的上古时期，当时人们已懂得生活规律需顺应自然，开始用饮食调养和宣导术追求健康，并已经注意到环境养生。

在出土的殷商时期的甲骨文中已有“沬”（洗脸）“浴”（洗澡）等表达清洁的文字。原始社会末期，人们用宣导、运动的方法来防治疾病，《吕氏春秋·古乐》记载，“昔陶唐氏之始，阴多滞伏而湛积……筋骨瑟缩不达，故作为舞以宣导之”。所谓“舞”，就是活动关节，并使气血畅通的一种导引术雏形。由此可见，远古时人们已经知道运用舞蹈的方法来预防关节病痛。

火种与酒的发现和应用改善了人类茹毛饮血的饮食条件，人们开始吃熟食，防止了许多肠道感染性疾病的发生，可以说是饮食养生的开端。相传商朝开国宰相伊尹，精于烹调技术，对养生之道颇有见解，著有《汤液论》。葛洪的《神仙传》中记载了古人尊为寿星的彭祖，传说中他养生有道，善于烹饪，懂得情致调理和饮食起居调理，懂得气功炼气运动，到商朝末年活了800余岁的高龄。

上古的生活虽然简陋，但人们也懂得了居住环境与健康的关系。由于河流山涧谷地水源充足，土地肥沃，食物丰富，人们最初都在河谷地区聚族而居，即使遇到自然灾害，被迫迁徙时，也总要观看水流和干湿情况，以确定新的居处。为避野兽，白天拣拾橡栗，晚上筑巢睡于树上；夏天储存柴火，冬天烧了取暖。这一切说明了当时的祖先们已懂力求构造良好的环境，以达到保障健康、减少疾病的目的。养生的萌芽便由此起源，开始发展。

1.2　春秋战国时期养生智慧——养生的初起

春秋战国时期——养生发展中的第一个黄金时代，此时期我国开始进入封建社会，新时期生产关系的变更和生产力的迅速发展使人们的生活水平迅速提高，经济出现了前所未有的繁荣。科学文化呈现“诸子峰起，百家争鸣”的景象，形成了“九流十家”等诸多学术流派，其中对养生保健影响最大的是儒家、道家养生思想及《黄帝内经》体现的养生保健经验，为我国养生学奠定了坚实的基础。这时期的养生崇尚自然，顺乎自然；强调重视精、气、神；主张静态养生。

道家泛指以先秦老子、庄子学说为中心的哲学流派以及后世的道教。它的养生宗旨是通过道法自然、返璞归真、清心寡欲、避世静养等方式达到祛病延年、长生不老的目的。道家所主张的“道”，是指天地万物的本质及其自然循环的规律。第一，顺应自然。老子认为万事万物都是由道产生并遵循道而运动变化的，他在《道德经》中提出了顺乎自然的养生思想："人法地，地法天，天法道，道法自然"。即人应该遵循并效法自然界中的客观规律，唯有如此才能获得对生命的保全和养护，如果人与自然失去平衡，就可能发生疾病，导致衰老。庄子创立了顺乎自然的气功养生法。中医六字诀"吹、呼、唏、呵、嘘、呬"调气法即源于《庄子·刻意篇》中"吹响呼吸，吐故纳新，熊经鸟申"，讲的是顺其自然，吸取真气以排出废气，广泛用于养生锻炼。第二，重视精、气、神。《庄子·知北游》中的"人之生，气之聚也。聚则为生，散则为死"告诉人们要养护好一身之气，气聚于体内则人生，气散于体外则人死。第三，清心寡欲，静态养生。老子的"淡然无为，神气自满，以此将为不死药"就说的是心神宁静、不轻举妄动，清态淡泊、不要有过多的欲望，精气便会内安而有益于增长寿命；庄子的"虚静恬淡，寂寞无为"即提倡安静清闲，勿太多欲望，以此使神志健全，精神内守，益寿延年；《老子·八十亲》中还提出了致静的具体方法，要"知足常乐，少私寡欲""甘其食、美其服、安其居、乐其俗"，养生原则中的静养也是由此发展而来。第四，主张贵柔，即新生的东西是柔弱的，但却富有生命力，而事物太强大，反而会引起衰老。如果经常处在虚和平易的地位，就可以避免过早地衰老。所以老子主张无欲、无知、无为，"返璞归真"，回复到人生最初的单纯状态。第五，认为治病要"为之于未有，治之于未乱"，即没病时防病，就不会生病。这为以后中医养生学"不治已病治未病，不治已乱治未乱"打下了基础。同时春秋时期，人们已经注意到房事与人体健康的关系，有节制的性生活有助于身心健康。

儒家对养生学的影响主要在于其"中和观"。《中庸》指出，"喜怒哀乐之未发，谓之中；发而皆中节，谓之和。中也者，天下之大本也。和也者，天下之达道也。致中和，天地位焉，万物育焉"。首先强调精神养生。养心与养形是养生的重点内容，但是在精神与形体之间，统帅形体的是精神，因此儒家首先强调精神调摄。精神养生最好的方法是减少物质欲望，即"养心莫过于寡欲"，需遵守"非礼勿视，非礼勿听，非礼勿言，非礼勿动"，年少时，血气尚未稳定，要警戒贪恋女色；壮年时，血气方刚，要警戒争强好斗；到了老年，血气开始衰退，要警戒贪得无厌。其次注意身体养护。合理地安排生活，注意起居有常，劳逸适度，饮食有节。《黄帝内经》中的“智者之养生也……和喜怒而安居处”“志意和则精神专直，魂魄不散，悔怒不起，五脏不受邪矣”等情志中和观的论述，也是在儒家中和观的影响下形成的注意身体养护的理论、原则和方法。再次倡导饮食得法。《论语· 乡党》中说“食不厌精，脍不厌细”。饮食精则营养丰富，脍宜细，则味道美，可增进食欲，有利于消化吸收。另外，提醒人们一定要食新鲜、清洁的食物，以防止疾病的发生；吃肉要适量，肉虽然有营养，要多吃，但是不可猛吃、过吃，否则有害于身体健康；吃饭要适量，过饱会使肠胃受损，身体受挫。

这个时期《黄帝内经》的成书，不仅成就了一部伟大的中医经典之作，也诞生了一部光辉的养生学著作，它全面吸取了秦汉以前的养生学成就，使养生学在中医理论的指导下蓬勃发展。其主要养生学思想：第一，强调精、气、神为人身三宝。精是构成人体的基本物质，“人始生，先成精，精成而脑髓生”；气是脏腑活动的能力，“五脏皆虚，神气皆去，形骸独居而终矣”；神是生命活动现象的总称，“得神者昌，失神者亡”。提醒后世养生要注重养精、益气、治神。第二，对人体生、长、壮、老、已的生命规律有精妙的观察和科学的概括，不但注意年龄阶段的变化，而且也注意性别上的生理差异，如把人的生长发育衰老分为十个阶段，每个阶段十年，男子八八、女子七七的生长壮老周期，给现代养生中的防衰抗老提供了借鉴。第三，主张天人相应，顺应自然。养生要旨为“顺四时而适寒暑，和喜怒而安居处，节阴阳而调刚柔”，须遵循“春夏养阳，秋冬养阴”。第四，详细论述了衰老的变化过程及衰老表现，而情志、起居、饮食、纵欲、过劳等诸方面调节失当，是导致早衰的重要原因，提出要“发于阴阳，和于术数，饮食有节，起居有常，不妄作劳，故能形与神俱，而尽终其天年，度百岁乃去”，初步建立了抗老防衰及老年病防治的理论基础。

1.3 秦汉晋唐时期养生智慧——养生的发展

在秦统一中国前，中国各地区人民在医疗上都积累了丰富的经验，形成了各自的医疗特色，但由于诸侯国之间的纷争割据，不同的风俗习惯和语言文字的差异使医药文化的交流受到一定限制；秦汉的统一，为医药文化的交流和发展创造了良好的条件。至两汉晋唐时期，封建社会获得一定的发展，人民生活安定，医学发展迅速，养生学作为医学的一个分支也进入了发展期，积极探索各种养生方法，出现了不少著名养生家、养生理论、养生专著和养生术（包括炼丹、服石、神仙之术），同时，气功、体育、药补和许多自然疗法与精神疗法也得到了充分的发展。东汉医家张仲景继承了先秦时期的医学理论，其博采众长，著成《伤寒杂病论》，提出了养慎、调和五味和提倡导引的养生思想。养慎，即调护机体应顺应四时之变，外壁虚邪贼风。调和五味，即强调饮食与养生的关系，明确指出，饮食的冷热、辛甘酸苦咸五味的调和，以适宜为度方可养生，反之，有害于身体。提倡导引，即主张用动形方法预防疾病。华佗创立了五禽戏（仿效虎、鹿、熊、猿、鸟的动作锻炼身体，结合导引、行气、吐纳等功法，外炼筋、骨、皮，内炼精、气、神）和内服健身药物（如漆叶青黏散，漆叶屑 1 升配青黏屑 14 两，久服能去浊利五脏，轻体延年）。王充在论及养生中一方面提出禀气的厚薄决定寿命的长短，保健当从胎产时开始，其《论衡・气寿》中指出，“夫禀气渥则其体强，体强则其命长；气薄则其体弱，体弱则命短。命短则多病寿短”，另一方面提出养性为上、淡泊宁静才算延寿有方，养生的目的在于保健长寿。葛洪在《抱朴子》中说，“养生以不伤为本”“身老则神散，气竭则命终……气疲欲胜，则精灵离身矣，即体虚气弱而过分逞能要强，就会伤身伤神”，强调“精、气、神”为保寿的“三宝”，倡导养生要从养精、养气、养神入手，“三宝”合一，才能长寿；同时其对于导引、吐纳等养生术也十分重视，首次提出了“胎息”功法，并在所著的《抱朴子・释滞》中详述功法的要领。隋唐医学家孙思邈，集前人各家养生之说，写成《养性》一篇，把“治未病”作为养生的基本原则，主要包括陶冶性情、生活有常、饮食有节、动静结合、药养五方面内容。他自己也身体力行，活了 120 多岁，成为中国历史上有名的寿星。此外，他在《千金方》中列了食养、食疗食物 154 种，分谷米、蔬菜、果实、鸟兽四类，多为日常食品，并论述其性味、功效，以供人们酌情选用。

此外，这一时期秦始皇、汉武帝等都追求长生不老，极力寻求长生不老方药。因而，我国历史上出现了一批专讲神仙之道、炼长生“仙丹”的方士，炼丹术、服石法、神仙术以至房中术等曾风行于世。方士的出现，练仙术和服丹石的兴起与风靡有其弊端，但在一定程度上也促进了养生学的发展。如促进了动、植物类养生药的发掘与应用，如灵芝、茯苓、地黄、麦冬、巨胜子、楮实子、黄精、槐实、菊花等，经现代研究分析证实，确有抗衰防老、益寿延年的作用；保留了一批有效的方药，如享负盛名的“龟龄集”，由人参、鹿茸、海马、蜻蜓、雀脑等多味中药配制而成，处方严谨，用料珍奇，炼制独特，具有补脑益髓、滋阴壮阳等卓效；方士崇尚的修身养性、吐纳导引之术，对养生流派的形成发挥了作用，也促进了气功的普及与发展，其中有关气功的论述，至今仍有研究和参考价值；开创了我国的药物化学，如《抱朴子》书中详细记载了炼丹的材料、方法和操作程序等。

1.4 宋金元明清时期养生智慧——养生的完善

宋金元时代，传统医学出现了学术繁荣与流派争鸣的局面，养生方法与经验也因之得到了系统的整理提高及推广应用。这一时期，涌现了金元四大家和陈直、邹铉等一大批著名养生家；同时由于宋代帝王对养生学十分关注，组织编写了《太平圣惠方》《圣济总录》之类的大型官修医书，大大促进了中医养生学的发展，并形成了宋代养生特点。一方面，注重从发病学的角度探求养生规律。金元四大家之一刘完素，以“法象天地，理合自然”为指导思想，详论天地自然运气变化之理，把疾病的发生和养生防病归到五运六气的纲领之中进行认识，强调气是生命的最基本物质，应当从调气、守气、交气三方面养生；张从正倡导“养生当用食补，治病当用药攻”，认为“五味贵和，不可偏胜”，偏食必引起营养不均衡而致病，还拓展了阳光疗法、空气疗法、冷疗、热疗、文娱疗法、情志疗法、香气疗法等养生方法，将其用于临床实际，为养生保健带来了不少启示；李东垣认为“脾胃之气既伤，而元气亦不能充，而诸病之所由生也”，从而相应提出了养生务要保养脾胃之气的主张；朱丹溪强调阴精对人体的重要作用，认为人的一生“阳常有余，阴常不足”，对养生和治疗的滋阴潜阳发颇有见解，还提出了“气、湿、痰、热、血、食”六郁，认为“人生诸病，多生于郁”，而开郁解郁是养生的重要环节。另一方面，这一时期注重联系老年生理特征，探求养生长寿之道。邹铉的《寿亲养老新书》从老人的生理特点出发，认为老人精神真气及五脏衰弱耗竭，肠胃虚薄，喜怒性情不定，类似儿童，且孤僻易于伤感，提出应重视饮食调养、精神调摄、怡情悦志及顺应四时气候变化以养生。朱丹溪也结合老人的生理特点，提出了以植物性食物为主的老人养生食谱。

明清时期，中国的养生文化得到了飞速发展和广泛传播，中医养生专著大量出版，进一步丰富和完善了养生学内容，并大大促进了老年病的防治研究，此时我国人口的平均寿命也因此得以显著提高。以赵献可、张景岳为代表的养生学家非常重视保养“命门”之火，张景岳认为人身之阴阳，阳起主导作用，提出“阳强则寿，阳衰则夭”，而阳气之根在命门，命门主两肾，因此养阳必须养命门肾。赵献可也主张用温补药物峻补真火（命门之火）。此外，张景岳还非常重视形神兼养，明确提出“身心”的概念，认为医学是一门研究身心变化的学问，他把情绪郁滞成病概括为三种，即“怒郁，思郁，忧郁”，切中了调养身心的要领。李中梓在总结前人经验的基础上提出了调养五脏的法则，且力倡以调养脾胃为中心，提出“肾为先天之本，脾胃后天之本，先天分水火论治，后天则从饮食、劳倦论治”，并在《寿世青编》一书中有养心说、养肝说、养肺说、养脾说、养肾说，对五脏调养学说做出了突出贡献。这一时期关于食养和药养的论著也很丰富，饮食调养以李时珍的《本草纲目》为代表，书中介绍了丰富的饮食疗法，其中谷、菜、果三部有300多种，虫、介、禽、兽有400余种。本时期还重视和进一步发展了动静结合的养生方法，认为“动静合宜，气血和畅，百病不生，乃得尽其天年”。老年养生学自唐代孙思邈后开始兴起，到明清两代真正达到普及。这是因为明清皇帝晚年追求长生之举，多次举行千叟宴和敬老活动，客观上促进了重视老人颐养保健风气的形成，另外，大批老年医书专著的出现把重视老年养生推向了高点。

1.5 近现代养生

近现代随着科学技术的飞速发展和社会稳定，中国传统医学获得了长足发展，由于人们对养生学理论、方法和经验的需求的增加，养生事业在多方面取得了成就。首先，科学知识普及、健康生活概念、养身保健知识的广泛宣传，提高了人们保健意识，各种群体性的传统体育养生活动如太极拳、保健功等十分流行，提高了人们整体健康素质和平均寿命。其次，老年养生研究得到蓬勃发展，各类老年病专病防治研究学术气氛浓烈，以多学科交叉形式揭示衰老与长寿的奥秘，此外，各地中医药高等院校相继开设养生学选修课和养生康复专业，培养了一大批专业人才，使传统中医养生事业呈现出兴旺发达的景象。

纵观古今，中医养生学源远流长，代代都有创新与发展，内容不断丰富，它曾为提高我国各族人民的健康素质、祛病延年、繁荣昌盛发挥过重要作用。在近现代，具有独特风格的中医养生学也必将对人类健康事业的发展谱写更灿烂的篇章。

2 养生之道

自古以来，人们把养生的理念叫做“养生之道”，养生的方法叫做“养生之术”。关于养生之道与健康长寿的关系，《黄帝内经》中指出，“上古之人，其知道者，法于阴阳，和于术数，食饮有节，起居有常，不妄作劳，故能形与神俱，而尽终其天年，度百岁乃去。今时之人不然也，以酒为浆，以妄为常，醉以入房，以欲竭其精，以耗散其真，不知持满，逆于生乐，起居无节，故半百而衰也”。“智者之养生也，必顺四时而适寒暑，和喜怒而安居处，节阴阳而调刚柔”。即上古时代的人，那些懂得养生之道的，能够效法天地阴阳自然变化之理指导养生活动，正确掌握和实行各种养生术，饮食有所节制，作息有一定规律，既不妄事操劳，又避免过度的房事，所以能够形神俱旺，协调统一，活到天赋的自然年龄，超过百岁才离开人世；现在的人就不是这样了，把酒当饮料，滥饮无度，使反常的生活成为习惯，醉酒行房，因恣情纵欲，而使阴精竭绝，因满足嗜好而使真气耗散，不知谨慎地保持精气的充满，不善于统驭精神，而专求心志的一时之快，违逆人生乐趣，起居作息，毫无规律，所以到半百之年就衰老了。具有养生智慧的人，一定顺应四时规律，适应寒热气候的变化，同时又注意调节情绪，没有过分的喜怒波动，并安心于日常平淡的生活，性格上努力做到平和，既不刚愎自用，也不优柔寡断，刚柔自如，没有偏颇固执。

传统中医养生追求天人合一，道法自然，但是现代生活方式把人们带入重重非自然环境中，人们的身心状态发生了巨大变化。在现代生活方式下，人们出门坐车，上楼有电梯，热了有空调，冷了有暖气，生存环境已经发生了巨大变化。那么人们如何结合环境的变化来进行养生呢？本章将从天人相应、顺应自然；动静结合、形神一体；谨养正气、慎避邪气；三因制宜、审因施养；悦情养性、调畅情志五个方面细说养生之道。

2.1 天人相应，顺应自然

天人相应，即人与自然一体。《黄帝内经·素问·六节藏象论》上说“天食人以五气，地食人以五味。气和而生，津液相成，神乃自生”。《素问·宝命全形论》上说“人生于地，悬命于天，天地合气，命之曰人……天地为之父母”。意思是说，人是天地之气所生，自然万物也都是天地之气所成，万物的多样性是“同气异形”的表现。天地自然是人类生命的源泉，自然万物是人类赖以生存的条件，而人类作为自然界的产物及其组成部分，也必定要在生产、生活中处处适应自然界的变化，受到自然法则的支配与制约，唯有这样才能安然生息。

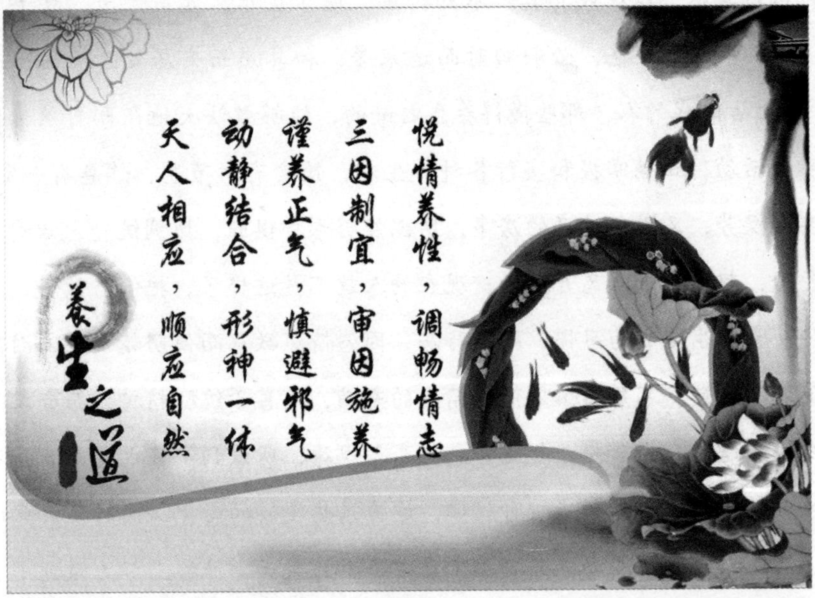

一年四季，春温、夏热、秋凉、冬寒是四时气候变化的一般规律，生物在这种气候变化的影响下，就会有春生、夏长、秋收、冬藏等相应的适应性变化。人体与自然界相应，是不可分割的整体，五脏六腑、四肢九窍、皮肉筋骨、血脉等活动都与四时变化相适应。

2.1.1 四时与情志

人的情志变化与四时变化是密切相关的。《黄帝内经》中讲，春三月，精神情志活动应当顺应春季阳气升发的态势，保持舒畅条达，否则违背春阳生发之气，情志抑郁，便会引发疾病；夏三月，阳气渐盛，应当使情志疏泄有度，勿大怒，怒则扰乱心神、动气伤肝；秋三月，阳气始收，应当保持神志安宁，以避开秋季肃杀之气；冬三月，阳气潜藏，情志活动不要妄动，不要过于激动、悲泣等使志外泄，以免扰乱人体阳气精神，而使阳气不能内敛潜藏。正如《黄帝内经直解》所说，“四气调神者，随着春夏秋冬四时之气，调肝心脾肺肾五脏之神志也”。明确告诉人们，调摄精神，要遵照自然界生长收藏的变化规律，主动顺应四时节气的变化，增强内在脏气的适应能力，才能达到阴阳的相对平衡。

2.1.2 四时与气血

中医学认为，当气候温暖天气明朗，人体气血、津液旺行，行于脉外之卫气浮于体表，气血畅通易行；当气候寒冷天气阴暗，人体气血、津液运行缓慢，易凝滞沉涩，卫气沉于里。因此，春夏阳气发泄，气血易趋向于表，表现为皮肤松弛，疏泄多汗等；秋冬阳气收藏，气血易趋向于里，表现为皮肤致密，少汗多溺等。这说明自然界气候的变化对人体气血经脉的影响是显著的。若在春天不好好养生，违背了春生之气，体内的少阳之气不能生发，就要发生肝气内郁的病变；若在夏天不注意保养，违逆了夏长之气，太阳之气不能生长，就要发生心气虚的病变；到了秋天，若违逆了秋收之气，太阴之气不能收敛，就要发生肺热胀满喘息的病变；到了冬天，不好好养生，违逆了冬藏之气，少阴肾气不能闭藏，就要发生肾气不能蓄藏的病变。

2.1.3 四时与脏腑经络

《黄帝内经》上说，“肝气旺于春，心气旺于夏，脾气旺于长夏，肺气旺于秋，肾气旺于冬”。这说明随着季节的变化，人体脏腑生理功能活动也有旺衰。养生应顺应主时脏腑的生理特性，如肝主疏泄，主藏血，生理特点是主升、主动、喜条达而恶抑郁，旺于春，春季养生要早起散步，活动筋脉，舒畅情志，适应自然界一片盎然生机，顺应肝脏生发之气，不宜懒卧抑制情志以逆反肝的特性。又有“春季气行在经脉，夏季气行在孙络，长夏气行在肌肉，秋季气行在皮肤，冬季气行在骨髓中”。可见，经气的运行也随季节而发生变化。所以，人体的养生要根据四时变化，保养五脏，进行不同的养生保健治疗。

2.1.4 四时与脉

心主血脉，心脏搏动把血液注入血管而形成脉搏。血液循行于脉管之中，流布全身，运动不息，除了心脏的主导作用外，脉的形成和运行与各脏腑气血密切相关。四时变化不但与脏腑气血密切相关，而且与脉象变化息息相关。春季阳气生长，人体气血逐渐充盛于外，脉象与之相吻合，浮而滑利，好像鱼儿游在水波之中；夏季阳气盛长，人体气血充盛于外，脉在皮肤之上，同万物茂盛繁荣一样脉象盛满如矩；秋季阴气始生，气主收敛肃降，人体气血由盛转入平稳，开始趋向于里，脉在皮肤之下，脉象平稳，好像蜇虫将要伏藏的样子；冬季阴气大盛，阳气闭藏，人体气血内藏，脉沉伏在骨，犹如蛰虫藏伏的那样固密，又如冬季人们避寒深居室内。因此，人体在春温、夏热、秋凉、冬寒和春生、夏长、秋收、冬藏的自然变化规律中，脉象也相应地有春夏秋冬四种不同表现。

2.1.5 四时与发病

四时气候有异，每一季节各有不同特点，因此除了一般疾病外，还有些季节性多发病。例如，春季多温病，秋季多疟疾等。此外，不同的季节有不同的疾病，同一疾病亦会随着四时气候的变化有轻重缓急，如春夏木火炎盛，阳气外泄，气血趋向于表，体内液体从体表排出，阴液外泄，阴气更加虚弱，则虚劳症状加剧；秋冬金水相生，阳气内藏，气血趋向于里，皮肤致密，阴液内守，则虚劳症状减轻，因此凡虚劳内伤之人，应根据一年四季阴阳进退变化的规律，进行有针对性的养生保健。现代医学认为，某些慢性疾病，往往在季节变化和节气交替时发作或加重。例如，心肌梗死、冠心病、气管炎、肺气肿等常在秋末冬初或气温突变时发作，精神分裂症易在春秋季发作，青光眼好发于冬季等。掌握和了解四季与疾病的关系或疾病的流行情况，对防病保健具有非常重要的价值。

养生小故事：从庖丁解牛游刃有余看顺应自然之养生规律

春秋战国时期，庖丁被请到国君的宫里，为其宰杀一头肉牛。只见庖丁用手按着牛，用肩靠着牛，用脚踩着牛，用膝盖抵着牛，动作熟练自如。站在一旁的国君不觉地看呆了，他禁不住高声赞叹道："啊呀，真了不起！想不到你宰牛的技术如此高超！"

庖丁赶紧放下刀，对国君说："我做事喜欢探究事物的规律。在刚开始学宰牛时，因为不了解牛的身体构造，眼前所见无非是一头头庞大的牛。等到我有了三年的宰牛经验以后，我对牛的构造就完全了解了。我再看牛时，出现在眼前的不再是一头整牛，而是许多可以拆卸下来的零部件了！我可以娴熟自如地按照牛的身体构造，将刀直接刺入其筋骨相连的空隙之处，利用这些空隙便不会使屠刀受到丝毫损伤。技术高明的厨师是用刀割肉，一般一年换一把刀；技术一般的厨师则是用刀去砍骨头，所以他们一个月就要换一把刀，而我的这把刀已经用了十九年了，宰杀过的牛不下上千头，可是刀口还像刚在磨刀石上磨过一样锋利。我用极薄的刀锋插入牛骨的间隙，自然显得宽绰而游刃有余。"

国君听了庖丁的一席话，连连点头，似有所悟地说："我听了您的这番金玉良言，还真学到了不少修身养性的道理！"世间万物都有其固有的规律，只要在实践中不断摸索，久而久之，就能掌握其规律，而做到熟能生巧。人们的养生活动大都需充分利用大自然赋予的各类资源，并且按照自然规律去从事养生，只有这样，才能获得更好的养生效果。

2.2 动静结合，形神一体

2.2.1 静养神

中医学认为，精、气、神是人体三宝，对于一个健康的人来说，这三者缺一不可，它们的盛衰直接关系到人的生长、发育和衰老的状态。养生的精髓就在于调养这三种人体生命活动的基本物质。精为生命的本源物质，气为生命活动的原动力，而神则是生命活动的象征。神是精神意识状态和生命活动的外在表现，只有神在，才能有人的一切生命活动现象。人的脏腑组织的功能活动都受神的控制、支配和调节，如果失去神的主宰，则脏腑功能紊乱，甚则神去而人息。

关于神应注意以下几个方面：

第一，清静养神。养神思想始于先秦的老子和庄子。《老子》讲："淡然无为，神气自满，以此为不死之药"。庄子继承老子的学说，在《庄子》中提出了"虚静恬淡，寂寞无为"的主张，平易恬淡则忧患不能入内，邪气不能侵袭。只有心里清静，才能得以调心养神。心静神安，精气逐渐充盛，形体健壮，邪不可侵；心神躁动不安，精气日益耗损，则形气早衰。思想上要保持内心清静安宁，不贪求妄想，不过分追逐名利，试想醉心于名利的人，身体衰惫了，要名利还有什么用呢？在物质生活方面，应当知足常乐，不能奢求无度、胡思乱想、永不满足，不然就会扰乱心神，影响脏腑组织的正常活动。因此，要想清静养神就需做到清心寡欲、淡泊名利、禁声色、廉货财、损滋味、去妒忌。

第二，适度用神。静养神是为了用神，养和用是一消一长的关系，只有积养中有用，用中有养，才可使神生生不息，生机勃勃。大医学家孙思邈，一生勤奋，百岁高龄，依然孜孜不倦，思维敏捷，写下了医学巨著《千金方》。因此，神不可不用，也不可过用，劳神太过则耗精伤气，损害身体，劳而有度，心神和谐，方有利于健康。

第三，节欲守神。欲即欲望，是人们对一切物质生活的享受和精神生活的追求。节欲即节制自己对这两方面的过度追求，使身体不至于因欲望太过而耗神伤精，现代说的节欲主要是节制性欲。古人认为一个人若在生活上贪欲无度，永不满足，使心神耗散，心理健康就要受到损害。人的性欲是生物的本能，不可以绝，也不能禁，但要注意适度，做到既不绝对禁欲，也不纵欲过度。正常的性生活，不仅对身体有益，而且可以调节情感，使心情愉快，调动生活和工作的积极因素，有利于生活保健，尤其有利于心理健康。但如果不加节欲，纵欲无度，耗伤精血，则损害健康。此外，精是神的物质基础，没有精则神不能化生，精气充足则神志清。我国古代历代医家在强调养神的同时都非常重视节欲保精，认为节欲保精是人长寿的根本方法之一。

第四，顺时调神。人们的起居作息要顺应气候变化，并且要按照春夏秋冬的四季变化来安排生活，而养神也应随着四时变化而不断的调节。春季属木，与肝相应，肝主疏泄，在情志为怒，喜条达而恶抑郁。春季养生时，要力戒暴怒，更忌情怀忧郁，要做到心胸开阔，神情乐观愉快，使人的情感随同春天生发之气而升，充满勃勃生机，以利于春阳生发之机。夏季属火，与心相应，此时大地生机盎然，万物繁茂，人的情感也应随着盛夏而精神饱满，精力充沛。夏季养生，要使志勿怒。因夏日炎热，心绪躁烦，静神可宁心，除暑热心烦。因此，夏日人的情感应当以静为宜，避免急躁而助长炎热之邪。俗话说“心静自然凉”，说的就是调养精神使心宁静，久之热不可伤心。秋季属金，与肺相应，肺在志为忧，悲忧易伤肺。秋季气候渐转干燥，日照减少，气温渐降，草枯叶落，花木凋零，常让人有凄凉感，产生忧郁烦躁等情绪变化。秋季调神应“使志安宁”，即保持精神内守，不燥不急，收敛神气，以适应秋天容平之气。冬季属水，与肾相应。冬季万物蛰伏潜藏，为适应冬季阴气伏藏的特点，人的情志也应伏藏于内，以求得精神安静。

第五，怡情畅神。即保持心情舒畅，不管在生活工作中遇到什么困难、悲愤和激动之事，都要保持稳定的精神状态，使心静神安。古人认为，在调神的过程中，应不断加强意识修养，锻炼良好的性格及道德情操，不致由于突然的情感变化影响身体健康。现代人们生活中有许多因喜发狂、因悲因怒晕厥或血压急剧升高的事例发生。当在任何困难、愤怒、激动之事面前，做到心安不惧、神静不烦、乐观向上，积极参与各种文体活动、体育锻炼、体力劳动，即可怡情养性，调养情志。

2.2.2 动养形

精神的调养固然重要，然而“形乃神之宅”，只有形体完备，才能有良好的精神状态。无论是古代医家、养生家或是现代国内外老年医学专家，都认为适宜的运动可以促进机体精气流通、气血畅达，以动形调和气血、疏通经络、通利九窍，从而达到增强生命力、抵御病邪、祛病延年、健康长寿的目的。《吕氏春秋·达郁篇》中首次提出了运动养生观，“形不动则精不流，精不流则气郁”，意思是说人的一身气血必须保持流畅，要想气血流畅必须依靠运动，动形则不郁。

汉代名医华佗也强调通过适度地劳动，达到人体气血流畅，气机畅达，脾胃健旺，气血生化之源充足，如此则少病或无病，益寿延年。

养形的内容十分广泛，慎起居、调饮食、避寒暑、节劳逸等摄生方法以及体育锻炼、气功等健身运动，都是为了养好形体。

养形具体应做到以下几点：

第一，起居有常。人生活在自然界中，与自然界息息相通，四时阴阳的变化，寒暑交替的规律直接影响着人体阴阳气血的变化和脏腑组织的生理功能，因此，根据四时阴阳的变化而调整起居时间，顺应寒暑交替的不同气候环境是保养人形体的重要法则。古代养生家认为有规律的起居作息能提高人体对自然环境的适应能力，避免发生疾病，达到延缓衰老、健康长寿的目的。现代医学认为，有规律的作息制度可以在大脑神经中枢建立各种条件反射，并使其不断巩固，形成稳定良好的生活习惯。这一系列条件反射，又能促进人体生理活动有规律的健康发展，人们必须根据季节变化和个人的具体情况制定出生理需要的作息制度，并养成按时作息的习惯，使人体的生理功能保持在稳定平衡的良好状态。

第二，饮食调养。主要是通过合理而适度的营养补充，使气血充足，脏腑功能旺盛，并通过饮食调配，纠正脏腑阴阳的偏颇，调养体质，从而增进机体健康，抗衰延寿。食物对人体的滋养作用是身体健康的重要保证。根据食物的气味特点和人体本身阴阳盛衰的情况，给予适宜的饮食营养来达到补充营养和调整阴阳平衡两全的目的。中医认为精生于先天而养于后天，精藏于肾而养于五脏，水谷之精气足则肾气盛，肾气盛则形体健壮而精神旺盛。饮食调养首先要“谨和五味”，不偏食，全面营养；其次，进食要有节制，定量定时；再次要注意饮食卫生，防止病从口入；最后，不同体质采取不同的膳食。

第三，顺应四时。主要是顺应四时变化来调节自己的精神起居，实现身心健康。具体内容见第三章。

第四，劳逸适度。首先要适度做体力劳动。一项调查显示，90% 的 90 岁以上长寿老人都是从事体力劳动者，现代科学观察和研究表明，适度的体力劳动可增强心肌收缩，增加血液供给，改善血液循环；提高老年人肺活量，增加血氧含量；促进胃肠道分泌和蠕动，增进食欲；改善神经系统功能及体力劳动所致的轻度疲劳，解除神经紧张，有助于睡眠等。其次，要适度用脑。人的大脑有“用进废退”的规律，美国神经生理学家科里斯指出：“脑子用得越少，越易老化”。勤学好思的人，脑内的血液循环较好，有助于防止脑细胞萎缩，可以延缓大脑细胞的衰退。生命在于运动，这种运动不仅指身体运动，还包括脑运动，通过大脑协调机体各部分功能，达到健身的目的。

2.2.3 动静结合，形神互养

动和静是宇宙间事物运行中对立统一的两个方面，有动必有静，有静必有动，静是相对的，而动是绝对的。人的形体属阴属静，人的神气属阳属动，中医讲究形神合一，无形则神无以生，无神则形不可治，即所谓神气离开形体则无所依附，身形无神气则成块死物。《周易》中说，“一阴一阳谓之道”“刚柔者，立本者也”，强调阴阳互根，动静结合，形神并存，才是一派生机。

生命在于运动，也在于静养。运动要适度，过度运动有损健康，长期的剧烈运动反而破坏生命的自然节律，不但不会延长寿命，还会加速人体的损耗与退化。古人养生功“八段锦”“太极拳”和“易筋经”，是动中寓静养生的典范。“太极拳”是根据《易经》的阴阳理论、经络学说、道家到银河吐纳等法综合创造的一套符合人体结构、天地运行规律的一种养生术功，外动内静、动中求静、动静兼备，刚柔并济是其功法的特点。“八段锦”源于道家导引术以肢体运动为主的功法。“易筋经”也是容动静结合、刚柔相济为一炉。动中含静，静中有动，练功时用意不用力，强调用意念引导肢体肌肉发力，借助于呼吸吐纳使体内气机在脏腑运行，达到舒筋活络强健筋骨、提升健壮脏腑功能的效果。

动静互养的原则，还突出了审时度势的辨证思想特点。从体力来说，体力强的人可以适当多动，体力较差的人可以少动，皆不得疲劳过度。从阴阳来说，动则生阳，阳虚者应以动养为主，但不可以过于剧烈；静则生阴，阴虚者应以静养为主，但也必须配合动养。有些人特别好动，阳气又偏盛，就必须加强静养，否则身动、心动、气动，就会出现上火、伤阴等热性病；有些人喜欢静，但如果睡得太多，静坐工作，时间久了，就会耗散真气，人也会萎靡不振。从病情来说，病情较重，体质较弱的，可以静功为主，配合动功，随着体质的增强，可逐步增加动功。从时间上来看，早晨宜先静后动，有益于一天的工作；晚上宜先动后静，有利于入睡。

2.3 谨养正气，慎避邪气

2.3.1 内养正气，外避邪气

万物在自然界中的生存权利都是平等的，无论是细菌、病毒，还是人类、动物、植物。为什么我们人类生活在各种细菌、病毒中而仍能保持健康的身体呢？《黄帝内经》上说，“正气存内，邪不可干”。当人体处于平和状态时，具有抵抗各种细菌、病毒的能力，是可以和它们和平共处的。而如果身体状况变差，那么细菌、病毒这些邪气就有了可乘之机，会压过身体中的正气，正不抵邪，就会生病。

“内养正气”是养生的根本，任何一种养生方法的最终目的都是保养正气。保养正气就是保养人的精、气、神。人体诸气得到养护，精和神就自然得到充养，人体脏腑气血功能得到保障，即“五脏元真通畅，人即安和”。保养正气要注意以下三点：

（1）重视精神调养

人的精神情志活动与脏腑功能、气血运行等有着密切的关系。突然、强烈或持久的精神刺激，可导致脏腑气血紊乱，气血阴阳失调而发生疾病。因此，平时要重视精神调养，做到心情舒畅、精神安定，少私而不贪欲，不妄喜怒，保持良好的心理状态。同时要尽量避免外界环境的不良刺激。这样，人体气机调畅、气血平和，正气充沛，可预防疾病的发生。

（2）注意饮食起居

保养身体健康，就要做到饮食有节、起居有常、劳逸适度。在饮食方面，要注意饥饱适宜，五味调和，切忌偏嗜，讲究卫生，控制肥甘厚味的摄入，以免损伤脾胃，使气血生化乏源，抗病能力下降。在起居方面要顺应四时气候的变化来安排作息时间，培养有规律的起居习惯，定时睡觉、定时起床、顶上锻炼、定时学习等。在劳逸方面，既要主要体力劳动和脑力劳动的交替，又要注意劳作与休息相结合，量力而行，劳逸适度。

(3) 加强身体锻炼

运动为健康之本，经常锻炼身体，能够促使经脉通利，血液畅行，增强体质，调节情志，以达到祛病延年的目的。

“外慎邪气”是警戒外界一切可以致病的因子，有病要早治、生活要节制。中医认为，风、寒、暑、湿、燥等邪气刚入人体之表，应当及时发现治疗，而不要使病邪由表入里，这样病势就不会由轻变重而损害正气；另外生活要注重节制，忌“贪”，如起居有常、起卧有时，不贪睡，每天坚持锻炼身体，并做一些力所能及的劳动；着装方面，以舒适为宜，根据气候的变化而适当增减着装，也不要天气寒冷就穿着过暖，天气炎热就过少穿衣；饮食方面要讲究五味适中，不偏颇，五谷相配，忌暴饮暴食；心理健康方面，注重陶冶情操，坦然接人待物，不以物喜，不以己悲，以良好的心态改善身体状况。

2.3.2 趋利避害，未病先防

未病先防的思想最早来源于《黄帝内经》，“不治已病治未病”是中医养生理论的精髓，即不仅要治疗已经生病的脏器，而且要治疗与之相关的还没有生病的脏器。例如，如果一个人得了肝病，首先要弄清楚该病的病因是什么，是肝脏自身气机郁滞、肝血不足还是其他脏器的变化导致肝病。中医认为水生木，水是肾，木是肝，肝病在很大程度上是由肾精不足造成的。所以我们先要把肾水固摄住，让肾精充足，则肝病自然就好了；另外，木是肝，土是脾，五行中木克土，所以得了肝病后一定会上传入脾。比如，当我们遇到不舒畅的事或者郁闷的时候，就容易肝气郁滞，有的人表现为两肋疼痛，有的人除了两肋疼痛外还“食不下咽”，食不下咽属于脾胃的问题，这就是肝气郁滞导致脾气受损，而吃不下东西。

“未病先防”需要在疾病的潜伏期及时发现它，并扼杀它的滋长，使人体真正恢复健康。而如今的医疗现状，无论财力物力都仅仅只够应对“已病”的人群。很多人因为疾病缠身，疲于奔命，这样的生活还有何乐趣？因此，只有掌握了一定的养生防病常识，在未病时按照生活作息、饮食、运动等规律养护身体，在刚察觉到身体不适时及时向专业人员咨询，采取措施防治病邪进一步入侵，把健康掌握在自己手中，人生才会充满自信与快乐。

养生小故事：趋利避害的苗族吊脚楼

苗族是中国的少数民族之一，早在2000多年前就定居在洞庭湖及沅江流域，从事渔猎和农业，明代以后又逐步迁徙，进入西南地区。苗族大多居住在高寒山区，山高坡陡，平整、开挖地基极不容易，加上天气阴雨多变，潮湿多雾，砖屋底层湿气很重，不宜起居。因而，苗族依山傍水，构筑了一种通风性能好的干爽的木楼，叫吊脚楼。这样的建筑设计就是为避开自然界中不利于健康的因素。

苗族的吊脚楼通常建造在斜坡上，分两层或三层。最上层很矮，只放粮食不住人，楼下用围栏围成圈用于堆放杂物或关养牲口。两层者则不盖顶层，一般以竹编糊泥做墙，以草盖顶。

苗族的吊脚楼把地削成一个“厂”字形的土台，土台下用长木柱支撑，按土台高度取其一段装上穿枋和横梁，与土台平行。吊脚楼低者七八米，高者十三四米。屋顶除少数用杉木皮盖之外，大多盖青瓦，平顺严密，叠放整齐。

吊脚楼是苗族先人智慧的结晶，也是他们顺应自然、趋利避害的杰作。吊脚楼对苗家的健康生活起到了重要作用。

2.4 三因制宜，审因施养

三因制宜即因时、因地、因人制宜，是指要根据时令气候、地理环境以及人体的体质、性别、年龄等不同而选择适宜的养生方法。在日常养生时，必须把这些方面的因素考虑进去，对具体情况作具体分析，区别对待，才能达到更好的养生效果。

2.4.1 因人施养

日常生活中，我们常见到这样的事情：两个人吃了同样的东西，一个人没事，而另一个人却出现了问题。同样的气候，有些人穿的厚，有些人穿的薄。之所以会出现这样的不同，就是因为人与人之间的体质、年龄、性别、生活习惯等不同，因而对同一个事情会有不同的反应。这就要求我们在养生的过程中，以辨证思想为指导，因人施养。

（2）年龄、生理状况和气血盈亏不同，养生存在差异

儿童处于生长发育的初期，五脏六腑，成而未全，全而未壮。小儿在生理上，既有生机勃勃的一面，又有脏腑娇嫩、形气未充的一面。其抗病能力低下，易于感染病邪发病，且病情发展迅速。小儿的心理发育也未臻完善，精神怯弱，易受惊吓致病，情志不稳，因此小儿养生应根据不同的年龄阶段，生理、心理的特点和生活条件，采取科学的保健措施。

青少年是由半幼稚、半成熟向成熟发展的时期，其生活也由依赖成人向独立生活发展，青少年的生理和心理发育也在逐步的成熟完善。他们精神饱满，记忆力强，思想活跃，充满幻想，追求异性，逆反心理强，感情易激动。青春期时人生长发育最旺盛的阶段，是体格、体质、心理和智力发育的关键时期。但此时，他们的人生观和世界观尚未定型，养生需按照身心发育的自然规律，注意营养均衡、加强体格的保健锻炼和思想道德的教育，为一生的身心健康打下良好的基础。

中年时男女从生长发育最旺盛时期，逐渐发展到开始衰退时期。中年又是“多事之秋”，要承担来自社会、家庭等多方面的压力和重任，心理负担沉重。衰变、嗜欲、操劳、思虑过度是促使早衰的重要原因，也是许多老年性疾病的起因。因此中年时期的养生保健至关重要。如果调理得当，则可以保持旺盛的精力而防止早衰、预防老年病，延年益寿。

老年人，其生理过程已进入老化和功能衰退期，生理上表现为脏腑气血精神自然衰退，机体调控阴阳协调的稳定性降低。同时由于社会角色、社会地位的改变，退休和体弱多病在一定程度上限制了老年人的社会活动。突然变小的生活圈和孤陋寡闻常带来内心的孤独、忧郁、烦躁、易怒等心理变化，可诱发多种疾病，且较难恢复。因此，老年人养生保健尤其要注意身心的调养，要正确对待衰老，调畅情志、饮食和起居，多锻炼，辅助养生保健药物达到延年益寿的目的。

（2）性别不同，养生保健也存在差异

男女生命周期不同，自古有女七男八生长规律，因而养生也各有其节律。

女子一七时，体内的肾精变成肾气，开始推动生长发育，表现出来就是乳牙脱落换成恒牙，头发从黄头发变成黑头发。如果过了七岁，女孩的乳牙长得慢、说话慢、头发仍然发黄，属于肾气不足的表现，家长给孩子调理的时候要注意补益肝肾。二七时，女孩太脉冲盛，任脉充盈，促进生殖发育的天癸到来，乳房开始发育，月经开始到来，具备产子的能力，这个时期要注意乳房的保护和保健，月经的调理。如果过了二七，乳房仍未发育，月经来迟，就是肾气不充盛的表现，要补益肾气。三七时，女子的身体发育已经基本成熟，长出了智齿，骨盆变宽，乳房发育完成，身高也基本停止了生长。此时如果肾动力不足，就会受到发育不良的困扰——身材瘦小、乳房发育不全，严重时出现耳鸣、腰膝酸软、脱发、记忆力减退、早衰等严重问题，所以这一时期要养肾，还要补气血，并开始注意带下病、卵巢囊肿、阴道炎、宫颈炎等疾病。四七时，女子身体达到顶峰，筋骨变得强壮，头发也亮泽浓密，最适宜结婚生子。这个时期，要注意调养肝脾，保养肾气，肝气疏泄则气血通畅，肾精充足则易有子。五七时，手阳明大肠经和足阳明胃经两条经脉开始衰弱，面色开始发黄，头发有脱落现象。这个时期要常按摩大肠经和胃经，注意排五脏之毒，多食用些美容养颜的食物，多做运动，以延缓面容衰老。六七时，女子手三阳经（手阳明大肠经、手太阳小肠经和手少阳三焦经）和足三阳经（足阳明胃经、足太阳膀胱经和足少阳胆经）均开始衰弱，面容黯淡发黄，皮肤粗糙，头发开始变白。这个时期养生的奥秘就在于调养三阳经，适当食用营养保健品，加强运动锻炼。七七时，任脉虚弱，太冲脉衰弱，具有化生月经功能的肾气枯竭，月经停止，不再有生育的能力。这个时候，皮肤会变得暗淡无光，皱纹横生，时不时有潮热、心悸、多汗及头晕目眩的情况，这就是我们常说的女人的更年期到了。这个时期要调养好情志，忌过于躁怒，防肾虚，顺利度过更年期。

男子一八时，随着肾气的充实，头发开始迅速生长，几乎每周都会有新的变化，牙齿开始更换，这是肾精充盈的表现。如果肾气不足，就可能头发稀疏，色黄，乳牙更换不全，有些男孩甚至出现肾气固摄作用不足导致的遗尿。二八时，肾气开始旺盛起来，维持生殖的天癸到来，出现“精气溢泻”，具有生子的能力，有性欲冲动。这时候养生不仅要加强身体锻炼，强身健骨，更要注重心理指导，青春期是学习的黄金阶段，要把握好机会好好学习，其他事情都要暂时抛之脑后。三八时，男子身材挺拔，筋骨强健，长出智齿，身高长到极点。这个时期，男人本是身强体壮、肾气充盈的，要懂得劳逸结合、科学安排作息时间、养成良好的卫生习惯，否则就会耗散精气，使身体抵御能力下降。更要注意节欲保精，防止房劳过度。四八时，男子处于风华正茂，事业有成的时期，身体状态也达到了顶峰时期，筋骨健壮，精血充盈，肌肉越发厚实，此时主要是养好脾、胃和肾。脾胃运化的水谷精微是肾精的主要来源，肾精充实则身体各项机能活动正常，身心健康。五八时，肾气开始衰弱，头发开始有脱落，牙齿开始松动，咬不了过硬的东西。而女子到三十五岁时就开始出现这些现象，所以到了中年，女人往往看上去比同龄的男人显老。这个时期男子容易肾虚，要主要保养劳逸结合、节制房事、积极锻炼，慎饮酒，预防前列腺疾病的发生。六八时，男子三阳经脉开始衰落，面容开始暗淡枯槁，长皱纹，头发鬓角开始有白发。这个时期要开始注意不过劳也不过逸，慎起居预防外邪侵袭，养肾补肝以调理耳聋眼花。七八时，肝气开始衰落，由于肝主筋，神主骨，因此五十六岁后，筋脉的柔韧性减弱而开始变得僵硬，骨骼越来越脆弱而更容易受到伤害。要想改善筋骨衰弱的现状就要补肾强肝；此外这个时候已接近花甲之年，用药时要注意慎补慎泻，从饮食和锻炼来调养身体。八八时，男人已过花甲之年，肾气逐渐衰竭，牙齿头发都将完全脱落，筋骨无力，维护生育功能的天癸也开始衰竭，两鬓发白。此时要注意防止各种慢性病的发生，要更加注意饮食、起居，多练静功，做慢性运动。

（3）体质不同，养生方法也各有差异

世界上没有相同的树叶，也没有完全相同的人，用这两句话比喻我们的体质，再形象不过。体质是指在人体生命过程中，由先天禀赋和后天获得基础上形成的形态结构，是身体各项生理功能和心理功能都较为稳定的一种固有特质。因为先天禀赋的不同，加上后天生活环境的差异性等因素，每个人的体质都不同于他人。《黄帝内经》在谈及体质时指出，“人之生也，有刚有柔，有弱有强，有短有长，有阴有阳……”意思是说，人体先天体质有刚柔、强弱、长短、阴阳等的不同，这些差异与生俱来，反映在一个人的性情、脏腑、形体、寒热偏性等方面。人们常说的“瘦人多火”“胖人多痰”就反映了体制的差异。尽管体质具有一定的先天性和稳定性，但也并非一成不变，通过后天的调理还是可以改变的。

了解了体质的不同和随年龄的变化，我们就能具体问题具体分析，养好体质，调节其至阴阳平衡状态。

2.4.2 因时施养

四时气候的变化，对人体的生理功能、病理变化均产生一定的影响。根据不同季节气候的特点，来考虑养生的原则，即为“因时施养”。

春季三月，万物复苏，自然界欣欣向荣。为了适应这种自然环境，人们应该晚睡早起，起床后到庭院里散步，披散开头发，穿着宽松的衣服，不要使身体受到拘束，以便使精神顺从春天万物生发的特性而舒畅活泼，充满生机。对待事物，也要顺应此时的生长之性，不应抑制其生发。这是顺应“春生”的养生法则。如果违背了这种规律，则会伤及肝脏，以致夏天容易发生寒性病变，出现阳气不足的病症。

夏季三月，天气下降、地气上升，天地、阴阳相互交汇，自然界一片繁荣。此时人们应该晚睡早起，并保持愉快、舒畅的心情。这样能够使阳气得到充分宣泄。这是顺应“夏长”的养生法则。如果违背了这种法则，就会损伤心脏，以致秋天易生疟疾，减少供养秋天的精气，从而使冬天也容易生病。

秋季三月，秋高气爽，暑湿渐消，自然界丰收平定。此时人们应早睡早起，大体与鸡活动的时间相一致。精神情绪宜保持安定平静，以顺应秋季肃杀宁静的时令，缓解秋凉对人体的伤害；内敛神气而不外泄，可保持平定，有利于肺的清肃。这是“秋收”的养生法则。如果违背，则会损伤肺脏，以致冬天容易发生完谷不化所致的泄泻，从而减少供给冬天贮藏的精气。

冬季三月，天寒地冻，自然界草木凋零，万物伏藏。这时人们要减少活动，不要扰动体内的阳气。要早睡晚起，到太阳升起的时候再起床，以避免寒气侵袭。精神情绪要保持平静，主要保暖，不要轻易使皮肤开泄而出汗，以免散失阳气。这是顺应“冬藏”的养生法则。如果违背，就会伤害肾脏，来年春天会发生痿病和厥病，而且供给春天生发的精气就减少了。

此外，人的五脏六腑经脉与一天十二个时辰相对应。晚上 11 时至凌晨 1 时，为子时，胆经当令；凌晨1时至3时，为丑时，肝经当令；凌晨3时至5时，为寅时，肺经当令；早晨5时至7时，为卯时，大肠经当令；早晨7时至9时，为辰时，胃经当令；早晨9时至11时，为巳时，脾经当令；中午11时至1时，为午时，心经当令；下午1时至3时，为未时，小肠经当令；下午3时至5时，为申时，膀胱经当令；下午5时至7时，为酉时，肾经当令；晚上7时至9时，为戌时，心包经当令；晚上9时至11时，为亥时，三焦经当令。在各个时辰的经脉当令之时，调养当令经脉更容易防病祛病，延年益寿。

2.4.3 因地施养

根据不同地区的地理特点，遵循不同的养生原则，即为“因地施养”。不同地区，由于地势高低、气候条件及生活习惯各异，人的生理活动和生活习惯也不尽相同，所以养生方法应根据当地环境及生活习惯而有所变化，如我国西北高原地区，气候寒冷，干燥少雨。当地人依山陵而居，经常处在风寒的环境之中，多食鲜美酥酪骨肉和牛羊乳汁，体质较壮，故外邪不易侵犯，其发病多为内伤。平素宜多食生津止渴透表的水果和饮料，并注意保暖，防止冻伤。东南地区，滨海傍水，平原沼泽较多，地势低洼，温热多雨。当地人食鱼而嗜咸，大都皮肤色黑，肌理疏松，平素应该多食扁豆、绿豆、苦瓜、冬瓜、西瓜等祛暑利湿之品。医生治病，同一病而治法各不相同，就是因为地势不同，而治法各有所宜的缘故，例如，外感风寒证，西北严寒地区，用辛温解表药量较重，多用麻黄桂枝汤；东南温热地区，用辛温解表药量较轻，多用荆防败毒散。这也是地理气候不同的缘故，所以养生和治病须因地制宜。

养生小故事：凉茶的诞生——三因制宜

喝凉茶，千百年来已成为广东人生活的一部分，凉茶与广东人似乎有着与生俱来的缘分。那么凉茶如何从远古风尘仆仆一路走来，在今天变成了人们生活中的瑰宝呢？

人们常说“一方水土养一方人”。广东凉茶就是岭南人民在漫长的历史发展进程中根据本地的气候、水土特性，研究总结出的顺应自然气候的预防保健饮料。

无论是在繁华的都市街头还是在偏远的乡村阡陌，每一个广东人对凉茶都有着自己的认识和理解，这种理解不是来自书本，而是来自原汁原味的底层生活，来自岭南大地天人相应的自然选择。

广东地处五岭以南，五岭是中国江南最大的横向山脉，也是长江和珠江的分水岭。五岭之南，古时为百越之地，也是中原人称蛮夷戎狄的“南蛮”之地，多瘴气，传说染者无有不死。公元前 110 年，淮南王刘安谏汉武帝远征岭南时说，“南方暑湿，近夏瘴热，暴露水居，蝮蛇蠹生，疾病多作；兵未血刃，而病死者十之二三”。公元 820 年，唐代著名文学家韩愈贬潮州上表时说，“州（即潮州）南近界，涨海连天，毒雾瘴氛，日夕发作”。正是由于“岭南地卑而湿”，气候炎热，冬暖夏长，且珠江三角洲平原为石灰熔岩丰富的地区，水质含钙盐较多，偏于燥热，历代医家认为岭南人体质易受湿热影响而发病，出现“上火”症状，如口舌生疮、目赤肿痛等常见火热病症。于是，寻求解决上火症状成了广东凉茶产生的主要原因。

除了地理气候因素外，饮食习惯也是造成广东人易于上火的原因。在长期的自然选择过程中，尽管广东人的饮食习惯已经为适应岭南这种火热气候做出了适当调整，如养成了口味偏淡、喜欢喝汤的饮食习惯，但还是有许多人在饮食方面贪图口腹之美，而逆摄生规律。如有些人讲究菜肴须色香味俱全，有些人喜油炸、煎炒燥热食物，有些人更有偏吃野生动物的习惯。中医认为，人食五味各养五脏，恣食生冷易伤脾胃阳气；偏食辛温燥热，易致胃肠积热。由于部分广东人饮食过于偏嗜，易于积热生火，因此以凉茶防火祛火成了日常生活的必然选择。

谁也说不清广东人是从什么年代开始喝凉茶的，更不知道智慧的祖先在发明凉茶的过程中经历了怎样的曲折和惊喜。然而，在发明凉茶的过程中，渴望人与自然的和谐共生既是岭南人思维的起点，也是思维的终点。清热祛湿为凉茶之纲，于是漫山遍野的夏枯草、冬桑叶、野菊花、绵因陈、崩大碗、岗梅、车前草、地胆头、水翁花、金银花、紫苏、薄荷、布渣叶、半边莲等中草药走进了民间中医药学家的视野。经过长期的实践配伍，在老百姓们的灶头、在民间中医师的笔下，凉茶处方渐趋严谨。人们所渴望的具有清凉散热、解暑去湿、保健止渴功效的凉茶终于在飘着袅袅热气的瓦罐中诞生了。人们防病治病的观念也随之进入了理性与自觉的阶段。在广东民间，每一个上了年纪的老人对中草药或多或少都有所了解，用药材煲汤、煮凉茶是岭南大地男女老幼的生活常识，凉茶以丰富的功效在岭南大地默默地生存着。

凉茶的诞生和发展是博大精深的中医药学“三因制宜”思想的生动体现，是因地、因时、因人思想的伟大结晶。

2.5 悦情养性，调畅情志

自古至今，很多百岁寿星都采用娱乐养生的方式来调节身心健康、陶冶情操，从而达到延年益寿的目的。因此，人要健康长寿，悦情养性、调畅情志是首要条件。人生在世，总要找一些东西来寄托情感，而高雅的娱乐活动正是人们走向长寿之路的好方法。

中医养生学有其丰富的内容及独特的养生方法，运用娱乐的形式怡养身体即是其中之一。所谓娱乐养生，是指通过轻松愉快、活泼多样的活动，在美好的生活气氛和高雅的情趣之中，使人们舒畅情志，怡养心神，增加智慧，动筋骨、活气血，锻炼身体，增强体质，寓养生于娱乐之中，从而达到养神健形、益寿延年的目的。

娱乐养生内容丰富，形式多样，例如琴棋书画、花木鸟鱼、旅游观光、艺术欣赏等皆属之。现简述琴棋书画、花木、旅游、垂钓如何娱乐养生、悦情养性。

2.5.1 音乐养生

音乐，可以欣赏，可以自娱。欣赏音乐可以使人情绪改变，而弹拨或唱歌则不仅可以调节情志怡养心神，还可直接宣泄情绪。

《礼记·乐记》上说，“诗言其志也，歌咏其声也，舞动其容也，三者本于心，然后乐器从之，是故情深而文明气盛，而化神和神，积中而英华发外”。所以，养生的音乐，只能是文明健康、美妙动听而感人的音乐。消极颓废的音乐则非养生所宜。

（1）音乐养生之理

1）抒发情感，调节情志：音乐用其特殊的语言形式，满足了人们宣泄情绪，表达愿望的需求。《寿世全书》上说，“声音感人之道，其效力速于训话与身教，……况丝竹能陶冶性情，讴歌能发抒抑郁，故无论男女，当职业余之时，或安弦操漫，或铁板铜琶，或引吭高歌，或曼声徐度，于身心二者，交有裨益”。音乐使人的感情得以宣泄，情绪得以抒发，从而令人消愁解闷，心绪安宁，胸襟开阔，乐观豁达。

2）调和血脉，怡养五脏：《乐记》中说，“音乐者，流通血脉，动荡精神，以和正心也”。音乐通过调节情志，使人欢悦，故而令周身脉道通畅，气血调达。古人认为五声音阶中的宫、商、角、征、羽五音，分别与五脏有不同的调节作用。宫音悠扬谐和，助脾健运，旺盛食欲；商者铿锵肃劲，善制躁怒，使人安宁；角音条畅平和，善消忧郁，助人入眠；征音抑扬咏越，通调血脉，抖擞精神；羽音柔和透彻，发人遐思，启迪心灵。说明音乐确能起到和血脉，谐调五脏功能的作用。

3）动形健身：音乐不仅可以通过听赏而令人心情舒畅，气血和调，演奏不同的乐器或伴随优美的乐曲而翩翩起舞可使人动形健身。吹、拉、弹、拨各种不同的乐器，可以心、手并用，既舒发情感，也活动肢体，而且，手指的活动还可以健脑益智。

现代医学研究表明，音乐的活动中枢在大脑皮层右侧颞叶。轻松、欢快的音乐能促使人体分泌一些有益于健康的激素、酶、乙酰胆碱等活性物质，从而调节血流量和兴奋神经细胞，音乐还可以改善人的神经系统、心血管系统、内分泌系统和消化系统的功能。

（2）音乐养生注意事项

1）要根据不同情况选择曲目：进餐时，听轻松活泼的乐曲较为适宜，有促进消化吸收的作用；临睡前，听缓慢悠扬的乐曲，有利于入睡；工间休息时，听欢乐、明快的乐曲，有利于解除疲劳等。

2）要结合个人身体情况选择曲目：老年人，体弱者及心脏病患者，宜选择慢节奏的乐曲；年轻人宜选择强节奏的乐曲等。

3）要根据个人爱好选择曲目：无论民族乐、管弦乐，还是地方戏曲，均以个人喜好为原则，其同样都能起到调节情志的作用。

4）要注意情绪的变化：练习、演奏乐曲，要在心闲气静之时，方能达到养生健身的目的。情绪波动、忧伤恼怒之时，以暂不弹奏为佳。

2.5.2 弈棋养生

我国棋类有很多，如围棋、象棋、军棋，雅俗共赏，变化万千，趣味无穷。下棋之时，精神专一，意守棋局，杂念皆消，神情有弛有张。古人就有“善弈者长寿”之说，下棋不仅是紧张激烈的智力竞赛，更是有利身心、延年益寿的娱乐活动。

（1）弈棋养生之理

1）养性益智：下棋是一种静中有动、外静内动的活动，需要凝神静气、全神贯注，神凝则心气平静，专注则杂念全消。而棋局的变化，可以锻炼人的应变能力，既是一种休息、消遣，也是一种益智养性的活动。

2）锻炼思维：下棋是一种有兴趣有意义的脑力活动，棋盘上瞬息万变的形势，要求对弈者全力以赴，开动脑筋，以应不测，两军对垒，这是智力的角逐，行兵布阵，是思维的较量。经常下棋，能锻炼思维，保持智力聪慧不衰。

3）身心舒畅：与棋友会棋，磋商技艺，能增进朋友之间的往来，特别是中老年人，下棋作为一种活动，也可使人精神愉快，有所寄托，使身心舒畅。

（2）弈棋养生注意事项

1）饭后不宜立即弈棋：饭后应稍事休息，利于食物消化吸收。若饭后即面对棋局，必然会使大脑紧张，减少消化道的供血，导致消化不良和肠胃病。

2）不要时间过长：下棋不注意适度，会使下肢静脉血液回流不畅，出现下肢麻木、疼痛等症。故应适当活动，不应久坐。

3）不要情绪波动：过分紧张、激动，对老年人十分有害，往往可诱发中风、心绞痛，应以探讨技艺为出发点和目的，不争强好胜，不计较得失，才能心平气和。

2.5.3 书画养生

“书”指书法，“画”指绘画，中国书画是具有浓郁民族特色的艺术表现形式，也是养生的有效手段之一。以书画进行养生、治病，有两方面的内容，一是习书作画；二是书画欣赏。习书作画是指自己动手，或练字或作画，融学习、健身及艺术欣赏于一体。书画欣赏是指对古今名家的书画碑帖艺术珍品的欣赏，在艺术美的享受之中，达到养生健身的目的。

（1）书画养生之理

1）调血气，通经脉：习书作画要有正确的姿势。头部端正，两肩平齐，胸张背直，两脚平放，这样才能提全身之力。宋代陆游有“一笑玩笔砚，病体为之轻”之名句。写字作画必须集中精力，心正气和，灵活自若地运用手、腕、肘、臂，从而调动全身的气和力。这样，很自然地通融全身血气，身体内气血畅达，五脏和谐，百脉疏通，使体内各部分功能得到调整，使大脑神经兴奋和抑制得到平衡，促进血液循环和新陈代谢，精力自然旺盛。

2）静心宁神：书画活动可以使心理达到平衡。唐代大书法家欧阳询认为，作画习书必须用意念控制手中之笔，“用心不杂，乃是入神要路”。绝虑凝神，志趣高雅，便能以“静”制“动”。这样，使人消除紧张变的遇事沉着。

学然后知不足，知不足乃能立志进取，购买书法理论，碑刻字帖，参观书展、观摩欣赏，苦练作画习书之功，才能提高鉴别能力，也才能真正掌握功夫。进取总使人欣慰，一旦有所长进，便会自得其乐，心情愉快。

中国书画是两种不同的艺术表现形式，书法重在字的间架结构变幻及笔力、气势；而中国画则重在丹青调配，浓淡布局。但其本质都在于追求意、气、神，讲究章法、布局。所调意，指意境；气指气势；神指神态。讲意境，即要求静息凝神，精神专注，杂念全消，一意于构思之中。讲气势，是要求全神贯注，气运于笔端，令作品在笔墨挥洒之间一气呵成。讲神态，是指意境、气势的集中表现。

总之，书画之健身养性之理在于增加情趣，身心兼娱，意气相合，神形统一。

（2）书画养生注意事项

练习书法或作画，也十分强调情绪好坏。情绪的好坏直接影响字画作品的效果。唐代著名书法家孙过庭曾说，“一时而书，有乖有合，合则流媚，乖则雕疏”。精神愉快，心有所悟，雅兴勃发，自然就能在作书画时尽兴发挥自己所长。反之，情绪不舒，即便写字作画，往往也未必成优良之作，更谈不上于身体有益。要作书画，就要注意自己的心情，若情绪不良，不必勉强。具体在作书画时，要注意以下几点：

1）身体不佳不宜练习书法或作画：劳累之时或病后体虚，不必强打精神坚持，以免再耗气伤身，加重身体负担。

2）情绪不佳不宜练习书法或作画：大怒、惊恐或心情不舒，不宜立刻写字作画，气机不畅，心情难静，此时一是不会写出好字绘出好画，二是伤身体。

3）饭后不宜马上写字作画：饭后伏案，会使食物壅滞胃肠，不利于食物的消化吸收。

4）注意持之以恒：“功到自然成”，不可操之过急，要持之以恒，坚持经常练习。

2.5.4 旅游养生

历代养生家多提倡远足郊游，道家、佛家的庵、观、寺、庙也多建立在环山抱水、风景优美之处，以得山水之清气，修身养性。旅游不仅可以一览大好河山之壮丽景色，而且还能借以舒展情怀，心胸开阔，锻炼身体，增长见识，是一种有益于身心调养的活动。

（1）旅游养生之理

旅游是一种有益于身心的综合运动，不仅可以欣赏自然美景，又可锻炼身体，更可以开阔眼界，拓展知识，可谓一举多得。

古人非常推崇远足郊游活动，特别是文人墨客，游山玩水之间，佳句诗作乃生。北宋大文学家苏轼在游览了西湖之后，写出了“水光潋滟晴方好，山色空蒙雨亦奇，欲把西湖比西子，淡妆浓抹总相宜”的优美诗句。

1）领略自然风光，呼吸新鲜空气：当人们投身于大自然，深山密林，江河湖海，溪泉潭瀑，田园花草，不仅耳目为之一新，呼吸到大自然的新鲜空气，而且神情为之一爽。

新鲜空气主要指空气中的负氧离子含量高。研究表明，负氧离子含量若小于25个/m^3，人就会头痛、恶心、晕眩、疲劳；而含量若大于1万个/m^3，人就会因代谢活跃，心情舒畅，精力充沛，食欲增加；若大于10万个以上/m^3，就可用来治疗某些疾病。可见，空气是否清新对人的健康很重要。而阴离子的多少，因环境不同有很大差异。城市街道、尤其繁华地段阴离子很少，但乡村、山地阴离子则较多，海边、瀑布等地含量最多。经常能够去空气新鲜的地方游玩，对人的身体会有好处。既可预防疾病，保持身体健康，又能对某些疾病起到良好的康复治疗作用。

2）陶冶性情，增长见识：当身处海边山顶瞭望自然风光时，广阔无垠的原野，苍翠幽深的崇山峻岭，变幻莫测的云雾，奔腾不息的江河大海，使人神清意爽，不良情绪立即化为乌有。了解不同的风土人情和地理环境，既饱眼福，又广见闻。所以旅游不但可以陶冶性情，还能增长知识，开阔眼界。既能修身养性，又能提高文化和鉴赏水平。我国著名的旅游胜地，如西安的秦兵马俑、苏州的怡园、杭州的西湖、山东的孔庙和碑林、敦煌的石窟等等，均能使人在参观旅游之时学到许多我国传统文化知识，若能去国外旅游，还能知晓许多异国情调的文化。

3）锻炼身体：在远足跋山涉水之中，不仅观赏了大自然的奇妙风景，同时也活动了身体筋骨关节，锻炼了旅行者的体魄，使人气血流通，关节筋骨疏利，五脏情志畅达。

（2）旅游养生注意事项

1）要考虑季节：春季天地气清，万物以荣，春芽初萌，自然生发之气始生，逢春季应顺应自然之生机，踏青便是一项有益活动。夏季天气炎热，暑热之气难耐，此时若去海滨或森林，则可避暑养气。若旅游外出，也应择时而往，避免太阳直射，尤避长时间在阳光下暴露。傍晚时分，泛舟湖上，观赏荷花，能使人顿感凉爽。秋高气爽的季节，是旅游的最佳时候。无论登山临水，还是游览古迹，均不失为最使人惬意的黄金季节。冬季雨雪偏多，一般不宜远游，但近处踏雪赏梅，观冰山玉树，着满大飞絮，也颇有情趣。

2）提高文化和鉴赏水平：很多古代文化中的奥秘，只有深入其中，才能体会其绝妙。游风景名胜，从某种角度说，是在看一部历史。鉴赏水平提高了，就能深谙风景名胜的内在美，从而使旅游获得最佳的养生效果。

3）要特别注意安全，避免意外发生：无论在何处，旅游都首先要注意安全，避免意外发生，这是旅游养生最基本的要求。

2.5.5 花木养生

自古以来，鲜花以其颜色、馨香、风采和风格，赢得了人们的喜爱。鲜花可以 美化环境，净化空气，有益于人们的身心健康。

（1）花木养生之理

花木不仅在于其形、色美化环境，使人心情舒畅，其香能令人心醉神往，而且种植花木还能促使人不断学习有关知识，掌握新技术，更可以活动筋骨，丰富生活情趣。调畅情志，活动筋骨，具有神、形兼养之功。

清代养生学家曹慈山，七十五岁以后，仍学而不厌，无书不读，吟诗作赋，写字画画，奏乐鼓琴，著书立说，栽花植木，兴趣十分广泛。据《嘉善县志》记载，他在院内累土为山，广植花木，以奉其母。并把他的养生经验写进《养生随笔》，“院中植花木数十本，不求名种异卉，四时不绝便佳”“阶前大缸贮水，养金鱼数尾”，要求“事事不妨亲身之”。

相关研究发现，每日到园林或绿地活动，可使耐力增加 15%，使消除疲劳的时间缩短 80%，在绿色的花园里，皮肤温度可降低 1 ~ 2℃，脉搏每分钟可减少 4 ~ 8 次，呼吸慢而均匀，血流减慢，紧张的神经可以松弛下来，嗅觉、听觉和思维活动的灵敏性得到增强。

研究证实，树叶可吸收声波，减低噪音；树叶的光合作用又可净化空气；夏天树叶还可蒸发水分，既增加空气湿度，又吸收热量；绿色还可调节神经的疲劳，保护视网膜，同时还有缓和神经紧张、使人安静的效能。现代人的生活，无不受噪音灰尘所染，如若能培养养花的爱好，在庭院或阳台种些花木，养植草坪，既可调剂生活、美化环境，又能学到一些科学技术知识，提高艺术文化的素养，增添家庭乐趣。

鲜花除了以它的颜色令人赏心悦目，更主要的是，在花的香味中，含有一种既能净化空气、又能杀菌灭毒的物质——芳香油。当芳香油的气味和人的鼻腔内的嗅觉细胞接触时，立即通过嗅觉神经传递到大脑皮层，使人产生“沁人心脾”的快感。这种快感令人气顺意畅，血脉调和。研究发现，不同的花朵，能产生不同质芳香油，如萝卜花、南瓜花、百合花的香味，可治疗糖尿病；天竺花香味可镇静、促进睡眠，并有良好的健脑作用；豆蔻花的香能治胃病；苏合花香对高血压、冠心病有一定疗效。同时还发现，有些植物，如文竹、仙人掌、秋海棠、天竺葵等还可以分泌出植物杀菌素，具有杀灭细菌的作用。还有些花草的气味具有驱散苍蝇、蛾子、蚊虫的作用。

(2) 养花养生注意事项

家庭养花，是一件富有情趣的活动。但也应注意以下几方面。

1）因室养花：室内养花，应根据居室条件，不可培养太多。如果窗台上摆满花草，影响阳光照射，使人得不到必要的室内阳光。

2）注意观察，随时更换：有些花草分泌的香精油会使人头痛，或使患有支气管哮喘的患者发病，对花粉过敏的人，室内不宜放花，遇有这种情况，应立刻移至户外或更换别种花卉。还有些花如天竺葵、金盏花、报春花等不可用手去摸，以免患过敏性皮炎或湿疹。

2.5.6 垂钓养生

垂钓作为一种户外活动，不仅能锻炼身体，而且修身养性，有益健康。

(1) 垂钓养生之理

1）锻炼身体：钓鱼往往要远足水边，才能寻到垂钓的好地方。不论是步行，还是骑车前往，本身就是一种身体锻炼。

2）陶冶情趣：垂钓的环境多处于群山环抱、绿林深处或秀水清溪地，这种环境使人摆脱城市的喧闹及空气污染，令人安静，悠然自得。

3）炼意养神：垂钓时若思绪纷杂，即使有鱼也难钓到，应脑、手、眼配合，静、意、动相助，眼、脑专注于浮标，如此形体虽静，而内气实动，这种动静结合，使一小部分神经活动，大部分脑神经得到充分休息，对提高视觉力和头脑灵敏性均有好处。

4）磨炼意志：钓鱼需耐心和细心。稳坐钓鱼船的稳字，就是一个很好的概括。钓鱼不可性急，不求收获，但求意境。若一味追求钓到大鱼，反而心躁性浮，于健康不利。应将钓鱼视为磨炼意志、克服急躁情绪的手段，培养稳重的性格。

（2）垂钓养生注意事项

1）特殊人群不宜进行垂钓养生：风湿症患者应舍此活动，因近水可使病情加重，身体不适。

2）注意垂钓环境：注意安全，不要坐在潮湿处，以免染病。

3）注意垂钓时间：时间适度，要注意时间不可过长，不应太专注于此，更不应未钓到鱼而垂头丧气，这样，就破坏了垂钓的良好初衷。最好多人结伴，与野游、野炊等活动结合，更为有趣。

人类生活在自然界中，与自然界具有相通、相应的关系，同时，自然界四时气候、昼夜晨昏、地理环境的等的变化都对人体的身体、情志、发病等产生着影响。“天人相应，顺应自然”要求人的生活起居及思想活动都应顺应自然规律，利用自然界的各种条件为自己的养生服务，以达到健身防病，益寿延年的目的。

“动静结合，形神一体”从整体观讲述了人的形体（包括五脏六腑、四肢百骸、经络、气血津液等身体的基本构成）与神（包括情志、意识、思维等心理活动征象），一动一静，相互依存，相互影响。形体需依附于神的调摄而完成正常的生理活动，神需依附于健康的形体而存在并发挥其功能，只有身体与精神动静结合、劳逸有度、得到均衡统一的发展，才能保证生命的健康与长寿。

“谨养正气，慎避邪气”，一方面，人的各种生命活动要以不损伤正气为前提，正气旺盛，人体五脏六腑气血调和、功能正常，不易受外邪入侵；另一方面，要及时采取一些养生保健措施来预防疾病的发生，如主动顺应自然变化规律，防止外邪侵袭，重视调养精神，避免自然社会环境、家庭环境、疾病等引起的不良情绪刺激，加强自身形体锻炼等，防病于未然。

“三因制宜，审因施养”强调了因时、因地、因人的差异，有针对性地选择相应的养生方法，以收到最佳养生效果。

“悦情养性，调畅情志”从不同角度讲述了与人们生活息息相关的事物对养生保健的作用，事事皆可养生。

上述五大养生原则与方法皆是古今中医养生大要，尊重自然规律，形体共养，内强正气、外避邪气，因时因地选择不同的养生方法，培养各种兴趣爱好，学会享受生活，是健康、愉悦养生的根本需求。

3　四时养生

四时养生即四季养生。素有“养生宝典”之称的《黄帝内经》，主张人须顺应自然规律，依据自然界的运行法则修养生机。在自然界，四季最明显的变化除了气候的温、热、凉、寒变动之外，再有就是各种生物的“春生、夏长、秋收、冬藏”变化。人的养生要顺应自然气候的更替和变化，“春养生，夏养长，秋养收，冬养藏”，在每个季节做该做的养生保健，才能真正做到合理养生、益寿延年。相反，如果平时不按照自然界的气候和事物变化规律生活，遇到非正常气候就容易发病，而这些病不是即时发生的，是先前积攒的。

春季，乍暖还寒，万物复苏，阳气开始生发，是一年中最生机盎然的季节，也是人体新陈代谢最为活跃的时期。春季白天的阳气来得比冬季要早，夜晚来得迟，所以春季顺应阳气的变化，宜晚睡早起。春属木，木为肝，春季应注意养肝，让肝气舒发，精神愉悦。有了春季阳气的“生”，才有夏秋冬季的“长、收、藏”的变化。

夏季，自然界的阳气经过春季的不断生长，逐渐旺盛而充足，天地万物生长态势更加猛烈，呈现出一派繁茂的景象。宜顺应自然规律晚睡早起，无厌于日，自然乘凉，舒展身心。夏季属心，应纵情自然，逍遥山水，让身体自然发散，经脉畅通。

秋季，是万物成熟收获的季节，气温逐渐降低，空气由潮湿变干燥。秋风落叶，蛰虫将去，阳气趋于收敛，生机趋于潜藏，一派肃降之象。秋季属肺，应避免外邪的侵入，适当收敛，使阳气收而不亏，应养收。

冬季，是一年四季的终结，气温寒冷，万物凋零。此时阴气盛极，阳气敛藏，而人的阳气也要顺应自然界的阴阳变化规律，闭藏阳气，但又藏而不僵。冬季也是新生命的孕育萌芽期，虫兽蛰居冬眠为春季活动蓄积能量，树木则落叶添根。因此，冬季，人体应当养精蓄锐，蓄势待发，为来年春夏阳气升发打好基础、坚固根基。

“春生、夏长、秋收、冬藏”，在季节的交换轮回中，生命在自然生生不息的规律中人们要顺应它，尊重它，静思它，体悟它，因天之序，无为而无所不为。

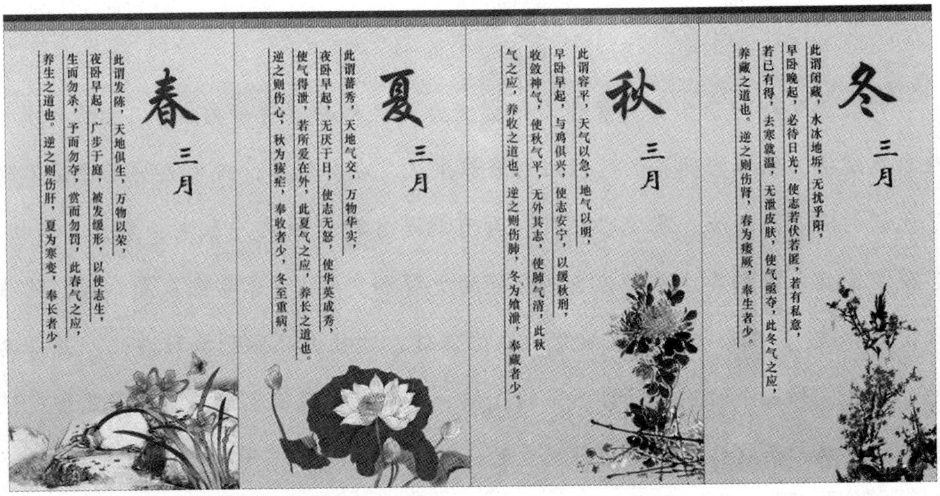

3.1 天人相应之道

四时与人体健康关系非常密切，在防病保健中顺应自然规律，充分考虑季节、节气、天气寒热的变化，顺四时，养天年是古人达到防病治病、强身健体、祛病延年的重要法宝。

3.1.1 四时养生的内涵

四时养生是指按照一年四季时令气候，阴阳消长变化的规律和特点，采取调摄精神，注意饮食起居、体育锻炼等多种措施进行调养，以达到强身健体、预防疾病、延年益寿之目的。人类作为自然界的一部分，不能脱离客观自然条件独自生存，而是要在精神活动、起居作息、饮食五味、疾病预防等各方面顺应四时的变化，进行适当的调节，以达到阴阳平衡、脏腑协调、气血充盛、经络通达、情志舒畅的目的，像古人一样“尽终其天年，度百岁乃去”。

3.1.2 如何进行四时养生

（1）顺应主时脏腑的生理特性

按照中医五行学说，人体五脏各主其时，肝主春，心主夏，脾主长夏，肺主秋，肾主冬。随着季节的变化，脏腑的生理活动也有衰旺之时。如肝的生理功能是主疏泄、主藏血，生理特性是主升发、喜欢条达通畅而厌恶抑郁阻滞，旺于春，因此春季养生就要早起散步，活筋脉，使情志保持舒畅，适应自然界生机盎然、生机勃勃的景象，以顺应肝气的升发，而不宜懒卧于室内、抑郁情怀，违背肝的特性；又如肾的生理特性是主藏精，冬季自然界阴气盛阳气衰，万物处于闭藏状态，人体的阳气也应该潜藏，因此冬季养生要顺应肾主封藏的特性，减少剧烈运动和活动，以助阳气的内藏，忌烦劳大汗，扰动阳气。

（2）春夏养阳，秋冬养阴

“春夏养阳，秋冬养阴”是中医四时养生的根本理念。在一年四季中，春夏为阳，秋冬为阴。“春夏养阳”，即为春夏之季，阳气渐生渐长，天气由寒转暖，由暖至暑，人体阳气亦随之升发宣达旺盛，此时顺应天时特点，在日常生活的方方面面维护帮助阳气的升发，让阳气升发而不匮乏，生长而不亢盛；“秋冬养阴”，即为秋冬之季，阳气渐消渐敛，气候逐渐变凉，人体阳气亦随之逐渐收敛、阴气渐盛，潜藏于内，此时顺应天时特点蓄积能量，增加营养，保养阴精，能收到更好的养生效果。

春夏养阳，秋冬养阴包括在情志调节、起居、运动及食药等方面都要养阳益阴，而不是单纯的“补阳”“补阴”。春夏调养当使人体阳气宣达通畅又不过分消耗，属阳虚体质或慢性阳虚的患者，可抓紧此时以食药助长阳气生长；秋冬调养当使阳气内趋内敛以固摄阴精、藏而不泄，阴虚体质或慢性阴虚的患者，可抓紧此时以食药补阴，助长阴精收藏，从而在养生过程中始终保持阴阳精气的充沛与平衡。

现在的人，春夏不能养阳，每受风凉、饮食生冷、情志郁闷，便伤及阳气，使阳不守阴，以致到秋冬季节多生泄泻病；秋冬不能养阴，每当躁动、纵欲过度、过于温补之时，便伤及阴气，使阴不敛阳，以致春夏季节多患火证。而目前临床上也普遍证明了春夏养阳，可使秋冬季节性疾病（如哮喘等）得到有效预防或达到“冬病夏治”的效果；秋冬养阴，可使春夏季节的一些疾病（如传染病等）得到有效预防或达到“夏病冬治”的目的。由此可见，春夏养阳、秋冬养阴能使养生更好地“顺四时而适寒暑”。

（3）春捂秋冻

春季阳气开始升发但尚不充盛，阴气开始消减但尚未完全退去，因此春季人体的肌表虽然顺应气候转暖而开始疏泄，但抗寒能力相对较差。为预防倒春寒，必须注意御寒保暖，使阳气不受伤害，逐渐升发至强盛，此即“春捂”。秋季是由夏入冬的过渡季节，气温逐渐降低，天气渐凉，但是晚秋的温差变化不如春季大，此时虽凉而不至寒冷，不宜过快增添衣服，使身体逐渐适应寒冷气候，增强御寒能力，调动机体防病功能，有利于冬季预防感冒，此即“秋冻”。而到秋末之时，气候已经很凉，应当适当增衣，不可过度薄衣而受冻，甚至致病。

（4）做好七防

顺应一年四季的气候变化，对于维护健康、预防疾病是十分重要的。中医四季养生中，还要做好七防。一年之内，春天要防风；夏天既要防暑，又要预防因为贪凉引起的受凉；长夏之时要防湿；秋天要防燥；冬天既要防寒，又要预防冬天非节气的反寒而暖的气候，预防瘟病。

3.2 春季养“生”

3.2.1 让阳气“生发”

春季最显著的变化是阳光照射时间较冬季延长，冬寒渐去，春暖渐来，自然万物开始生发，推陈出新，呈现出一片欣欣向荣的景象，各种冬眠的动物也蠢蠢欲动，开始苏醒。因此，《说文解字》有“春，蠢也，动也”之说，似乎春天的本意就是各类生物蠢蠢欲动形象的体现。人与天地相应，在自然万象出现以上活跃征象的同时，我们人类的生命，也伴随着自然界阳气的上升呈现出相应的变化。如处于生长期的孩子，在春季生长速度加快。

冬季过后，自然界的阳气就从闭藏、收敛的状态逐步向外释放出来，这种发散于地面的阳热之气，促进了动植物生命的生长与活跃。因此，我们说四季的生命所经历的“生、长、收、藏”的过程，实际是对阳气状态的一种描述。有了春季阳气的“生”，才有夏秋冬季“长、收、藏”的变化。春季养“生”，借助大自然的生机，去激发人体的生机，使人体内的阳气向上向外疏发，并尽快从冬天的藏伏状态中走出来，使精气神不断充沛与旺盛，是一年四季人体生命活动健康的基础和保证。

3.2.2 春季起居

过了冬季，白昼延长，夜晚缩短，按照《黄帝内经》春季“夜卧早起”的理论，日常起居作息应当顺应这种昼夜变化规律，适度减少睡眠，增加活动。因为人体阳气的生发和闭藏，是与睡眠密切相关的，白天清醒时，阳气行于表、行于外；夜晚入睡时，阳气行于内、行于脏。因此，要使人体的阳气顺应自然界阳气生发规律，就要减少睡眠时间，睡眠过多，极易使人体的阳气郁滞于体内，不利于“春夏养阳”。虽然要“晚睡早起”，但早起不要早于鸡鸣的时段，一般6时到7时起床比较适宜，而不要睡懒觉；晚睡不要晚于半夜子时，最好在晚上11时前入睡，否则对人体健康不利。

春季穿衣也当有讲究，《黄帝内经》中讲当“披散头发，宽缓衣着”。因为人体的阳气总是不停地向上、向外发散，同时中医又认为头为诸阳交会的地方，人体十二经脉中六条阳经均聚集在头面部。因此，头发和衣着的状态对阳气的生发有一定影响，要使人体的阳气得到充分地生发，就必须使头部及外周皮肤处于舒缓、放松的状态。而现代人都喜欢头发紧束、扎马尾辫、盘头等；着装方面很多女性喜欢穿紧身衣、修身裤来凸显优美的身姿或限制脂肪的增加，但春季着装要以宽松、透气为主，这样有利于人体阳气的生发。

春回大地，人体的阳气开始趋向于体表，皮肤腠理逐渐舒展，循环系统功能加强，皮肤末梢血液供应增多，汗腺分泌也增多，各器官负荷增加，对中枢神经系统产生一种镇静催眠作用，使身体困乏，往往日高三丈，睡意仍未消，这种情况被称为“春困”。然而睡觉不利于阳气生发。

克服“春困”的最好方法就是夜卧早起，保证一定的活动时间。清晨起床，松解衣扣，披散头发，放松形体，在庭院中踱步而行，克服精神上的倦懒状态，以助阳气生发。有些人一困就没完没了地睡觉，这样就阻碍了身体阳气的生发，违背春“生”的规律，供给夏季阳气“长养”的力量就会减少，到了夏季容易出现寒性病变。

3.2.3 春养情志——使志生

春季在五行中属木，与肝相应。木性曲直，枝叶条达，有升发的特性，肝主疏泄，恶抑郁而喜调达，所以春季调摄情志，应当顺应万物升发的特点，使体内的阳气得以疏发，“使志生”。肝在志为怒，表现为稍受刺激则易怒，因此，首先要保持心情舒畅，乐观愉快，如此才能气机调畅，保证肝的疏泄功能正常；其次要理智制怒，肝气升发太过，容易使心情急躁，而怒最伤肝，暴怒易迫使气血上逆，出现头晕目眩甚至晕厥等，这就是常说的“人被气晕了”的道理。

3.2.4 春季饮食

青色、绿色通于肝脏，春季多食青绿色的蔬菜和水果，有助于肝气的生发。同时，春季阳气上升，很多人会出现火热上扰的征象，绿色的水果和蔬菜还可以清解火热。

孙思邈说，“春日宜省酸，增甘，以养脾气”。意思是春季来临之时，人们要少吃酸味的食物，因为酸味有收敛之性，不利于阳气的升发和肝气的疏泄，可以吃些辛甘、清淡的食物，如大枣、葱、花生及黄绿色蔬菜（如胡萝卜、香菜、菠菜、豆豉、韭菜）等，以助阳气的升发。除此之外，还要多吃些甘甜的饮食，一方面是因为甘味气性柔和，可使肝气柔和的升发；另一方面，甘味能补益人体的脾胃之气。春为肝气主令，肝的功能相比其他季节偏亢，根据中医五行理论，肝属木，脾属土，木土相克，即肝旺可以克脾土而伤及脾气，影响脾胃的消化功能。因此，为了预防肝木克土，要多食甘甜的食物，如五谷中的糯米、黍米、燕麦、大枣，蔬菜中的南瓜、胡萝卜、菜花、莴笋、白菜等。

春季进补，宜食补肝疏肝之品，如生地、白芍、何首乌、山药、郁金、柴胡、蜂蜜、鸡血藤、枸杞子、冬虫夏草、黄芪、当归之类，多食粥。春季要多吃五谷，豆子，它们是种子，主生发，可以把它们做成粥食用，比如五豆粥。

以下是春季推荐养生食谱：

（1）大枣枸杞糯米粥

［配料］大枣100克，糯米100克，枸杞子30克。

［做法］将大枣、糯米、枸杞子淘后入水煮熬40分钟。

［功能］健脾和胃，补益气血。适用于脾胃虚弱，气血虚少的患者。以晚饭食用为佳。

（2）胡萝卜菠菜粥

［配料］胡萝卜2根，粳米100克，菠菜、葱、姜及植物油适量。

［做法］先将胡萝卜洗净切成细丝，沸水微煮过后，与植物油、葱花、姜末等一起炒后待用。将粳米加水煮粥，快熟时，加入炒好的胡萝卜一起煮。起锅时撒些菠菜。

［功能］清热舒肝，润肠通便。适用于春季火热上炎，皮肤干燥，大便秘结的患者。以晨起饮用为佳。

（3）山药烧排骨

［配料］肋排500克，山药200克，白糖、精盐、味精、葱、姜、桂皮、丁香、花椒、黄酒等适量。

［做法］将肋排切成小块，用开水焯一下，捞出。山药洗净削皮，切成小块。锅中放油加热，下白糖炒出糖色，放入排骨煸炒，加入葱、姜等调味料，用小火将排骨烧至八成熟时，下入山药，烧熟，勾芡出锅。

［功能］补益脾胃。适用于任何体质的人群。

3.2.5　春季运动

春季阳光明媚，空气清新，暖风拂面，万物勃发，这种环境有利于人体吐故纳新、行气活血，是运动锻炼的最佳季节。由于冬季人们多在室内活动，空外活动很少，因而体温调节中枢和内脏器官的功能有不同程度的下降，肌肉和韧带长时间不活动，更是萎缩不展，收缩无力。进入春季后应当根据个人的身体状况选择适宜的户外活动，如散步、慢跑、做体操，练气功、太极拳、保健功等，引导人体阳气生发，同时防止抑郁症的发生。忌剧烈运动和大汗出，以免耗散阳气。

3.2.6 春季防病保健

春季气候转暖，致病的微生物、细菌、病毒等随之生长繁殖，容易出现流行性感冒、肺炎、流脑、病毒性肝炎等传染病的发生、流行。应提前采取预防措施，讲究个人和公共卫生，保持室内空气流通；可每天坚持保健按摩，按迎香穴、风池穴、足三里穴，提高机体保健抗病功能；预防流感亦可内服中药，板蓝根15克，贯众12克，甘草9克，水煎服，连服1周，对预防外感热病有较好疗效。而且，早春时节寒冷干燥的空气会直接影响呼吸道黏膜的防御功能，一些致病物质会乘虚而入而发病。因此，春季一定要重视防病保健。

春天肝气当旺，所以在春季调养肝脏、治疗肝病比其他季节效果都要好，可收到事半功倍的成效。中医肝胆相照，肝与胆互为脏腑表里，肝气要靠胆经来排泄，若肝气不疏，在春天常常有口苦、肩膀痛、偏头痛、乳房和两肋痛，臀部和大腿外侧疼痛的表现，这些都是由于肝气不疏，胆经堵塞，排泄不利。口苦可以吃小柴胡丸或冲剂；肩膀痛、偏头痛、乳房和两肋痛可服加味逍遥丸；臀部和大腿外侧疼痛，可选平肝舒络丸。平时每天由上到下敲打大腿外侧沿裤缝的胆经，左右对称两条，可促进胆经的畅通和机能，并可减肥。常常按摩足大趾与二趾之间骨缝中的太冲穴，可排泄肝火。

3.2.7 谨防倒春寒

“二月休把棉衣撇，三月还有梨花雪”“吃了端午粽，再把棉衣送”是我国古时就有的对“春捂”的描述。虽然说春季阳气生发，但早春时节往往会出现乍寒乍暖，而且人体阳气开始趋向于体表，肌肤腠理逐渐舒展，对外防御能力相对减弱，要注意衣着保暖，不可骤减冬衣，尤其老年人或体弱者。

春捂要捂对时间：第一，冷空气到来前24~48小时未雨绸缪。医疗气象学家发现，许多疾病的发病高峰与冷空气骤来和持续降温的时间密切相关，如感冒、消化不良在冷空气到来之前便捷足先登；青光眼、心肌梗死、猝中等在冷空气过境时也会骤然增加，因此春捂的最佳时机应该在气象台预报冷空气到来之前的 24 ~48 小时，再晚便是雨后送伞了。第二，当气温持续在 15℃以上且相对稳定时就可以不捂了。第三，日夜温差大于 8℃是捂的信号。第四，气温回冷需要加衣御寒，之后气温回升，此时要再捂 7 ~14 天，对身体保护恰到好处，减衣过快易冻出病，尤其对年老体弱的人。

3.2.8　慎避风邪

中医认为“风者，百病之始也”，即许多疾病的发生，常与风邪相关。春季养生的关键是要避风。现代医学亦很重视气流（即风）与健康的关系，因为气流的变化可影响人的呼吸、能量消耗、新陈代谢和精神状态。

适度气流使空气清洁、新鲜，对健康有益，而反常的气流则有害于人体健康。由于春季多风的作用，加剧了空气与皮肤的热量交换，使体内的热量过多散失，造成人的抗病能力下降，因此在春季一定要注意防避风邪。

3.3　夏季养“长”

3.3.1　让阳气和大自然一同“盛长”

自然界的阳气经过春季的不断生长，进入夏季后，变得旺盛而充足，又因为夏季属火，所以气候炎热而生机旺盛，对于人体来说，是新陈代谢的旺盛时期。人体阳气发散于外，阴气伏匿于内，气血运行旺盛，并且活跃于机体表面，这种盛壮的阳气在人体的生理、病理活动上都有表现。就外在征象而言，人到了夏季面色红润、汗出增多、性情活泼；就人体之内而言，夏季的脉象一般要比其他季节来的浮而偏洪大，各种阳虚寒盛的患者，如患有肢体关节疼痛、痛经、胃脘疼痛的人，到了夏季病情会明显好转。

夏季阳气以盛长为主，然而恰恰相反的是，多数人为了过度追求凉爽的感觉，过用空调、吃冰冻寒凉的东西，或者运动过于剧烈、汗出过多，这些都非常抑制阳气的外散和盛长。这样看来，夏季要防止因避暑而过分贪凉，或运动剧烈汗出过多，伤害体内的阳气，而使秋冬生泄泻、寒病。人们在夏季应自然乘凉，该出汗时要出汗。夏季散发好了，生长好了，秋冬才有收藏。

3.3.2 夏季起居

夏季要“夜卧早起，无厌于日”，即每天早晨早点起床（5时到7时），以顺应阳气的充盈与盛实；晚上晚点睡（不要超过夜晚11时），以顺应阴气的不足。

夏季晚睡早起使人们睡眠相对不足，尤其是老年人有睡眠不实、易醒的特点，更易出现疲劳之感，因此夏日午睡对养生健身非常重要，既能补偿夜间睡眠的不足，更能顺应人体生理特点的养护需要。午睡时间一般以1小时为宜，并注意睡眠姿势，可平卧或侧卧，并在腹部盖上毛巾被，以免胃腹部受寒。午睡虽然短暂，但它有利于补足必需的睡眠时间，使机体得到充分休息，使神经机能恢复，体力增强，疲劳消除，以便更有效地工作和劳动。此外，每日温水洗澡，不仅可以洗掉汗水、污垢，使皮肤清洁凉爽，而且有利于体表血管扩张，加快血液循环，消除疲劳，改善睡眠。

3.3.3 夏养精神——使志欢畅，使气得泄

夏季属火，与心相应，所以应十分重视心神的调养。思想上当积极进取，精神饱满，勿生懈怠厌倦之心，保持愉悦心境，神清气和；切忌发怒，怒则气郁，当使气行通畅，阳气宣泄于外，以应夏长之势。

夏季也是天地万物生长、葱郁茂盛的时期，大自然阳光充沛，热力充足，万物都借助这一趋势加速生长发育。人在这个时候可以比以前“放纵”些，多晒太阳、适度出汗，“使气得泄”，这样才能气血通畅，使体内的淤滞散出去，到了秋季才有地方收进东西。若在夏天散的不够，秋天想补都无处可进。

3.3.4 夏季饮食

夏季人体代谢增强，营养消耗增加，同时食欲减低，消化功能减弱，易导致机体营养代谢紊乱，甚至引起相应的营养缺乏症和其他疾病。为此，夏季饮食，要清淡而富含营养，要补充足够的蛋白质、维生素、水和无机盐，以保障身体需求。

夏季暑气当令，五行属火，通于心，火热之邪最易伤心而导致心病，常见心

神不宁、心悸失眠等症状，“汗为心之液”，夏天出汗多，盐分损失亦多，会损伤心气。若心肌缺盐，搏动就会失常，因此宜多食酸味以固表，多食咸味以补心（特殊疾病如高血压、肾病等除外）；也可用辛凉发散、甘寒清暑的中药煮粥食用，如菊花粥、薄荷粥、荷叶粥、金银花连翘粥等，清心火、散暑热。

在夏末秋初的长夏时节，天气闷热，阴雨不断，湿气较重，而脾脏喜燥恶湿，一旦脾阳为湿邪所困，超出了脾胃的适应能力，就会产生食欲缺乏、大便稀溏了、脘腹胀满等症状，多以长夏要多吃一些清热、消暑、利湿的食品，如西瓜、苦瓜、桃、乌梅、酸梅汁、草莓、西红柿、黄瓜、绿豆等，增进食欲，调味解暑，但忌过食冷饮、寒凉食物，以免寒伤脾胃。也可服用健脾化湿的中药，如白术、莲子、茯苓、藿香、白豆蔻等，既健脾胃，又祛暑湿。

以下是夏季推荐养生食谱：

（1）扁豆粥

［配料］粳米250克，白扁豆100克，山药100克。

［做法］将粳米、白扁豆、山药清洗后加水适量，共煮成粥。

［功能］扁豆具有健脾化湿、和中止泻的作用；山药可以健脾胃，化湿浊。夏季服用此粥，对中暑所致的吐泻、食欲缺乏等病症尤为适宜。

（2）薏苡仁粥

［配料］粳米250克，薏苡仁100克。

［做法］将粳米、薏苡仁清洗后加水适量，共煮成粥。

［功能］薏苡仁具有健脾除湿、利水渗湿的功效。此粥适用于夏季任何体质人群食用，有减肥轻身之用。

（3）荷叶粥

［配料］粳米250克，鲜荷叶一张。

［做法］将粳米及鲜荷叶清洗后煮成粥。

［功能］荷叶具有清热解暑、升发阳气、凉血止血的作用。此粥适用于夏季中暑所致的头昏恶心、腹胀便溏、不思饮食、吐血、鼻出血等病症，同时，荷叶有瘦身减肥之用。

3.3.5 夏季运动

夏季人体消耗较大，运动调摄应动静结合，合理安排运动时间。可清晨早起到庭院、公园、河岸、湖边等空气清新处迎着朝阳，练太极拳、保健功、体操，慢饱等，下午游泳，晚饭后散步。运动要适量，不可过于疲劳，不宜在烈日下或高温环境中进行运动锻炼，以免汗出过多，损伤阳气和阴液。

运动时应穿宽松、舒适、吸汗又有良好透气性的棉织物为好，便于身体散热；运动过后不可立即饮用大量冷饮、冷水，不可立即用冷水冲头、淋浴，否则伤阳，引起寒湿痹证、黄汗等疾病。

3.3.6 夏季防病保健

夏季心气当旺，所以夏季调养心、治疗心病比其他季节效果要好得多。

远离疰夏。疰夏主要表现为胸闷、进食呆滞、四肢无力、精神萎靡、似热似睡、多汗、大便泄泻、身体日渐消瘦等。预防疰夏，当在夏至之前，服用芳香化浊、清解湿热的方剂，如鲜藿香、佩兰各 10 克，飞滑石、炒麦芽各 30 克，甘草 3 克，水煎代茶饮用，少吃油腻肥味。

防止因暑取凉。盛夏时节，天气炎热，为了解热消暑，适当的防暑降温是十分必要的。但是，贪凉过度，长时间待在空调房间或电扇不离身，彻夜露宿，对身体健康都十分不利。因为夏季暑热外蒸，人体出汗较多，全身表皮血管扩张，突然遭到凉风吹拂，往往会引起血管收缩，排汗立即停止，造成体内产热和散热失去平衡，导致疾病的发生。室内外温差以不超过 5℃ 为宜，室内温度不宜低于 25℃。

防晒护肤。夏季烈日炎炎，强烈阳光中的紫外线不仅能使皮肤晒黑，而且还导致白内障、晒伤皮肤，引发皮肤癌。而且，长时间在烈日下暴晒，人体的体温调节失去平衡，使机体大量蓄热，水盐代谢紊乱而发生中暑。因此夏日外出时要做好防护措施，减少紫外线对皮肤和眼睛的损害；注意选择护肤品，如防晒的膏、霜、蜜、脂类，花露水、爽身粉也是夏季护肤的好伴侣，不仅可以保护皮肤，还可提神醒脑。

3.3.7　冬病夏治

“冬病”指某些好发于冬季，或在冬季加重的病变，如慢性支气管炎、哮喘、风湿性关节炎等，在夏季这些病情有所缓解，趁其发作缓解季节，适当地内服和外用一些方药，以预防冬季旧病复发或减轻其症状。

冬病夏治时，宜选择在三伏天（夏至后到立秋）治疗，因这段时间是全年气温最高、阳气最盛之时，此为中医独特的养生保健方法，乘其势而治之，以收到事半功倍的效果。内服药以温肾壮阳为主，如金匮肾气丸、右归丸等，连服一个月；外敷法可取具有温通经络、温肺化痰、散寒祛湿、通行气血等作用的白芥子、元胡、细辛、甘遂等中药研成细末，取鲜姜汁调成膏状，根据病情选取不同的穴位以治疗不同的疾病，如治疗支气管炎、支气管哮喘贴敷天突、膻中、肺俞等穴位，治疗胃痛贴敷中脘、足三里等穴位，治疗面瘫等贴敷颊车、风池等穴位。

3.4　秋季养“收”

秋季万物成熟，硕果累累，是丰收的季节。气候由热转寒，自然界开始进入阳气逐渐衰退、阴气逐渐生长的季节，是由阳转阴的关键时期。这种变化在人体也有相应的体现，人体的阳气由散发转化为收敛，表现为皮肤汗出减少，小便增多；进入秋季后，儿童的身高很少生长，因为主持生长的阳气开始收敛；人体的生理活动也从兴奋、散发状态逐渐转向内收、平静状态。因此，秋季须注意保存阴气，养“收”，以适应自然界阴气渐生渐旺的规律，为来年阳气生发打基础。

3.4.1　秋季调神

秋季通于肺，肺在情志为忧，悲忧易伤肺。肺气虚，则机体对不良刺激的耐受性下降，易生悲忧情绪。又秋季气候渐转干燥，日照减少，草枯叶落，花木凋零，秋风秋雨易使人感到萧条、凄凉，产生忧郁、烦躁情绪。因此秋季精神调养首先要使心境安宁，培养乐观情绪，如多听一听舒缓的音乐，静下来读一本好书，或与好朋友聊天，到户外散步，保持心理平衡，心情舒畅；其次使情志淡泊、宁静，做到“恬淡虚无”，即要控制情绪，不出现大喜大悲的波动；要减少欲望，减少对名利的追逐，人的欲望越多，离安宁越远，欲望越少，离安宁越近。

3.4.2 秋季起居

《黄帝内经》主张秋季起居宜早睡早起，与鸡俱兴，即晚上睡觉的时间与鸡夜卧时间一致，早起时间与鸡晨鸣时间一致。早睡以顺应秋季阳气内敛潜藏，缓和秋季肃杀的伤伐，早起使肺气得以舒展，以防收敛太过。如果违背了这个节律，会使肺脏受损伤，到了冬季会出现顽固不化的泄泻。

秋季起居还要注意以下问题：第一，刚从炎热的夏季度过，很多人会延续夏季开窗睡觉的习惯，但秋季往往昼热夜凉，夜间的凉风很容易伤及人体，使人患外感疾病；第二，由于秋季较干燥，夜间睡觉时要尽可能用鼻呼吸，闭嘴睡觉。否则，晨起后容易出现口干舌燥、咽喉疼痛、干咳少痰等燥邪伤肺的症状；第三，秋燥常使人感到口干咽燥，皮肤缺水，大便干结，因此，室内要保持一定湿度，并避免剧烈运动造成大汗淋漓而耗气伤津；第四，秋季人体精气内敛，要防过劳，以免阴气外泄。

3.4.3 秋季饮食

秋燥则津液易损耗，为适应秋燥之气，饮食要防燥护阴，少吃葱、姜、蒜、辣椒等辛燥之物，多食甘酸滋润之品，如常吃芝麻、糯米、菠萝、蜂蜜、乳品、甘蔗等。以大枣、百合、梨、莲子、银耳、沙参、麦冬等煮粥常吃，益阴养胃。适当选服益气滋阴、宣肺化痰的中药，如人参、沙参、麦冬、百合、冬虫夏草、核桃仁、杏仁、川贝母、胖大海等，预防秋燥的发生。

以下是秋季推荐养生食谱：

（1）莲藕排骨汤

［配料］莲藕 500 克，猪排骨 500 克，黄酒、生姜、葱、盐少许。

［做法］猪排切段寸长，在沸水中过 2 分钟，弃水；将藕洗净切片，与排骨

同置于1500毫升温水之中，加黄酒、姜、葱少许。水煮开后文火炖90分钟左右，加少许盐，即可食用。

［功效］补脾益肺。适用于任何体质食用。

（2）雪梨银耳羹

［配料］雪梨2个，银耳50克，冰糖100克。

［做法］雪梨切片，银耳泡软时去掉硬根。锅内加水，放入雪梨、银耳、冰糖，煮半小时，即可食用。

［功效］益气、滋阴、止咳，预防秋季燥咳。阴血虚体质更适宜。

（3）生地粥

［配料］鲜生地30克，粳米75克，白糖少许。

［做法］鲜生地黄细切，用适量清水在火上熬沸约30分钟后，滤汁，备用。取粳米淘洗后煮成白粥，掺入生地汁搅拌均匀，食用时加少许白糖即可。

［功效］滋阴益胃、凉血生津。适用于阴虚潮热、盗汗、久咳、咯血、食少消瘦、热症心烦、口渴及睡起目赤等症。

（4）蜂蜜蒸百合

［配料］百合120克，蜂蜜30克。

［做法］将百合与蜂蜜搅拌混合均匀，蒸至熟软。时口含数片，咽津，嚼食。

［功效］补肺、润燥、清热。适用于肺热烦闷或燥热咳嗽、咽喉干痛等症。

3.4.4 秋季运动

金秋季节，天高气爽，是运动锻炼的好时机。但人体的生理活动也随自然环境的变化处于“收”的阶段，即阴精阳气都处于收敛内养之中，故运动养生也要顺应这一原则。

多做“静功”锻炼。可默念六字诀“嘘、呵、呼、呬、吹、嘻”调养身体气的运行，也可配合五禽戏、八段锦等动功锻炼。

运动量过大、过于剧烈的项目不可取，以防汗液流失，阳气伤耗。应根据自身的生理特点选择登山、慢跑、散步、做早操、练气功等运动项目。同时，随着天气逐渐转冷，运动量可适当增加，在严冬来临之时，抗寒耐冻的能力会大大增强。

3.4.5 防病保健

秋季老年人的体温调节中枢功能减弱，对外界寒热的刺激反应较迟钝，若不及时增减衣服就很容易患病，如支气管哮喘的患者，要及时添衣适应气候转凉的变化，少接触花粉、尘埃、煤气、冷空气等过敏原，以免引发哮喘发作。秋季还是肠炎、痢疾、疟疾、乙脑、慢性咽炎的多发季节，要早做预防，注意饮食卫生。

秋季让肌肤多喝水。随着天气的变冷，人的肌肤不能马上适应这种变化，血液循环变慢，皮肤干燥，容易出现细碎的皱纹，尤其是在眼睛周围。所以，秋季多饮水，多食用核桃、芝麻、蜂蜜、乳类等富含维生素 E 的食物。皮肤的变化与情绪也有很大的关系，因为激素的分泌与自主神经的平衡可因情绪的变化直接反映在皮肤上，要注意保持愉快的心情。

夏末秋初之时，湿热内结，脾胃被困，人多倦怠，脘腹痞满，饥不欲饮食，渴而不欲饮水，烦闷不适，可常用藿香、佩兰、香薷、滑石等各 10～20 克，泡茶代饮；秋燥过盛之时服用玄麦柑橘汤泡茶代饮（玄参、麦冬、桔梗等各 10～15 克，甘草 3 克），上述做法可起到预防疾病之功效。

3.4.6 “秋冻”要适当

“秋冻”有两方面内涵，一方面即“秋不忙添衣”，有意识地让机体“冻一冻”，避免多穿衣服产生的身热汗出，汗液蒸发，阴津伤耗，阳气外泄；另一方面要注意耐寒锻炼，增强机体适应寒冷气候的能力，而任何锻炼要以微出汗为宜，顺应阴精内蓄，阳气内收的养生需要。

“秋冻”要因人而异。年轻人血气方刚，对外界寒冷的适应及抵御能力比较强，可以冻一冻；老年人大多阳气衰微，禁不起太冷的刺激，要及时保暖；心血管、哮喘等慢性病患者，对寒冷的刺激更加敏感，他们不但不能“秋冻”还应采取措施保暖。

身体四部位避免“秋冻”。第一是腹部，上腹受凉易引起胃部不适，甚至疼痛，有胃病史的人更要特别注意；下腹受凉对女性上海大，容易引发痛经、月经不调等。第二是脚部，脚离心脏最远，血液流经的路程最长，而全身经脉均行走于脚部，有“脚冷则冷全身”之说。全身若冷，机体抵御能力就会下降，病邪易乘虚而入。第三是脖子，脖子受凉，易向下引起肺腑疾病，向上导致颈部血管收缩，不利于脑供血。第四是双肩，肩关节及其周围组织相对较脆弱，容易受伤。

3.5 冬天养“藏”

冬季是阴气最盛，一年中气候最寒冷的季节，自然界万物都进入了匿藏、冬眠状态，以蓄养其生命的活力，进行“养藏”。人体阳气随自然内收，新陈代谢功能处于相对缓慢的状态，应当养精蓄锐、蓄势待发、注意养藏，为来年春夏阳气升发打基础、固根基。

冬气通于肾，肾主封藏，要顺应冬季阳气的闭藏之势，颐养肾气。春天是万物生发的季节，其生发之气的源泉就是冬天的藏纳和积累，如果冬天没有好好收藏，春天就没有生发的基础，就会生病。

3.5.1 冬养情志

冬季内应于肾，肾在情志为惊恐，惊恐最能伤肾，而心主神明，惊恐与之亦有关，自然也伤心神，所以在冬藏之时，要保持情绪稳定，心情愉快，不急不躁，避免情志过激，最忌恐惧、惊吓和烦躁，以保证冬天阳气潜的正常生理不受干扰。《黄帝内经》上说，“使志若伏若匿，若有私意，若已有得”，就是这个意思。

3.5.2 冬季起居

冬要养藏，宜早睡晚起。冬季阳气短，阴气长，早睡以养人体阳气，晚起以护人体阴气，故早睡晚起以保证充足的睡眠时间也有利于阳气的潜藏和阴气的蓄积。“晚起”是以太阳升起的时间为度，也并非赖床不起。冬天的早晨在冷高压影响下，往往会有气温逆增现象，即上层气温高，地表气温低，大气停止对流活动，从而使得地面上的有害污染物停留在呼吸带。这时如果过早起床外出，一方面伤阳气，另一方面使呼吸的空气不清新。

保暖防寒，使阳气勿泄于外。冬季寒冷的刺激，使得肌体的交感神经兴奋性增高，体内儿茶酚胺分泌增多，从而促使人体外周血管收缩，心跳加快，导致冠状动脉痉挛以及血液黏稠度增高，并极易引发心脑血管病，甚至引起猝死。因此，在穿衣、居室等方面，一定要采取防冻保暖的措施。中医学强调“去寒就暖，无泄皮肤”，就是这个道理。但“暖”不等于“热”，室温保持在20~23℃即可，温度太高，反而使阳气外泄。

冬浴要有法。冬季洗浴不宜太勤，每周1~2次为宜。水温一般在37~38℃，太高宜使周身血管扩张，引起头晕，心跳加快；太低则易患感冒。饭后不要立即洗浴，以免消化道血流量减少，影响食物的消化吸收。太过疲劳时洗浴，会加重体力的消耗，引起不适。此外，洗浴的时间不宜过久，浴前可引用一定量的糖盐热水。

3.5.3 冬季饮食

冬季饮食调养的重点为补肾、保存肾精。肾主咸味，心主苦味，咸能胜苦。因此饮食宜减少咸味增加苦味以养心，这样可使肾气固实，达到补肾存精的目的。肾在五色属黑，冬季多吃一些黑色食品，如木耳、黑豆、黑芝麻、黑米等，滋补肾气。

冬季食养还应当遵循“秋冬养阴”“无扰乎阳”的原则。既不宜食生冷之品而伤脾胃阳气，也不宜食燥热之物而耗伤阴液，为了更好地保阴潜阳，宜食用谷类、羊肉、鳖、木耳、枸杞等食品，且食热饮食，以保护阳气。

以下是冬季推荐养生食谱：

（1）羊肉胡萝卜饺子

［配料］羊肉馅300克，胡萝卜300克，面粉500克，生姜、葱、植物油各少许。

［做法］将羊肉馅、胡萝卜、面粉、生姜、葱、植物油包成饺子。

［功效］温补阳气，祛寒暖胃。适用于所有体制的人群。

（2）大枣枸杞羊肉汤

［配料］羊肉、大枣、枸杞子、葱、姜、大料、盐、橘子皮适量。

［做法］羊肉切八分大块，在开水锅中烫出血水后备用。大枣和枸杞洗净备用。锅内加水，放入烫后的羊肉与葱、姜、大料同煮。煮半熟时，加入大枣、枸杞和盐，再煮熟即可。如果不喜欢羊肉的膻味，可以与大枣同时加入一两片橘子皮，可减轻膻味。

［功效］补益脾胃，益气养血。凡平素手脚发凉，身体消瘦者，均可服用。

（3）人参仔鸡汤

［配料］小母鸡或乌骨鸡 1 只，人参须一束或人参 15 克，葱 1 棵，姜 3 片，米 1 汤匙以及盐适量。

［做法］将鸡洗净，用沸水烫去血水，参须切小段。将全部材料放入炖锅中，加适量水，先以大火煮滚，捞除浮沫后，改为小火，炖 1 小时后，加盐等调味食用即可。

［功效］大补元气。身体虚弱、贫血，冬天手脚冰冷者更适用。

3.5.4　冬季运动

冬季虽寒，但仍要持之以恒地进行身体锻炼，“冬天动一动，少闹一场病；冬天懒一懒，多喝药一碗”这句民谚就说明了冬季运动的重要性。

冬季运动要动静结合。动，就是要进行适当锻炼。待早晨阳光升起后，选择活动量适当的锻炼项目，如散步、慢跑、打太极拳等，使身体微有汗出为度。如果汗出太多，浸湿了内衣，反会引起感冒。中医上说“无泄皮肤”，就是这个意思。适当活动，微微出汗，既可以增强体质，也可以提高耐寒的能力。所谓静，就是不要过于疲劳，要注意合理休息。

3.5.5　冬季防病保健

冬季是进补的最佳时机，冬令进补能使营养物质转化的能量最大限度地贮存于体内，以滋养五脏六腑、四肢百骸。冬至阴气到极致，阳气始生。此时进补，既萌育元气，又温补阳气，使闭藏之中孕育活泼生机，更能增强抗病能力和自我调节能力，为下一年健康打下基础。俗语说“药补不如食补”，所以时至冬日，炖吃羊肉、狗肉是有依据的。

冬季进补还需因人而异。第一，血虚常有头昏眼花者，可选服有补益气血作用的阿胶、四物饮（当归、川芎、芍药、熟地）、补气养血膏等中成药。同时可常食动物血、禽蛋、禽肉等进行食补。第二，气虚常体倦乏力、动则气喘者，可选用健脾益肺，静心安神作用的人参片，每日3～4克，在瓷碗中，加半碗水，少量糖，隔水蒸炖，每天服用1～2次。也可适量饮用豆浆、牛奶或食用炖大枣、龙眼、猪蹄、瘦肉等副食。第三，阳虚冬天怕冷者，进补宜选择具补肾阳又温而不燥之品。可选用鹿茸片、参茸片等，每次0.5克，隔水炖服。还可吃些狗肉、羊肉、牛髓等具有补气助阳、增强防寒作用的食物。第四，阴虚者，进补可选用六味地黄丸、左归丸等中成药。

四季的变迁与轮回，主宰着自然万物的生命活动。适应四季的变化，实际上就是根据“天人相应，顺应自然”的养生法则按照一年四季“春生、夏长、秋收、冬藏”的时令气候和阴阳消长的规律与特点，在不同的季节，根据主时脏腑的特点采取调摄情志，调养起居、饮食，进行适当运动和体育锻炼、防病保健、药物调养等多种措施，以达到强身健体、预防疾病，延年益寿之目的。

4　二十四节气养生

二十四节气是千百年来我国劳动人民独创的文化遗产和智慧结晶，它能反映季节的变化，指导农事活动，影响着千家万户的衣食住行。其起源于黄河流域，远在春秋时代，古人就定出了仲春、仲夏、仲秋和仲冬等四个节气。以后不断地改进与完善，到秦汉年间，二十四节气被完全确立。

农历的二十四节气是四季的更详细的划分，每个节气都有其独自的气候变化特征和意义，节气的名称便说明了这段时间的气象条件及万物之变化，同一季节的不同节气之间均有细微的差异。人与自然界是统一的整体，二十四节气的变化随时影响着人体健康。二十四节气养生是根据不同节气的规律和特点，通过安排起居、养精神、调饮食、练形体等达到强身益寿的目的。

4.1　立春——开始养阳

每年2月4日前后是立春。立春是一年中的第一个节气，“立”就是开始之意，立春拉开了春天的序幕。随着立春的来临，人们明显地感觉到白天渐长，太阳也暖和多了，气温、日照、降水也趋于上升和增多。有句谚语说得好，“立春雨水到，早起晚睡觉”，这时人们应走出门户踏青寻春。

孟春

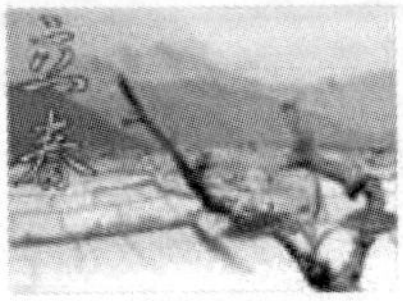

立春
2月3–5日
太阳到达黄经：315°
第一候：东风解冻
第二候：蛰虫始振
第三候：鱼上冰

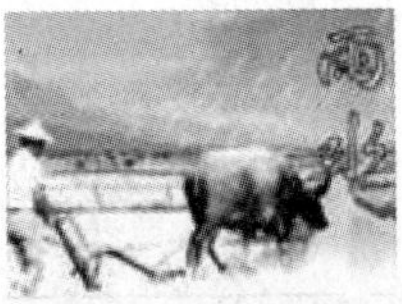

雨水
2月18–20日
太阳到达黄经：333°
第一候：獭祭鱼
第二候：鸿雁来
第三候：草木萌动

仲春

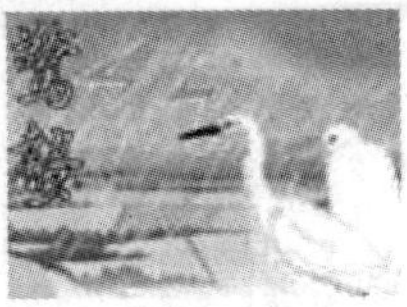

惊蛰
3月5–7日
太阳到达黄经：345°
第一候：桃始花
第二候：仓庚鸣
第三候：鹰化为鸠

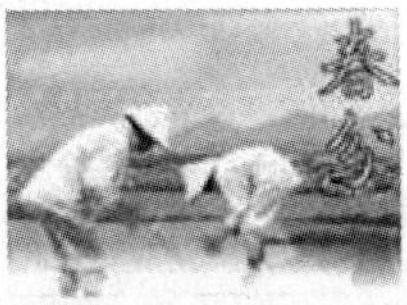

春分
3月20–21日
太阳到达黄经：0°
第一候：玄鸟至
第二候：雷乃发声
第三候：始电

季春

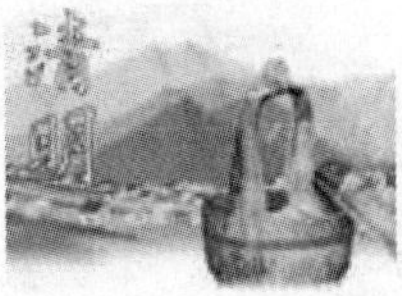

清明
4月4–6日
太阳到达黄经：15°
第一候：桐始生
第二候：田鼠化为鹌
第三候：虹始见

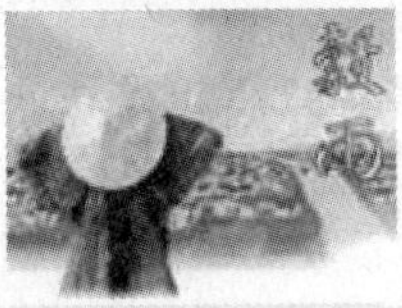

谷雨
4月19–21日
太阳到达黄经：30°
第一候：苹始生
第二候：鸣鸠扶其羽毛
第三候：戴胜降于桑

孟夏

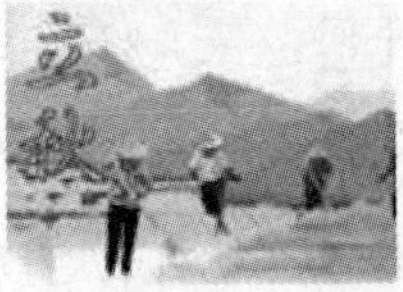

立夏
5月5–7日
太阳到达黄经：45°
第一候：蝼蝈鸣
第二候：蚯蚓出
第三候：王瓜生

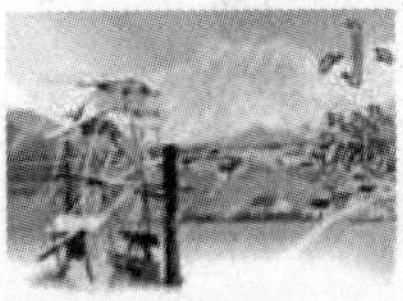

小满
5月20–22日
太阳到达黄经：60°
第一候：苦菜秀
第二候：靡草死
第三候：小暑至

仲夏

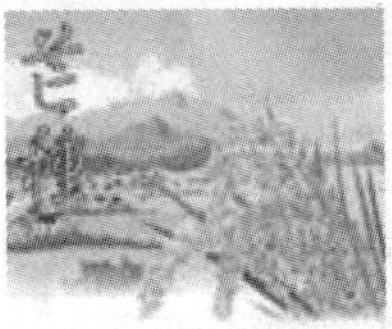

芒种
6月5–7日
太阳到达黄经：75°
第一候：螳螂生
第二候：鵙始鸣
第三候：反舌无声

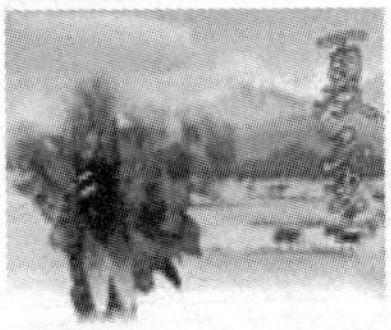

夏至
6月21–22日
太阳到达黄经：90°
第一候：鹿角解
第二候：蝉始鸣
第三候：半夏生

季夏

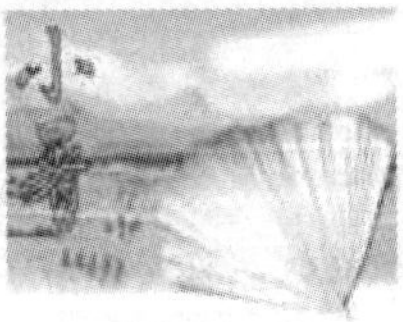

小暑
7月6–8日
太阳到达黄经：105°
第一候：温风至
第二候：蟋蟀居壁
第三候：鹰乃学习

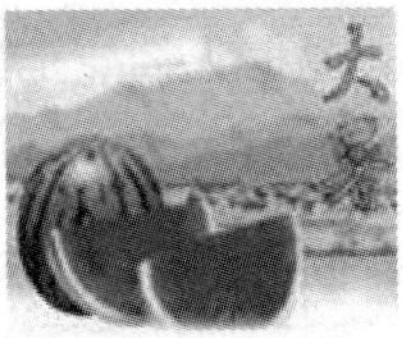

大暑
7月22–24日
太阳到达黄经：120°
第一候：腐草为萤
第二候：土润溽暑
第三候：大雨时行

孟秋

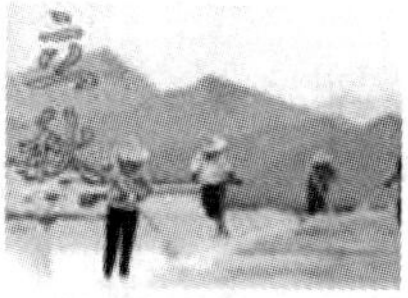

立秋

8月7日–9日

太阳到达黄经：135°

第一候：凉风至

第二候：白露降

第三候：寒蝉鸣

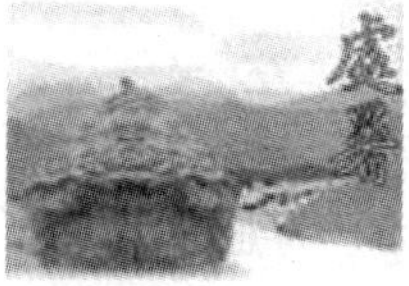

处暑

8月22日–24日

太阳到达黄经：150°

第一候：鹰乃祭鸟

第二候：天地始肃

第三候：禾乃登

仲秋

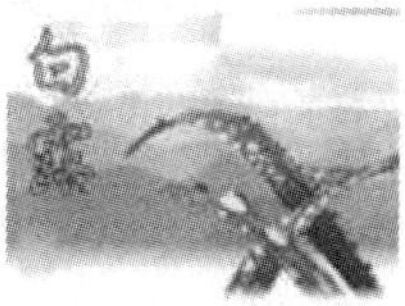

白露

9月7日–9日

太阳到达黄经：165°

第一候：鸿雁来

第二候：玄鸟归

第三候：群鸟养羞

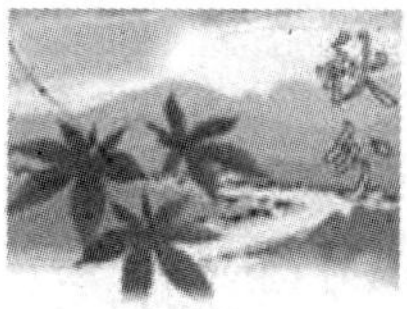

秋分

9月22日–24日

太阳到达黄经：180°

第一候：雷始收声

第二候：蛰虫坏户

第三候：水始涸

季秋

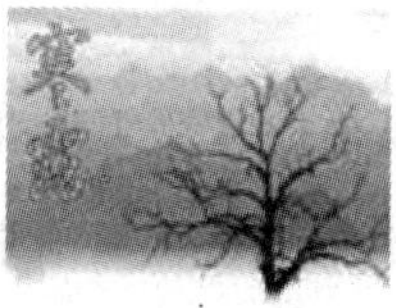

寒露

10月8日–9日

太阳到达黄经：195°

第一候：鸿雁来宾

第二候：雀入大水为蛤

第三候：菊有黄华

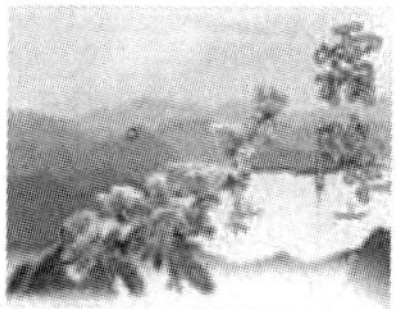

霜降

10月23日–24日

太阳到达黄经：210°

第一候：豺乃祭兽

第二候：草木黄落

第三候：蛰虫咸俯

孟冬

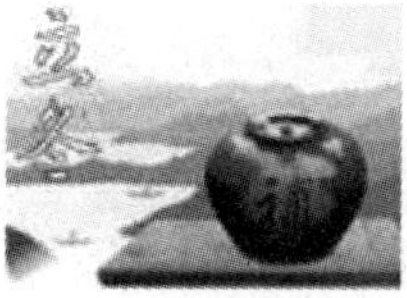

立冬

11月7日–8日

太阳到达黄经：225°

第一候：水始冰

第二候：地始冻

第三候：雉入大水为蜃

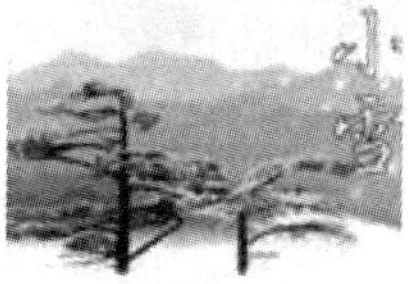

小雪

11月22日–23日

太阳到达黄经：240°

第一候：虹藏不见

第二候：天气上腾地气下降

第三候：闭塞而成冬

仲冬

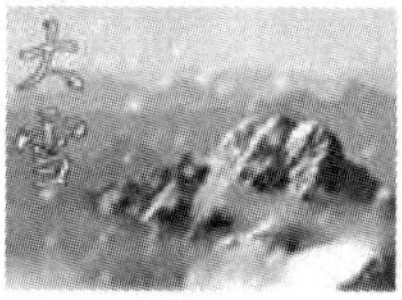

大雪

12月6日–8日

太阳到达黄经：255°

第一候：鹖旦不鸣

第二候：虎始交

第三候：荔挺生

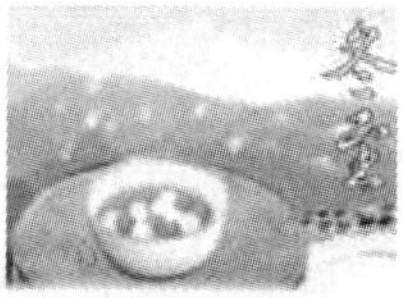

冬至

12月21日–23日

太阳到达黄经：270°

第一候：蚯蚓结

第二候：麋角解

第三候：水泉动

季冬

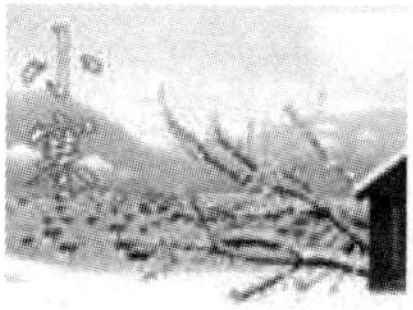

小寒

1月5日–7日

太阳到达黄经：285°

第一候：雁北乡

第二候：鹊始巢

第三候：雉始雊

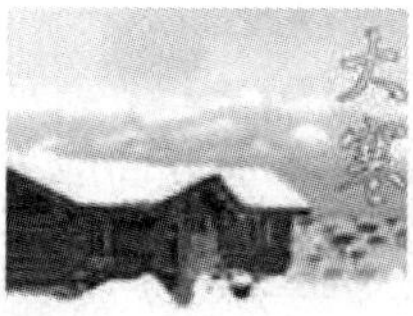

大寒

1月20日–21日

太阳到达黄经：300°

第一候：鸡始乳

第二候：征鸟厉疾

第三候：水泽腹坚

立春时节养生，除了在起居、精神调摄、饮食、运动、防病保健等方面遵循春季总的养生规则之外，更要特别注意着装。立春天气乍寒乍暖，而随着阳气的生发，人体腠理开始变得疏松，对寒邪的抵抗能力有所减弱，因此，立春时节特别是生活在北方地区的人不宜过早去棉服，年老体弱者换装尤要审慎，不可骤减。《千金方》主张春天衣着宜“下厚上薄”，《老老恒言》亦云：“春冻半泮，下体宁过于暖，上体无妨略减，所以养阳之生气”。

4.2 雨水——谨防湿邪

每年2月18日前后为雨水节气。“春风解冻，冰雪皆散而为水，化而为雨，故名雨水”。雨水不仅表示降雨的开始，也表明雨量开始增多。

俗话说“一场春雨一场暖”，随着雨水节气的到来，春风拂面，冰雪融化，空气湿润、阳光温和和萧萧细雨的日子正向我们走来。人们常说“立春天渐暖，雨水送肥忙”。一年之计在于春，对农民来说，春季雨水正是小春管理、大春备耕的关键时期，而我们的生活也充满了新的希望。

根据雨水节气对自然界的影响，这个时节要着重“调养脾胃”。万物的生长都离不开雨水的滋润，但如果人体长期在雨水的“滋润”下，很容易将湿气和夹杂着的寒气郁结在体内。同时，冬天吃了不少肥甘厚脂食物，多在体内积存。《黄帝内经》指出：“湿气通于脾”。而脾的生理特性是喜燥恶湿，湿宜困脾，这个时节，人的脾胃易受寒湿之气的困扰，而出现食欲缺乏、消化不良、腹泻等症状。另外，肝和脾在生理和病理上也相互影响。肝属木，脾属土，在五行相生相克关系传变中，木旺乘土，即肝木之气过于旺盛，疏泄太过，就会克伐脾土，使脾气虚；而肝气郁结太甚，脾胃也由此气滞，运化功能受障碍，因此春季在养肝的同时要调养脾胃。

雨水时节养生，饮食调节方面应少吃酸味，多吃甜味，以养脾脏之气。可选择韭菜、香椿、百合、豌豆苗、茼蒿、荠菜、春笋、山药、藕、芋头、萝卜、荸荠、甘蔗等。药物调养方面应根据脾胃升降生化机能，用升发阳气之法，调补脾胃。可选用沙参、西洋参、决明子、白菊花、首乌粉及补中益气汤等。

4.3 惊蛰——顺时养阳

每年3月6日前后为惊蛰节气。“蛰”就是藏的意思。惊蛰，是立春以后春雷初响、天气转暖，蛰伏在泥土中冬眠的各种昆虫感受到了春天的温暖，而开始出来活动，此时过冬的虫卵也要开始孵化，因此惊蛰是反映自然物候现象的一个节气。

惊蛰节气的养生也要根据自然物候现象和自身体质差异进行合理的精神、起居、饮食、运动的调养。春天是进行运动锻炼，以升发阳气，恢复身体机能的好时机。春季与肝相应，肝经的循行路线通过腿部、胸部，所以在运动方面偏重于脚部方面，对肝脏有较大帮助。

慢跑是非常适合于春季的运动方式，既能活动全身经脉气血，又能锻炼脚部。而且，从现代医学角度看，慢跑也有重要的保健作用。首先，能够增强我们的心肺功能，保证对心脏的血液、营养物质和氧的供给。其次，跑步锻炼既可促进新陈代谢，又可消耗大量能量，减少脂肪存积。对于消化吸收功能较差、体重不足的体弱者，适量的跑步能活跃新陈代谢功能，改善消化吸收，增进食欲，并适当增加体重。再次，跑步对于增强神经系统的功能有良好的作用，尤其是消除脑疲劳，预防神经衰弱。

4.4 春分——调和阴阳

每年3月21日前后是春分节气。“春分者，阴阳相半也。故昼夜均而寒暑平”。一个“分”字道出了昼夜、寒暑的界限。春分日是春季九十天的中分点，南北半球昼夜相等。春分一到，雨水明显增多，全国平均地温开始稳定，达0℃以上。

春分之后，随着时间的推进，人们会明显感觉到天气越来越热，但昼夜温差依然较大，正是寒暖交替，冷一阵、暖一阵的时候，此时，人体内的阴阳也因为天气的变化而上下浮动。平素体质虚弱又不注重保养的朋友很容易出现阴阳失衡，因此，在春分这一阴阳交接点上，人们保健养生时应注意保持体内的阴阳平衡。

中医认为，人体健康的基础就在于阴阳平衡。阴平阳秘，人就会气血通畅、脏腑调和。如果阴阳失衡，气血运行不畅，脏腑功能失去平衡，健康就会出现偏差。关于保持人体阴阳平衡的方法，《素问·骨空论》上说，“调其阴阳，不足则补，有余则泻”。也就是说虚则补，实则泄。益气、养血、滋阴、助阳、填精、生津为补虚；解表、清热、利水、泻下、祛寒、祛风、燥湿等方面则为泻实。中医养生实践证明，无论补或泻，都应坚持调整阴阳，以平为期的原则，科学地进行饮食保健，才能有效强身健体，防止疾病。

在饮食调养上，根据自己的实际情况选择能够保持机体功能协调平衡的膳食，禁忌偏热、偏寒、偏升、偏降的饮食误区，如在烹调鱼、虾、蟹等寒性食物时，其原则必佐以葱、姜、酒、醋类温性调料，以防止原菜肴性寒偏凉，食后有损脾胃而引起脘腹不舒的弊端；在食用韭菜、大蒜、木瓜等助阳类菜肴时常配以蛋类滋阴之品，以达到阴阳互补之目的。

4.5 清明——防高血压

每年的4月5日为清明节气。清明前后正是肝阳升发最旺的时候，肝的主要生理功能是调节全身气血运行，如果肝气郁结无法向外舒发，人体的气血运行受阻，出现紊乱，易诱发高血压等疾病。因此，清明时节要特别注意情志调养，应当减轻和消除悲伤、抑郁的情志反应，面对外界的不良刺激，尽可能保持心情舒畅，避免长时间的精神紧张、焦虑和烦躁。

饮食调摄方面，须定时定量，不暴饮暴食。对形体肥胖者，须减少甜食，限制热量摄入，多食瓜果蔬菜。对老年高血压者应特别强调低盐饮食，在降低摄盐的同时，还应增加钾的摄入，如多食用蔬菜、水果类食品。

这里推荐几款防治高血压病的菜肴：

（1）家常公鸡

［配料］嫩公鸡250克，芹菜75克，冬笋10克，辣椒20克，瘦肉汤30克，

姜、豆瓣酱、白糖、酱油、醋、食盐、淀粉、味精、植物油各适量。

［做法］鸡肉切成小块，用有水焯后捞出备用；芹菜切断，冬笋切细条，辣椒剁碎，姜取其末，淀粉兑成湿粉，取一半和酱油、料酒、醋、盐放入同一碗内拌匀；另一半湿淀粉和白糖、味精、高汤、调和成粉芡备用。

植物油入锅加热，先煸鸡块至鸡肉变白，水分将干时，放进冬笋、豆瓣酱、姜等用大火急炒至九成熟，加入切好的芹菜，略炒一会儿，倒入调好的粉芡，随炒随搅至熟起锅即成。

［功效］温中补虚，降压安神。适用于高血压、冠心病、营养不良、术后恢复期患者。

（2）口蘑白菜

［配料］白菜 250 克，干口蘑 3 克，酱油、白糖、精盐、味精、植物油适量。

［做法］白菜洗净切成 3 厘米段，口蘑温水泡发。油入锅内烧热后，将白菜入锅炒至七成熟，再将口蘑、酱油、糖、盐等入锅，炒熟后，放入味精搅拌均匀即成。

［功效］清热除烦，益胃气、降血脂。适宜于高血压、冠心病、牙龈出血患者。

（3）鸡汤鱼卷

［配料］鲜活鲤鱼 250 克，瘦猪肉 30 克，鸡蛋清、豌豆各 10 克，火腿 8 克，冬笋、鸡汤、料酒、酱油、盐、淀粉、味精各适量。

［做法］火腿蒸熟切丝，冬笋切丝，姜、瘦肉剁成末，淀粉水调成湿粉，活鱼常规处理，剔去骨刺，片成小长方形鱼片。肉末加入酱油、半个蛋清、料酒、味精、姜末及一半湿淀粉搅拌成馅，剩下的蛋清与湿淀粉调成糊状，把鱼平放在案板上，先抹上一层糊，再放上肉馅，把鱼片卷起来，再涂上少许糊把鱼卷粘住。将鸡汤至于旺火烧开，改为小火，将卷好的鱼卷下入锅内氽一下，去掉浮沫使汤清凉，待鱼卷熟后，再把切好的火腿、冬笋和其他佐料加入汤内，烧开及成。

［功效］滋阴润燥，清热利湿。对高血压、冠心病、脑血管病、慢性肾炎、消化不良等患者都为适宜。

4.6 谷雨——防神经痛

每年的4月20日前后为谷雨节气。谷雨，有“雨水生百谷”的意思，是春季的最后一个节气。常言道“清明断雪，谷雨断霜”，谷雨后的气温回升速度加快，雨量增多，空气湿度逐渐加大，此时在调摄养生时要考虑谷雨节气的因素，针对其气候特点有选择地进行调养。

谷雨以后是神经痛的发病期，如肋间神经痛、坐骨神经痛、三叉神经痛等。可根据不同的病因，对症调养与治疗。

肋间神经痛多为临床常见的一种自觉症状，表现为一侧或两侧胁肋疼痛。中医将其称为“胁痛”。《灵枢·五邪》上说，“邪在肝，则两胁中痛”。《素问·藏气法时论》又说，“肝病者，两胁下痛引少腹”。肝位于胁部，其脉分布于两胁，因此肋痛多由肝脏受病，在治疗和调养上以疏肝行气，活血通络为主要原则。

坐骨神经痛是指在坐骨神经通路及其分布区内的疼痛而言。多表现在臀部、大腿后侧、小腿踝关节后外侧的烧灼样或针刺样疼痛，严重时痛如刀割，活动时加重。本病属于中医学的“痹证”范畴，痹有闭阻不通的含义。其病因多由风、寒、湿邪侵袭经络，致使该经络气血痹阻不畅所致。根据症状表现不同，可分为四种类型：感受风邪为主的，疼痛呈游走性者，称为行痹；感受寒邪为主的，疼痛剧烈者，称为痛痹；感受湿邪为主，表现酸楚、麻木、困重者，称为着痹；发病急剧，伴有发热症状者，称为热痹。因此坐骨神经痛在调养和治疗上多以祛风、散寒、化湿来疏通经络气血的闭滞，使痹病得解。

三叉神经痛是面部一定的部位出现阵发性、短暂性剧烈疼痛，多发生于面部一侧的额部、上颌或下颌部。疼痛常突然发作，呈闪电样、刀割样难以忍受。该病的发病年龄多在中年以后，女性患者较多。其病发作多与感受风寒之邪、肝气郁结相关，治疗以疏通气血、滋阴降火为主。

谷雨节气的膳食调养应体现天人相应，食药一体的营养观，尤其对患有上述病症的人在选择食疗时不可错用食谱。这里推荐以下常用几款药膳：

（1）参蒸鳝段

［配料］鳝鱼1000克，党参10克，当归5克，熟火腿150克，食盐、料酒、胡椒粉、生姜、大葱、味精各适量，清鸡汤500毫升。

［做法］党参、当归洗净浸润后切片备用；鳝鱼剖后除去内脏，清水洗净再用开水稍烫一下捞出，刮去黏液，剁去头尾，再把肉剁成6厘米长的段；熟火腿切成大片，姜、葱洗净切片、段备用。

锅内入清水，下入一半的姜、葱、料酒烧沸后，把鳝鱼段倒入锅内烫一下捞出，装入汤钵内，将火腿、党参、当归、放于面上，加入葱、姜、料酒、胡椒粉、食盐，再灌入鸡汤，用绵纸浸湿封口，上蒸笼蒸约1小时至蒸熟为止，取出启封挑出姜、葱加入味精，调味即成。

［功效］温补气血，强健筋骨，活血通络。多用于风寒湿痹引发的腰膝酸痛。

（2）菊花鳝鱼

［配料］粗活鳝鱼500克（两条），白糖100克，番茄酱50克，干淀粉50克，料酒、白醋、食盐、葱、姜、湿淀粉、麻油、蒜泥各适量，花生油1000克。

［做法］鳝鱼宰杀、剖腹去内脏，去骨去皮，切成8厘米长片块，用刀顶头斜劈成两片（末端不劈短），再直切成条状（一头不切断）加料酒、盐、葱、姜浸渍起来，然后再逐个排上干淀粉；将番茄酱、白糖、白醋、湿淀粉一起放入碗内，加适量水调成芡汁。

烧锅置旺火上烧热，锅内倒油500克，烧至八成热，将鳝鱼抖散入锅炸至金黄色，捞出装盘，锅内留少余油，投入蒜泥煸炒出香味，倒入调好的芡汁烧沸后淋入麻油，起锅浇在菊花鱼上即成。

［功效］补虚损，除风湿，强筋骨。对体虚乏力，风寒湿痹，痔疮等患者尤为适宜。

4.7 立夏——养心为主

每年的5月6日前后是立夏节气。立夏表示即将告别春天，是夏日的开始。这个时节天气渐热，植物繁盛，与心相应，所以，在整个夏季的养生中要注重对心脏的特别养护。

第一，保持平和的心态。夏季养生的关键是使人“勿怒”，夏季阳气旺盛，可以充分地、正常地“宣泄”，但不能“乱”。心情烦躁就是“乱”，“乱”就容易“逆”，就会使心神受伤，秋天生疟疾也由此而来。保持平和心态和愉悦心情，有利于降低交感神经的兴奋性，减缓新陈代谢，减轻燥热感。

第二，莫因暑贪凉。《黄帝内经》里说“防因暑取凉”，这是告诫人们在炎热的夏天，解暑的同时一定要注意保护体内的阳气，不能只顾眼前的舒服，过于避热贪凉，使阳气外泄，中气虚，从而使暑热和风寒等外邪乘虚而入。

第三，注意饮食起居。应当晚睡早起，中午在餐后半小时开始休息，时间以三十分钟至一个小时为宜，不可贪睡。饮食宜温和、苦而清淡、有节制。苦味入心，能清解暑热降心火；清淡饮食可促进食欲，利消化。不可过食辛热，否则易助阳生热，耗气伤津；也不可过食寒凉，易助湿生痰，困脾伤阳。

第四，夏季饮茶时可适当以中药代茶叶泡水饮用。对素体虚弱、热而耗气伤津，出现神疲乏力、头晕、口渴、汗多者，可选用西洋参 6 片，麦冬 10 粒，开水浸泡代茶饮，有益气、养阴生津之功。对于肝火偏盛而烦躁、眼红、眼花、口干口苦者，可用菊花 10 朵，决明子 6 克，开水浸泡代茶饮，有清肝明目之功。对于心火上炎而心烦、口渴、睡眠不实者，可用莲子 6 克，栀子 6 克，酸枣仁 6 克，开水浸泡代茶饮，有清心除烦安神之功。

4.8 小满——防皮肤病

每年 5 月 21 日前后为小满节气。小满说的是大麦、冬小麦等夏季丰收的作物已经结果，籽粒渐见饱满，但尚未成熟之时。

小满时节，气温明显增高，湿气重，是皮肤病的高发期，按中医未病先防的养生观，这里重点谈谈“风疹”的防治。中医学认为“风疹”的发生不外乎三方面原因：①湿气侵于肌肤，复感风热或风寒，湿热或寒湿郁于肌肤皮毛腠理之间而发病；②肠胃积热，复感风邪，内不得疏泄，外不得透达，郁于皮毛腠理之间而发生；③与身体素质有关，吃鱼、虾、蟹等食物过敏导致脾胃不和，蕴湿生热，郁于肌肤而发病。风疹可发生于身体的任何部位，发病迅速，皮肤上会突然出现大小不等的皮疹，或成块成片，或呈丘疹样，此起彼伏，疏密不一，并伴有皮肤异常瘙痒，随气候冷热而减轻或加剧。

风疹根据症状表现不同，一般可分为三型：①风热证：疹色红赤，有时痒而难耐，遇热加重，脉见浮数，为感受风热之邪；②风湿证：皮疹色白或微红，兼有身体沉重，脉见浮缓，为感受风湿之邪；③胃肠积热证：疹色红赤，兼见脘腹疼痛，大便秘结或泄泻，脉多见数，风疹色红为热，腹痛便秘为腑气不通，胃肠积热之征。在治疗上应根据不同表现，给以疏风祛湿或清泻血热治疗，而不是所有风疹都可用清热凉血类中药或食物。

在饮食调养上，均宜以清爽清淡的素食为主，常吃具有清利湿热作用的食物，如赤小豆、薏苡仁、绿豆、冬瓜、丝瓜、黄瓜、黄花菜、水芹、荸荠、黑木耳、藕、胡萝卜、西红柿、西瓜、山药、鲫鱼、草鱼、鸭肉等；忌食高热厚味，甘肥滋腻，油煎熏烤，海鲜等生湿助湿的食物。

现推荐食疗方如下：

（1）芹菜拌豆腐

［配料］芹菜 150 克，豆腐 1 块，食盐、味精、香油各适量。

［做法］芹菜切成小段，豆腐切成小方丁，均用开水焯一下，捞出后用凉开水冷却，控净水待用。

将芹菜和豆腐搅拌，加入食盐、味精、香油拌搅匀即成。

［功效］平肝清热，利湿解毒。

（2）冬瓜草鱼煲

［配料］冬瓜 500 克，草鱼 250 克，食盐、味精、植物油适量。

［做法］冬瓜去皮，洗净切三角块，草鱼剖净，留尾洗净待用。先用油将草鱼（带尾）煎至金黄色，取沙锅一个，其内放入清水适量，把鱼、冬瓜一同放入沙锅内，先武火烧开后，改用文火炖至 2 小时左右，汤见白色，加入食盐、味精调味即可食用。

［功效］平肝、祛风、利湿、除热。

(3) 青椒炒鸭块

［配料］青椒150克，鸭脯肉200克，鸡蛋1个，黄酒、盐、干淀粉、鲜汤、味精、水淀粉、植物油各适量。

［做法］鸭脯肉劈成7厘米长、2厘米宽的薄片，用清水洗净后淋干；将鸡蛋取清和干淀粉、盐搅匀与鸭片一起拌匀上浆；青椒去籽、去蒂洗净后切片。

锅烧热后加油烧至四成热，将鸭片下锅，用勺划散，炒至八成熟时，放入青椒，待鸭片炒熟倒入漏勺淋油。

锅内留少许油，加入盐、酒、鲜汤、烧至滚开后，再将鸭片、青椒倒入，用水淀粉勾芡，翻炒几下装盘即成。

［功效］温中健脾，利水消肿。

4.9 芒种——谨防疲劳

每年6月6日前后为芒种节气，这个时节最适合播种有芒的谷类作物，如晚谷、黍、稷等。这一节气已经进入典型的夏季，气温也较高。

我国中部的长江中、下游地区，这个时节开始进入阴雨连绵的梅雨季节，空气十分潮湿，天气异常湿热，各种衣物器具极易发霉，在长江中下游地区把这种天气叫做“黄梅天”，平时人们的生活起居要注意防梅雨伤害。另外，民间有“未食端午粽，破裘不可送”的说法，意思是端午节没过，御寒的衣服不要脱去，以免受寒。所以芒种前后，虽然气温升高，仍要注意保暖。

“芒种夏至天，走路要人牵；牵的要人拉，拉的要人推”。这句民谚反映了芒种夏至时节人们都非常懒散，甚至走路都没有精神。其原因是夏季气温升高，空气中的湿度增加，体内的汗液无法通畅地发散出来，使人感到四肢困倦，萎靡不振。因此，在芒种节气里不但要搞好雨期的田间管理，更要注意增强体质，避免中暑、腮腺炎、水痘等季节性疾病和传染病的发生。

起居方面，芒种过后，午时天热，人易汗出，衣衫要勤洗勤换。为避免中暑，芒种后要常洗澡，这样可使皮肤疏松，易于使“阳热”发泄。但须注意在出汗时不要立即洗澡，中国有句老话，“汗出不见湿”，若“汗出见湿，乃生痤疮。”

洗浴方面，可选择药浴，夏季常用五枝汤（桂枝、槐枝、桃枝、柳枝、麻枝）洗浴，以疏风气、驱瘴毒、滋血脉。浸浴的具体方法：先将等量五种药物用纱布包好，加十倍于药物的清水，浸泡20分钟，然后煎煮30分钟，再将药液到入浴水内，即可浸浴。

现推荐食疗方如下：

（1）西红柿炒鸡蛋

［配料］西红柿300克，鸡蛋3个，精盐、味精、白糖各适量。

［做法］西红柿洗净切片，鸡蛋大入碗内搅匀。油锅烧热，先将鸡蛋炒熟，盛入碗内；炒锅洗净，烧热放油，白糖入锅融化（糖尿病患者不放白糖），把西红柿倒入锅内翻炒2分钟后，将鸡蛋、盐入锅同炒3分钟，放少许味精出锅即可。

［功效］生津止渴，养心安神。

（2）香菇冬瓜球

［配料］香菇、鸡汤、淀粉各适量，冬瓜300克，植物油、精盐、姜、味精、麻油各适量。

［做法］香菇水发、洗净，冬瓜去皮洗净，用钢球勺挖成圆球待遇用，姜洗净切丝。锅内放入适量植物油烧热，下姜丝煸炒出香味，入香菇继续煸炒数分钟后，倒入适量鸡汤煮开后，将冬瓜球下锅烧至熟时，用水淀粉勾芡，翻炒几下放入味精，淋上香油，即可出锅。

［功效］补益肠胃，生津除烦。

（3）五味枸杞饮

［配方］醋炙五味子5克，枸杞子10克，白糖适量。

［做法］五味子和剪碎的枸杞子放入瓷杯中，以沸水冲泡，温浸片刻，再入白糖，搅匀即可饮入。

［功效］滋肾阴、助肾阳。适用于“夏虚”之症，是养生补益的有效之剂。

4.10 夏至——避开暑邪

每年6月21日前后为夏至日，此时太阳直射北回归线，是北半球一年中白昼最长的一天。从这一天起，我国进入炎夏季节，气候越来越热。

从中医理论讲，夏至是阳气最旺的时节，养生要顺应夏季阳盛于外的特点，注意保护阳气，着眼于一个“长”字。在精神、起居、饮食、运动调养和防病保健等方面可参照上一章节“四时养生”中夏季养生内容。

现推荐夏至节气食疗方：

（1）荷叶茯苓粥

［配料］荷叶1张（鲜、干均可），茯苓50克，粳米或小米100克，白糖适量。

［做法］先将荷叶煎汤去渣，把茯苓、洗净的粳米或小米加入药汤中，同煮为粥，出锅前将白糖入锅。

［功效］清热解暑，宁心安神，止泻止痢（对心血管疾病、神经衰弱者亦有疗效）。

（2）凉拌莴笋

［配料］鲜莴笋350克，葱、香油、味精、盐、白糖各适量。

［做法］莴笋洗净去皮，切成长条小块，盛入盘内加精盐搅拌，腌1小时，滗去水分，加入味精、白糖拌匀。将葱切成葱花撒在莴笋上，锅烧热放入香油，待油热时浇在葱花上，搅拌均匀即可。

［功效］利五脏，通经脉。

（3）奶油冬瓜球

［配料］冬瓜500克，炼乳20克，熟火腿10克，精盐、鲜汤、麻油、水淀粉、味精各适量。

［做法］冬瓜去皮，洗净削成见圆小球，入沸水略煮后，倒入冷水使之冷却。将冬瓜球排放在大碗内，加盐、味精、鲜汤上笼用武火蒸30分钟取出。把冬瓜球复入盆中，汤倒入锅中加炼乳煮沸后，用水淀粉勾芡，冬瓜球入锅内，淋上麻

油搅拌均匀，最后撒上火腿末出锅即成。

［功效］清热解毒，生津除烦，补虚损，益脾胃。

4.11　小暑——防消化道疾病

每年7月7日前后为小暑天。小暑天气已经很热，但还不是最热的时候。时至小暑，很多地区的平均气温已接近30℃，时有热浪袭人之感，常有暴雨光顾，所以要特别注意防洪防涝。有句农谚：“大暑小暑，灌死老鼠”之说。更有“小暑南风，大暑旱”“小暑打雷，大暑破圩”的经验总结，就是说小暑最忌吹南风，否则必有大旱；小暑日如果打雷，必定有大水冲决圩堤。

小暑以后，天气更加炎热，人常会感到心烦气躁，倦怠无力。所以这段时间养生重在“心静”二字，以舒缓躁怒的情绪，保持心情舒畅。常言道“心静自然凉”，说的就是这个道理。

小暑又是消化道疾病多发季节，夏季饮食不洁是引起多种胃肠道疾病的“元凶”，在饮食调养上要改变饮食不节，饮食不洁，饮食偏嗜的不良习惯。饮食应以适量为宜。过饥，则摄食不足，化源缺乏，而致气血不足，引起形体倦怠消瘦，正气虚弱，抵抗力降低，继发其他病症；过饱，会超过脾胃的消化、吸收和运化功能，导致饮食阻滞，出现脘腹胀满嗳腐泛酸，厌食，吐泻等食伤脾胃之病。

小暑节气养生食谱：

（1）素炒豆皮

［配料］豆皮2张，植物油、食盐、葱、味精各适量。

［做法］豆皮切丝，葱洗净切丝。油锅烧至六成热，葱丝下锅，烹出香味，将豆皮丝入锅翻炒，随后加食盐，炒数分钟后，加味精，淋上香油搅匀起锅。

［功效］补虚，止汗。适合多汗、自汗、盗汗者食用。

（2）素烩面筋

［配料］水面筋500克，葱、姜、食盐、淀粉、植物油、味精各适量。

［做法］水面筋切薄片，葱、姜洗净切丝备用。油锅烧热，将水面筋入锅，

煸炒至焦黄，加葱、姜煸炒数分钟，兑水一碗，加食盐，待面筋熟透后，放入味精，再用淀粉勾芡，汤汁明透即可。

［功效］解热、除烦、止渴。

（3）西瓜番茄汁

［配料］西瓜半个，西红柿3个，大小适中。

［做法］西瓜去皮、去籽，西红柿沸水冲烫，剥皮去籽。二者同时绞汁，两液合并，随量饮用。

［功效］清热、生津、止渴。对于夏季感冒，口渴、烦躁，食欲缺乏，消化不良，小便赤热者尤为适宜。

4.12 大暑——防中暑

每年7月23日前后为大暑节气，是一年中最热的节气，在我国很多地区，经常会出现40℃的高温天气，这个节气雨水也多，气候湿热难耐。

这个时节的养生，首先要强调预防中暑，当出现持续6天以上最高温高于37℃时，无论在家还是外出活动，都要避开中午及午后的最高气温时段。进入夏季后，宜常服用一些芳香化浊，清解湿热之方，如鲜藿香叶、佩兰叶各10克，飞滑石、炒麦芽各30克，甘草3克，水煎代茶饮。

大暑是全年温度最高，阳气最盛的时节，在养生保健中常有“冬病夏治”的说法，因此对于那些每逢冬季发作的慢性疾病，如慢性支气管炎、肺气肿、支气管哮喘、腹泻、风湿痹证等阳虚证，是最佳的治疗时机。

大暑节气养生，水也是人体内十分重要的不可缺少的健身益寿之物。根据民间经验，每日清晨饮用一杯新鲜凉开水，几年之后，就会出现神奇的益寿之功。日本医学家曾经对460名65岁以上的老人做过调查统计，五年内坚持每天清晨喝一杯凉开水的人中，有82%的老人其面色红润，精神饱满，牙齿不松，每日能步行10公里，在这些人中也从未得过大病，因此清晨饮一杯凉开水对延年益寿有重要作用。

大暑节气推荐的养生食谱：

（1）清拌茄子

［配料］嫩茄子500克，香菜15克，蒜、米醋、白糖、香油、酱油、味精、精盐、花椒各适量。

［做法］茄子洗净削皮，切成小片，放入碗内，撒上少许盐，再投入凉水中，泡去茄褐色，捞出放蒸锅内蒸熟，取出晾凉；蒜捣末；将炒锅置于火上烧热，加入香油，下花椒炸出香味后，连油一同倒入小碗内，加入酱油、白糖、米醋、精盐、味精、蒜末，调成汁，浇在茄片上；香菜择洗干净，切段，撒在茄片上，即成。注意：豆角中含有血球凝集素A，它是一种毒蛋白，加热后毒性可大为减弱。所以豆角一定要焯透，以防止中毒。

［功效］清热通窍，消肿利尿，健脾和胃。

（2）绿豆南瓜汤

［配料］绿豆50克，老南瓜500克，食盐少许。

［做法］绿豆清水洗净，趁水气未干时加入食盐少许（3克左右）搅拌均匀，腌制几分钟后，用清水冲洗干净。南瓜去皮、瓤用清水洗净，切成2厘米见方的块待用。锅内加水500毫升，烧开后，先下绿豆煮沸2分钟，淋入少许凉水，再煮沸，将南瓜入锅，盖上锅盖，用文火煮沸约30分钟，至绿豆开花，加入少许食盐调味即可。

［功效］绿豆甘凉，清暑、解毒、利尿；配以南瓜生津益气。是夏季防暑最佳膳食。

（3）苦瓜菊花粥

［配料］苦瓜100克，菊花50克，粳米60克，冰糖100克。

［做法］将苦瓜洗净去瓤，切成小块备用。粳米洗净，菊花漂洗，二者同入锅中，倒入适量的清水，置于武火上煮，待水煮沸后，将苦瓜、冰糖放入锅中，改用文火继续煮至米开花时即可。

［功效］清利暑热，止痢解毒。适用于中暑烦渴、痢疾等症。注意：喝此粥时，忌食一切温燥、麻辣、厚腻之物。

4.13 立秋——养胃润肺

大暑之后，时序到了立秋。每年8月8日前后为立秋节气，预示着炎热的夏天即将过去，凉爽的秋天即将到来。但实际上，盛夏的余热尚未消，秋阳肆虐，特别是在立秋前后，很多地区仍处于炎热之中，所以这个时候往往有“秋老虎”之称。因此，往往要延续到九月中下旬才能真正感觉到秋季的凉爽。

立秋是由热转凉的交接节气，也是阳气渐收，阴气渐长，由阳盛逐渐转变为阴盛的时期，是万物成熟收获的季节，也是人体阴阳代谢出现阳消阴长的过渡时期。因此秋季养生，凡精神情志、饮食起居、运动锻炼，皆应以“养收”为原则，收敛精气神，并为即将到来的冬天做准备。

那么我们应该如何具体进行“养收”呢？第一，精神调养方面要神志安宁，心情舒畅，切忌悲忧伤感，即使遇到伤感的事，也应当主动予以排解，同时还应收敛神气，以适应秋天容平之气。第二，起居调养方面要早睡早起。立秋之季已是天高气爽之时，应开始“早卧早起，与鸡具兴”，早卧以顺应阳气之收敛，早起为使肺气得以舒展，且要防收敛之太过。着衣方面适当“秋冻”，否则会影响机体对气候转冷的适应能力，易受凉感冒。第三，饮食调养方面要防秋燥。《素问·脏气法时论》说，“肺主秋……肺收敛，急食酸以收之，用酸补之，辛泻之”。可见酸味收敛肺气，辛味发散泻肺，秋天宜收不宜散，所以要尽量少吃葱、姜等辛味之品，适当多食酸味果蔬。如雪梨、鸭梨，生食可清火，煮熟可滋阴、润肺而防燥。秋季燥气当令，易伤津液，故饮食应以滋阴润肺为宜，多食芝麻、核桃、糯米、蜂蜜、乳品等可以起到滋阴润肺、养血的作用。对于年老胃弱的人，可采用晨起喝粥法来益胃生津，如百合莲子粥、银耳冰糖粥、红枣糯米粥、生地粥等以滋阴润燥、益阴养胃。

现推荐立秋节气的养生食谱：

（1）生地粥

[配方] 生地黄25克，大米75克，白糖少许。

[做法] 生地黄鲜品洗净细切后，用适量清水在火上煮沸约30分钟后，滗出

药汁，再复箭煮一次，两次药液合并后浓缩至100毫升，备用。将大米洗净煮成白粥，趁热加入生地汁，搅匀食用时加入适量白糖调味即可。

［功效］滋阴益胃，凉血生津。本方还可做肺结核，糖尿病患者之膳食。

（2）黄精煨肘

［配方］黄精9克，党参9克，大枣5枚，猪肘750克，生姜15克，葱适量。

［做法］黄精切薄片，党参切短节，装纱布袋内，扎口；大枣洗净待用。猪肘刮洗干净入沸水锅内焯去血水，捞出待用。姜、葱洗净拍破待用。

以上食物同放入沙锅中，注入适量清水，置武火上烧沸，撇尽浮沫，改文火继续煨至汁浓肘黏，去除药包，肘、汤、大枣同时装入碗内即成。

［功效］补脾润肺。对脾胃虚弱，食欲缺乏，肺虚咳嗽，病后体弱者由为适宜。

（3）五彩蜜珠果

［配料］苹果1个，梨1个，菠萝半个，杨梅10粒，荸荠10粒，柠檬1个，白糖适量。

［做法］苹果、鸭梨、菠萝洗净去皮，分别用圆珠勺挖成圆珠，荸荠洗净去皮，杨梅洗净待用。将白糖加入50毫升清水中，置于锅内烧热溶解，冷却后加入柠檬汁，把五种水果摆成喜欢的图案，食用时将糖汁倒入水果之上，即可。

［功效］生津止渴，和胃消食。

4.14　处暑——调整睡眠

每年8月23日前后是处暑节气，“处”含有躲藏、终止的意思，顾名思义，处暑表明暑天将近结束。全国民间各地也都有“处暑寒来”的谚语，说明夏天的暑气逐渐消退。处暑以后，气温会逐渐下降，这时候人体容易出现“秋乏”，即尽管睡眠不少，但在白天还是哈欠连天、昏昏欲睡，人也显得倦怠无力，毫无神采。

秋乏的产生与夏季气候环境对人的影响有关。盛夏季节天气炎热，持续的高温使机体产生了一系列的生理变化，如大量出汗导致体内水盐代谢失调；夏季胃肠功能减弱，导致食欲缺乏；神经系统兴奋性增高，使新陈代谢加速等。人们在夏季由于缺乏充足的睡眠和足够的营养，过度消耗的体力没能及时得到补偿。秋季到来后，随着天气转凉，人体各系统也相应发生了变化，如出汗减少，水盐代谢恢复平衡，消化功能恢复常态，人体能量代谢相对恒定。这时机体进入了一个生理性的休整阶段，而且秋天气候凉爽，适宜于睡眠，因此，人们总有睡不够的感觉。

秋乏是为了补偿盛夏带给人体的超常消耗，是恢复身体各系统机能的保护性措施，因此这个节气的养生首先是要保证睡眠充足。晚上尽量在10时以前就上床睡觉，并要早睡早起，中午最好要有一定的午休时间，以减轻困顿感。特别是老人一定要午休，因为随着年龄的增加，老年人的气血阴阳俱亏，睡眠时间减少，睡眠质量下降，因此，古代养生家认为老年人宜"遇有睡意则就枕"，即只要感觉到困倦就应该睡一会。另外，古人在睡眠养生法中还强调了子午觉的重要性（即每天要在子时和午时入睡），认为子午之时，阴阳交接，极盛及衰，体内气血阴阳失衡，因此一定要静卧，以等候气的恢复。现代研究发现，夜间0时至4时，体内各器官的功能都降至最低点；中午12时至13时，是人体交感神经兴奋性最低的时间。有统计表明，老年人睡子午觉可降低心、脑血管病的发病率。因此，子午觉即有防病保健的意义，又符合养生道理。

在饮食方面，处暑时依然要保持清淡的饮食，少吃油腻、辛辣及烧烤类食物。此外，"秋乏"与体液偏酸有关，多吃碱性食物能中和肌肉疲倦时产生的酸性物质，如西红柿、茄子、马铃薯、葡萄和梨等。有助于消除疲劳。

现推荐处暑节气的养生食谱：

（1）芝麻菠菜

［配料］鲜菠菜500克，熟芝麻15克，盐、香油、味精各适量。

［做法］菠菜去根洗净，在开水锅中滚烫一下，捞出浸入凉水中，凉后捞出淋干水分，切成段，放入盘内，分别加入盐、味精、香油，搅拌均匀，再将芝麻撒在菠菜上即可。

［功效］补肝益肾，开胸润燥。

（2）青椒拌豆腐

［配料］豆腐500克，青椒3个，香菜10克，麻油、盐、味精各适量。

［做法］豆腐用开水烫透，捞出晾凉，切成1厘米见方小丁。青椒用开水焯一下，切碎，香菜切末。将豆腐、青椒、香菜及麻油、盐、味精等搅拌均匀，盛入盘内即可。

［功效］益气宽中，生津润燥，清热解毒。对胃口不开，食欲缺乏者尤其适合。

（3）百合莲子汤

［配料］干百合100克，干莲子75克，冰糖75克。

［做法］百合浸水一夜后，冲洗干净。莲子浸泡4小时，冲洗干净。将百合、莲子置入清水锅内，武火煮沸后，加入冰糖，改文火续煮40分钟即可食用。

［功效］安神养心，健脾和胃。

（4）百合脯

［配料］生百合60克，蜂蜜2汤勺。

［做法］将百合清水洗净放入碗内，浇上蜂蜜，放入蒸锅内蒸30分钟出锅，或烘干或风干即可。分七次睡前服用。

［功效］清心安神。适于睡眠不宁，惊悸易醒者。

4.15 白露——当养阴

每年9月8日前后为白露节气，从这一天起，气温渐凉，清晨草木上可见一滴一滴凝集的露水。白露是华北地区秋季到来的主要标志。俗话说，“白露秋分夜，一夜冷一夜”。由于天气转凉，空气中的水汽每到夜晚常在树木花草上凝结成白色的露珠，鸟类也开始做过冬准备。但是在南方，有些地区仍是花香四溢，曾有“白露时分桂飘香”的说法。

白露节气是秋凉真正的开始，气温逐渐下降，民间有“白露身不露，寒露脚不露”的说法，意思是说这个时节不要经常赤膊露身，以防凉气侵入体内。此外胃部的保暖也尤为重要，尤其是那些身体比较瘦平时脾胃不好的人，因为天气转凉后，容易导致胃部抽搐，轻者导致胃痛和消化不良，重则可能产生呕吐和腹泻等情况。

在饮食调养方面，要避免饮食刺激导致鼻腔疾病、哮喘病和支气管病的发生，特别对于因体质过敏而引发上述疾病的患者在饮食调节上更要慎重。凡是因过敏引发的支气管哮喘的患者，平时应少吃或不吃鱼虾海鲜、生冷炙烩腌菜、辛辣酸咸甘肥的食物，最常见的有带鱼、螃蟹、虾类，韭菜花、黄花、胡椒等，宜以清淡、易消化且富含维生素的食物。要少吃生、凉食物，多吃熟食和暖食，尤其不要早上起来就吃水果和喝凉水，以免肠胃受到过度刺激，引发腹泻。

此外，适当地多食用一些富含维生素的食品，也可选用一些宣肺化痰、滋阴益气的中药，如人参、沙参、西洋参、百合、杏仁、川贝等，以缓解秋燥效。

现推荐白露节气的养生食疗方如下：

（1）莲子百合煲

［配方］莲子、百合各30克，精瘦肉200克，精盐、味精适量。

［做法］莲子、百合清水浸泡30分钟，精瘦肉洗净，置于凉水锅中烧开（用水焯一下）捞出。锅内重新放入清水，将莲子、百合、精瘦肉一同入锅，加水煲熟（可适当放些精盐、味精调味）。

［功效］清润肺燥，止咳消炎。适用于慢性支气管炎患者。

（2）柚子鸡

［配料］柚子（越冬最佳）1个，公鸡1只，精盐适量。

［做法］公鸡去毛、内脏洗净，柚子去皮留肉。将柚子放入鸡腹内，再放入气锅中，上锅蒸熟，出锅时加入精盐调味即可。

［功效］补肺益气，化痰止咳。

（3）银杏鸡丁

［配料］银杏（白果）100克，无骨嫩鸡肉250克，蛋清2个，高汤、白砂糖、料酒、淀粉、味精、麻香油、食盐、油、葱各适量。

［做法］白果去壳，在油锅内煸炒至六成熟，捞出剥去薄衣待用。鸡肉切成1厘米见方的小丁，放在碗内加入蛋清、食盐、淀粉搅拌均匀。炒锅烧热放油（量要多些），待油烧至六成熟时，将鸡丁下锅用勺划散，放入白果继续翻炒，至

熟后连油一同倒入漏勺内沥去油。再在锅内倒入少量油，将葱段煸炒，随即烹入料酒、膏汤、食盐、味精，把加工过的白果鸡丁倒入锅内翻炒，用湿淀粉勾薄芡，出锅前淋入麻油，搅拌均匀起锅装盘即成。

［功效］补气养血，平喘止带。本方可作为老年性慢性气管炎、肺心病、肺气肿及妇女带下证患者之膳食。

4.16　秋分——防燥凉

每年9月23日前后为秋分节气。按旧历说，秋分刚好是秋季九十天的中分点。正如春分一样，阳光几乎直射赤道，昼夜时间的长短再次相等，可以说秋分是一个相当特殊的日子。确切地说，北半球的秋天是从秋分开始的。这时，我国大部分地区已经进入凉爽的秋季，昼夜温差增大，原来弥散在空气中的水蒸气也慢慢凝结成露水降下，空气中的湿度明显减少。再加上秋分在横扫落叶时也会带走空气中的水分，加速了湿度下降。所以秋分之后，人们会觉得空气很干爽。不过，如果秋爽太过就会出现新的问题——秋燥。

秋燥有“凉燥”和“温燥”之分。“凉燥”是感受秋凉燥气而发病，多发生在秋分之后，表现为头痛身热、恶寒无汗、鼻鸣鼻塞、唇燥口干、干咳、胸闷气逆，舌苔薄白而干等症状。可用白萝卜来对付燥邪，因为白萝卜性温、微辣，具有行气功效，而且多汁，可以很好地滋润身体里的燥；“温燥”是感受秋季亢旱燥气而发病，多发生在秋分之前，表现为头痛身热，干咳无痰或咳痰多稀而黏，咽喉干痛，鼻干唇燥，心烦口渴，舌苔白薄而燥，舌边尖红等症状。可用梨预防燥邪对肺的伤害，把梨洗净去核切片，加水煮沸30分钟，然后加少许冰糖煮成梨汤喝，口味酸甜又可除秋燥。

现推荐秋分节气的养生食谱如下：

（1）油酱毛蟹

［配料］河蟹500克（海蟹亦可），姜、葱、醋、酱油、白糖、干面粉、味精、料酒、淀粉、食油各适量。

［做法］将蟹清洗干净，斩去尖爪，蟹肚朝上齐正中斩成两半，挖去蟹鳃，

蟹肚被斩剖处摸上干面粉。将锅烧热，放油滑锅烧至五成熟，将蟹（摸面粉的一面朝下）入锅煎炸，待蟹呈黄色后，翻身再炸，使蟹四面受热均匀，至蟹壳发红时，加入葱姜末、料酒、醋、酱油、白糖、清水、烧 8 分钟左右至蟹肉全部熟透后，收浓汤汁，入味精，再用水淀粉勾芡，淋上少量食油出锅即可。

［功效］益阴补髓，清热散瘀。

（2）海米炝竹笋

［配料］竹笋 400 克，海米 25 克，料酒、盐、味精、高汤、植物油各适量。

［做法］竹笋洗净，用刀背拍松，切成 4 厘米长段，再切成一字条，放入沸水锅中焯去涩味，捞出过凉水。将油入锅烧至四成热，投入竹笋稍炸，捞出淋干油。锅内留少量底油，把竹笋、高汤、盐略烧，入味后出锅；再将炒锅放油，烧至五成热，下海米烹入料酒，高汤少许，加味精，将竹笋倒入锅中翻炒均匀装盘即可。

［功效］清热消痰，祛风托毒。

（3）酸梅汤

［配料］乌梅 120 克，代代花 30 克，桂花 10 克。

［做法］先煮开 2 升的水，将洗净后的乌梅放入沸腾的水中，开锅后转为微火煮 1 小时，当水熬得只剩下 1 升时，捞出乌梅，放入代代花和桂花，继续煮 3 ~5 分钟，闻到香气时加入适量的冰糖既可。

［功效］防秋燥，止渴生津。

4.17 寒露——防寒凉

每年的 10 月 8 日左右为寒露节气。寒露之后，气候由热转寒，万物随寒气的增长而逐渐萧落，这是热与冷交替的季节。阴阳之气开始转变，阳气渐退，阴气渐生，我们人体的生理活动也要适应自然界的变化，以确保体内的生理（阴阳）平衡。

寒露之时，天气逐渐变冷，要注意寒冷气候对气血运行的影响。天气寒冷时，人的气血运行变慢，容易形成血栓，因此要注意防寒凉，顺应节气阴阳交替规律，早睡早起，确保健康。

饮食调养方面应多食用芝麻、糯米、粳米、蜂蜜、乳制品等柔润食物，同时增加鸡、鸭、牛肉、猪肝、鱼、虾、大枣、山药等以增强体质；少食辛辣之品，如辣椒、生姜、葱、蒜类，因过食辛辣宜伤人体阴精。

现推荐寒露节气的养生药膳粥如下：

百枣莲子银杏粥

［配料］百合 30 克、大枣 20 枚、莲子 20 克、银杏 15 粒、粳米 100 克、冰糖适量。

［做法］莲子先煮片刻，再放入百合、大枣、银杏、粳米煮沸后，改用小火至粥稠时加入冰糖稍炖即成。

［功效］养阴润肺，健脾和胃。

4. 18　霜降——宜进补

每年 10 月 23 日前后为霜降节气，此时天气渐冷、开始降霜。每当霜降时，我国南方地区就进入了秋收秋种的大忙季节，而黄河流域一般多出现初霜。

霜降之时乃深秋之季，在五行中属金，五时（春、夏、长夏、秋、冬）中为秋，在人体五脏（肝、心、脾、肺、肾）中属肺，根据中医养生学的观点，在四季五补（春要升补、夏要清补、长夏要淡补、秋要平补、冬要温补）的相互关系上，则应以平补为原则，在饮食进补中当以食物的性味、归经加以区别。

秋季是易犯咳嗽的季节，也是慢性支气管炎、哮喘等病容易复发或加重的时期，因此要注意养肺防喘。

现推荐霜降节气的养生食如下：

（1）梨

［性味归经］性凉，味甘微酸，入肺、胃经。

［功效］生津，润燥，清热，化痰。

（2）苹果

［性味归经］性凉，味甘。

［功效］生津，润肺，消食，止渴。

（3）橄榄

［性味归经］性平，味酸甘。

［功效］清肺，利咽，生渴，解毒。

（4）白果

［性味归经］性平，味甘涩苦。入肺肾经。

［功效］敛肺气，定喘咳，缩小便，止带浊。

（5）洋葱

［性味归经］性温，味辛。入肺经。

［功效］清热化痰，降脂，降糖。

作为利尿剂和祛痰剂，洋葱在民间广泛应用，同时在西餐中还是不可缺少的高级调味底料。近年医学研究还发现，洋葱内含有降血糖的物质——甲苯磺丁脲，常食对糖尿病患者颇有益处。

（6）芥菜

［性味归经］性温，味辛。入肺、大肠经。

［功效］宣肺豁痰，温胃散寒。对于急慢性气管炎寒痰内盛，咳嗽白黏痰，胸膈瞒闷者宜食之。

4.19 立冬——养阳补肾精

立冬，作为冬季的第一个节气，于每年的11月8日前后到来。中医学认为，这一节气的到来是阳气潜藏，阴气盛极，草木凋零，蛰虫伏藏，万物活动趋向休止，以冬眠状态，养精蓄锐，为来年春天的生机勃发作准备。

人类虽没有冬眠之说，但民间却有立冬补冬的习俗。每逢这天，南北方人们都以不同的方式进补山珍野味，认为只有这样，到了寒冷的冬天，才能抵御严寒的侵袭。那么在实际生活中，立冬日我们到底该如何调养呢？

精神调养方面要控制情志活动，保持精神情绪的安宁，含而不露，避免烦扰，使体内阳气的得以潜藏。

起居调养方面要“无扰乎阳，早卧晚起，必待日光”，也就是说在寒冷的冬季，不要因扰动阳气而破坏人体阴阳转换的生理机能。因此，要早睡晚起，日出而作，保证充足的睡眠，有利于阳气潜藏，阴精蓄积。在着装方面要保暖即可，不过于单薄也不过于臃厚。

饮食调养方面要遵循“秋冬养阴”“虚者补之，寒者温之”的古训，随四时气候的变化而调节饮食。元代忽思慧所著《饮膳正要》曰：“……冬气寒，宜食黍以热性治其寒。”也就是说，少食生冷，有的放矢地食用一些滋阴潜阳，热量较高的膳食为宜，如牛肉、羊肉、乌鸡、鲫鱼、豆浆、牛奶等，同时也要多吃新鲜蔬菜以避免维生素的缺乏。此外，饮食调养须要注意的是，我国幅员辽阔，地理环境各异，人们的生活方式不同，同属冬令，西北地区与东南沿海的气候条件迥然有别；冬季的西北地区天气寒冷，进补宜大温大热之品，如牛肉、羊肉、狗肉等；而长江以南地区虽已入冬，但气温较西北地区要温和得多，进补应以清补甘温之味，如鸡、鸭、鱼类；地处高原山区，雨量较少且气候偏燥的地带，则应以甘润生津之品的果蔬、冰糖为宜。除此之外，还要因人而异，因为食有谷肉果菜之分，人有男女老幼之别，体（体质）有虚实寒热之分，本着人体生长规律，中医养生原则，少年重在养，中年重在调，老年重在保，耋耄之年重在延，故“冬令进补”应根据实际情况有针对性地选择清补、温补、小补、大补，万不可盲目“进补”。

现推荐立冬节气的食疗方如下：

（1）黑芝麻粥

［配料］黑芝麻 25 克、粳米 50 克。

［做法］黑芝麻炒熟研末备用，粳米洗净与黑芝麻入锅同煮，旺火煮沸后，改用文火煮至成粥。

［功效］补益肝肾，滋养五脏。更适于中老年体质虚弱者选用。

（2）虫草蒸老鸭

［配料］冬虫夏草 5 枚、老雄鸭 1 只、料酒、生姜、葱白、食盐各适量。

［做法］老鸭去毛、内脏，冲洗干净，放入水锅中煮开至水中起沫捞出，将鸭头顺颈劈开，放入冬虫夏草，用线扎好，放入大钵中，加料酒、生姜、葱白、

食盐、清水适量，再将大钵放入锅中，隔水蒸约2小时鸭熟即可。

［功效］补虚益精，滋阴助阳。本方以虫草为主，助肾阳，益精血；以老鸭为辅，滋阴补虚。方中一偏于补阳，一偏于补阴，两者合用，补虚益精，滋阴助阳。

注：外感未清者不宜食用。

（3）番茄砂糖藕

［配料］西红柿2个、藕1节、砂糖适量。

［做法］西红柿去皮，开水煮藕（3～5分钟），两者一并放入盘中，撒上砂糖即可。

［功效］健脾开胃，生精止渴。

4.20 小雪——防抑郁症

每年11月23日前后为小雪节气。此时的保养应以抗寒为中心，重在补肾，以闭藏为主导，以温补为基本法则。

俗话说“民以食为天”，小雪之后，饮食上可适当食用羊肉、狗肉之类的滋肾壮阳的食物。对于肾阴精亏少、阴阳渐衰的中老年人，还可配食乌龟、甲鱼等护阴之品，以求阴阳平衡。另外，核桃、板栗、松子等干果也具有养肾补肾功效，可适当食用。黑色食品入肾，保护肾脏要多吃黑色食物，如黑米、黑豆、黑芝麻、黑木耳、黑枣、紫菜等，少吃刺激性食品及甜食。

小雪节气的前后，天气时常是阴冷晦暗的，此时人们的心情也会受其影响，特别是那些患有抑郁症的朋友更容易病情加重，所以在这个节气里，对患有抑郁证的患者要加倍看护和调养。帮助他们调整心态，保持乐观，节制过喜过怒。

4.21 大雪——温补避寒

大雪节气常在12月7日前后到来。俗话说“今年冬令进补，明年三春打虎”，这是在强调冬季进补对健康的益处。而传统中医也认为冬季进补有助于体内阳气的发生，能为下一年的身体健康打下基础。整个冬天都应该提倡进补，大雪更是“进补”的大好时节。但是，进补也要讲原则，如果胡乱进补，不但不能强身健体，还会损害健康。在大雪天我们应当注意以下几点：

（1）不要随意滋补。一个人如果对寒冷有良好的适应能力，在冬季无需刻意进补，过多进补不但对健康没有益处，反而会产生一系列副作用。如服用过多的人参，会出现烦躁、激动、失眠等不良反应。

（2）平素肠胃虚弱的人，在进补时要特别注意。药物入胃全靠胃肠消化吸收，只有胃肠功能正常，才能发挥补药真正的作用。对于这类患者，可先服用党参、白术、茯苓、陈皮等调理胃肠的药物，使胃肠功能正常，这样机体才能更好地消化吸收。

（3）在感冒或者患有其他急性病期间，应停服补品，否则补品的滋腻会是病症迁延难愈。

（4）在滋补的同时，坚持适当的体育运动，以促进新陈代谢，加快全身血液循环，增强胃肠对滋补品的消化吸收。

因此，在进行调养时应采取动静结合、劳逸结合、补泻结合、形神共养的方法，力求延年益寿。

现推荐大雪节气的食疗方如下：

（1）枸杞肉丝

［配料］枸杞子 20 克，瘦猪肉 100 克，青笋 20 克，油、盐、砂糖、味精、料酒、麻油、干淀粉、酱油适量。

［做法］枸杞子洗净待用。瘦肉、青笋洗净切丝，拌入少量淀粉。炒锅烧热用油滑锅，再加入适量的油，将肉丝、笋丝同时下锅翻炒，烹入料酒，加入砂糖、酱油、食盐、味精搅匀，放入枸杞子翻炒致熟，淋上麻油即可起锅。

［功效］滋阴补血，滋肝补肾。这是药食合用，阴血双补，明目健身的药膳方。对于体虚乏力、贫血、神经衰弱、性功能低下、糖尿病患者均有强身益寿之效。

（2）火腿烧海参

［配料］水发海参 200 克、火腿 50 克，素油、料酒、湿淀粉、白糖、生姜、

葱、酱油、食盐各适量。

［做法］海参洗净，切成条块，放入滚水中略烫后捞出备用。火腿切片备用。炒锅烧热放油之后，入葱姜略炒，再放入海参、火腿翻炒至六、七成熟，倒入料酒、酱油、白糖、清水，小火煨烤，烧至汤汁浓稠时，湿淀粉勾芡即完成。

［功效］补血益精，养血充髓。最适宜精血亏虚，产后虚羸，阳痿遗精，虚弱劳怯，久病体虚，衰老瘦弱者。

（3）木耳冬瓜三鲜汤

［配料］冬瓜 150 克，水发木耳 150 克，海米 15 克，鸡蛋 1 个，食盐、水淀粉、味精、麻油适量。

［做法］冬瓜去皮洗净切片。木耳、海米洗净备用。鸡蛋打匀摊成蛋皮切宽片备用。

锅内加鲜汤上火烧开，下海米、木耳煮沸 5 分钟，再将冬瓜放入，开锅后撒入食盐、淀粉，起锅前倒入蛋皮，淋上麻油几滴。

［功效］生津除烦，清胃涤肠，滋补强身。

4.22 冬至——养护阳气

冬至是个非常重要的节气，也是一个很重要的节日。冬至的日期是在每年的 12 月 22 日或 23 日，这一天的白天是一年中最短的一天，太阳几乎直射在南回归线上。过了冬至后，随着太阳直射的北移，白天的时间渐渐长起来。从阴阳学上来说，冬至的到来是阴气盛极而衰，阳气开始萌芽的时候，因此，要注意从这个时节开始养护阳气，尤其对于年龄过半的中老年人。

民间有“寒冬至，狗肉肥”“吃了狗肉暖烘烘，不用棉被可过冬”“喝了狗肉汤，冬天能把棉被当”等俗语。狗肉味道醇厚，芳香四溢，与羊肉一起，被称为冬至进补的佳品。但值得注意的是，狗肉性温热，多食易生热助火，因此，凡发热病、阴虚火旺症、湿疹、疮疡等患者忌食；狗肉中含嘌呤类物质，痛风患者忌食，孕妇忌食。

狗肉与其他食物在一起应该注意：狗肉与鲤鱼相克，不宜共食，更不宜同煮；狗肉不能与大蒜同食，否则易助火邪损伤人体，火热阳盛体质的人要忌食；吃完狗肉后千万不宜饮茶。

现推荐以下冬至节气的养生食疗方如下：

（1）羊肉炖白萝卜

［配料］白萝卜500克，羊肉250克，姜、料酒、食盐适量。

［做法］白萝卜、羊肉洗净切块备用，锅内放入适量清水将羊肉入锅，开锅后五六分钟捞出羊肉，水倒掉，重新换水烧开后放入羊肉、姜、料酒、盐，炖至六成熟，将白萝卜入锅至熟。

［功效］益气补虚，温中暖下。对腰膝酸软，困倦乏力，肾虚阳痿，脾胃虚寒者更为适宜。

［禁忌］吃萝卜时不能和人参、西洋参、何首乌同服。羊肉禁与南瓜同食。

（2）炒双菇

［配料］水发香菇、鲜蘑菇等量，植物油、酱油、白糖、水淀粉、味精、盐、料酒、姜末、鲜汤、麻油适量。

［做法］香菇、鲜蘑洗净切片，炒锅烧热入油，下双菇煸炒后，放姜、酱油、糖、料酒继续煸炒，使之入味，加入鲜汤烧滚后，放味精、盐，用水淀粉勾芡，淋上麻油，装盘即可。

［功效］补益肠胃，化痰散寒。还可增强机体免疫功能，对高血脂患者更为适宜。

4.23 小寒——进补当适宜

每年的1月5日前后是小寒节气。民间有句谚语，“小寒大寒，冷成冰团”。小寒表示寒冷的程度，从字面上理解，大寒冷于小寒，但在气象记录中，小寒却比大寒冷，可以说是全年二十四节气中最冷的节气。常有“冷在三九”的说法，而这“三九天”又恰在小寒节气内。随着冬季的越来越深入，各种药膳火锅成了全国百姓消寒壮热的美味佳肴。正因如此，很多人忽略了合理进补的问题，特别是青年人，自恃体强而暴饮暴食，饥饱寒热无度，最终引来无穷后患。

一般来说，青年人机体代谢旺盛，所需蛋白质和热量较老年人多，而热量主要来源于碳水化合物、脂肪。碳水化合物主要来源于粮食之中，因此，青年人应保证足够的饭量，注意粗细粮的比例搭配，并摄入适量的脂肪，在选用药膳进补时应当考虑这一因素。但年轻人有年轻人的特点，往往有些人因过食肥甘厚味、辛辣之品而招来不速之客——“青春痘”，学名痤疮，它给年轻人带来无尽的烦恼。为避免痛苦发生，首先要注意个人卫生，温水洗脸常洗澡，少吃油腻辛辣寒凉食品，多吃水果蔬菜，避免便秘发生，禁止用手挤捏，否则痤疮消退疤痕依在。

现推荐以下小寒节气的食疗方如下：

（1）山药羊肉汤

［配料］羊肉 500 克，山药 150 克，姜、葱、胡椒、料酒、食盐适量。

［做法］羊肉洗净切块，入沸水锅内，焯去血水；姜葱洗净用刀拍破备用；山药清水浸透与羊肉一起置于锅中，放入适量清水，将其他配料一同投入锅中，大火煮沸后改用文火炖至熟烂即可食之。

［功效］补脾胃，益肺肾。

（2）强肾狗肉汤

［配料］狗肉 500 克，菟丝子 7 克，附子片 3 克，葱、姜、盐、味精适量。

［做法］狗肉洗净切块，置入锅内焯透，捞出待用，姜切片，葱切段备用。锅置火上狗肉、姜入内煸炒，烹入绍酒炝锅，然后一起倒入沙锅内，同时菟丝子、附子片用纱布包好放入沙锅内，加清汤、盐、味精、葱大火煮沸，改用文火炖 2 小时左右，待狗肉熟烂，挑出纱布包，即可食用。

［功效］暖脾胃，温肾阳。

［禁忌］狗肉忌与绿豆，杏仁，菱角同食。

（3）丝瓜西红柿粥

［配料］丝瓜 500 克，西红柿 3 个，粳米 100 克，葱姜末、盐、味精适量。

［做法］丝瓜洗净去皮，切小片西红柿洗净切小块备用。粳米洗净放入锅内，倒入适量清水置火上煮沸，改文火煮至八成熟，放入丝瓜、葱姜末、盐煮至粥熟，放西红柿、味精稍炖即成。

［功效］清热，化痰止咳，生津除烦（患有痤疮的人可长期食用）。

4.24 大寒——顺时保养

大寒是一年中的最后一个节气，每年在1月20日前后到来。按我国的风俗，特别是在农村，每到“大寒”人们便开始忙着除旧布新，腌制年肴，准备年货。随着大寒的到来，冬季农闲接近尾声，在准备腌鱼、腊肉之时，已经可以隐隐感受到大地回春的景致，此刻人们的身、心状态也应随着节气的变化而加以调整。精神调养方面保持舒畅心情。所谓“暖身先暖心，心暖则身温”。意思是说心神旺盛，气机通畅，血脉顺和，全身四肢百骸才能温暖，方可抵御严冬酷寒的侵袭。因此在大寒时节，应当安心养性，怡神敛气，保持心情舒畅，心境平和，使体内气血和畅，不扰乱闭藏的阳气。尤其是老人，因大寒前后适逢春节，儿孙满堂，此时精神调养应注意避免过喜或伤心，减少心脑疾病的发生。起居调养方面宜早睡晚起。大寒是冬季的最后一个节气，在起居方面仍要顺应冬季闭藏的特性，做到早睡晚起，早睡是为了养阳气，晚起是为了养阴气。此外，注意手脚的保暖，尤其是睡前要洗脚。“寒从脚起，冷从腿来”说的就是人的脚腿一冷，全身皆冷。入睡前以热水泡脚，能使血管舒张，血流加快，改善脚部的皮肤和组织营养，改善睡眠质量，对于预防冻脚和防病保健都有益处。运动调养方面要加强运动锻炼。俗话说“冬天动一动，少闹一场病；冬天懒一懒，多喝药一碗”。冬季活动和锻炼对养生有重要意义。大寒时节运动可进行慢跑、太极拳、八段锦、打篮球等体育锻炼，但应注意运动强度，不宜过度激烈，避免扰动阳气，同时室外活动不可起得太早，等日出后为宜。饮食调养方面要固护脾肾，调养肝血，保阴潜阳。饮食宜减咸增苦以养心气，使肾气坚固，宜热食，切忌黏硬、生冷食物，防止损害脾胃阳气，但燥热之物不可过食。由于大寒适逢春节，一般家庭都会准备丰富的过年应节食物，此时要注意避免饥饱失调，同时可以多吃具有健脾消滞功效的食物，如山药、山楂、柚子等，也可多喝如小米粥、健脾祛湿粥等进行调理。

二十四节气养生依据“人法地，地法天，天法道，道法自然”这个法则，它不仅是指导农民耕种的重要规律，也是指导人们养生，保健的法宝。根据中医理论，人与自然界是统一的整体，人的生命活动也必然与二十四节气紧密相连。一年四季的变化随时影响着人体，二十四节气的变化不一，也必定会引起人的生理和心理不同的变化，人体机能不断地发生更替。我们的祖先从劳动中获得无穷的智慧，根据其对大自然的体会，依从二十四节气的形成和变化规律，总结出了二十四节气养生。了解二十四节气养生方法，对于指导养生保健具有重要意义。

5　十二时辰养生

在中医理论中，不仅四季的变换是一个完整的循环，有一套相应的养生理论，一天 24 小时也是如此。由于古人将一天划分为十二个时辰，因此这套养生之法又被清代养生家尤乘称为“十二时辰无病法”，倡导养生应顺应天时，讲究天人合一。中医认为，人体内的经气就像潮水一样，会随着时间的流动，在各经脉间流注运行，并且不同时辰都会有不同的经脉“值班”，当气血运行到不同的经络时，便会对人的生理、病理起到了直接和间接的影响，例如很多病都是早晨轻、夜晚重，这些情况和现代科学提出的生物钟效应非常相似，因此，如果我们能够顺应这种气血在各个经脉间运行的变化，在不同时辰采用不同的养生方法，就可以达到祛病健身的养生效果。

十二时辰养生对照表

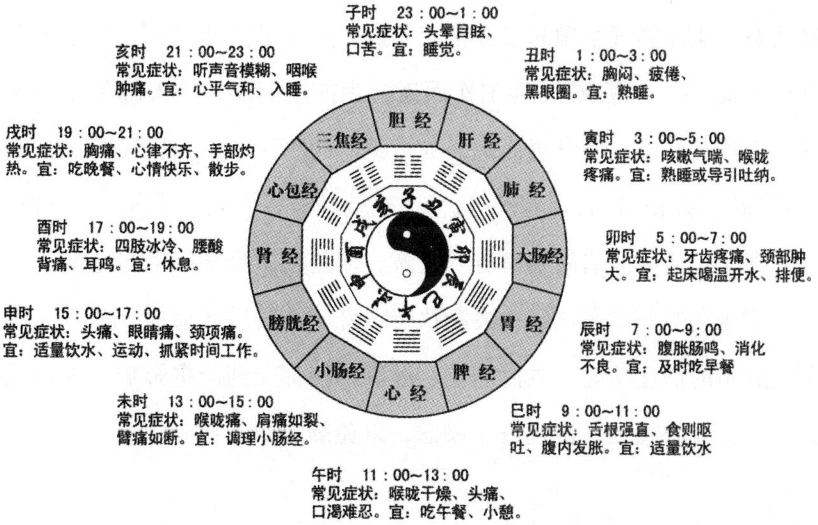

5.1 子时：胆经当令，安心睡眠助养阳气

子时是指夜里 11 时到次日凌晨 1 时，胆经当令。“当令”即为“当班”之意。

熬夜的人都知道，即使晚上八、九时很困，但一过 11 时就清醒了，还有的人喜欢在这个时候吃点东西。这是因为夜里 11 时至 1 时，是体内阳气开始生发的时候，如果还没有睡觉，身体就会变得活跃起来，需要消耗能量，因此就会感到饥饿，想吃点夜宵。其实这是非常不好的习惯，最易伤胆。

子时是一天最黑暗的时候，也是人体阴气最盛的时候，过了子时阴气开始转衰，阳气开始生发，此时为阴阳大会，水火交泰之际，称为“合阴”。阳主动，阴主静，此时最需要安静。初生的阳气是维持人体第二天生命活动不断进行并欣欣向荣不可缺少的力量，只有把这一段时间的阳气养好了，第二天才会有精神，做事都顺当。因此，夜里 11 时到 1 时一定要保证睡眠，否则“一春损，百度损”。

子时是胆经开令之时，此胆并非只是强调人体内的胆腑，《黄帝内经》上说，“凡十一脏皆取决于胆也”。凡五脏六腑皆以气机通顺为要，肝胆气机通顺可为五脏六腑之气机条达提供有力支持，五脏六腑功能才可正常运行。所以在这个时候处于睡眠状态，能让胆气生发起来并把它养好。胆又是决断之官。为了生存，我们每天都会有很多的“谋虑”，为工作而谋，为前途而谋，为人际关系而谋，为生意而虑，为孩子而虑，为健康而虑，为情感的纠葛而虑。如果我们谋虑的事情能够被“决断”，并得以顺利地贯彻执行，也就是心想事成，那自然会气血通畅、肝胆条达。现实生活中的诸般事情难尽人意，多是壮志难酬、事与愿违，我们会有很多谋虑积压在肝而没有让胆去决断执行，肝胆的通道便造成了阻塞。由于情志被压抑，肝胆的消化功能、供血功能、解毒功能都受到严重影响，人体就会百病丛生，因此要安心睡觉，避免过多谋虑，以免影响胆的功能。

5.2 丑时：肝经当令，睡眠充足助养肝血

丑时是指凌晨1时到3时，肝经当令。这个时候一定要有好的睡眠，否则肝脏就养不起来。

这个时候是肝脏新陈代谢和排毒的最佳时段。人的思维和行动要靠肝血的支持，新鲜血液的产生和体内的代谢通常都是在肝经最旺的丑时完成。如果习惯性熬夜，到需要休息的时候还在忘我地工作或者娱乐应酬着，会加重肝脏新陈代谢和疏泄毒素的功能，影响养肝血。《黄帝内经》中讲"卧则血归于肝"，因此，要养好肝血，排除体内毒素，1时到3时必须要睡好。否则面色青灰，情志怠慢而躁，易生肝病，脸色晦暗长斑。

5.3 寅时：肺经当令，需要深度睡眠

寅时是指凌晨3时到5时，肺经当令。中医的经脉从肺经开始，现在所谓的正月也是从寅时开始的，这告诉我们一年真正的开始是寅时。人体的气机都讲顺其自然，寅时是阳气的开端，也恰恰是人体由静转动的开端，它是通过深度睡眠来完成的。

人睡得最熟的时候应该是3时到5时，这个时候恰恰是人体气血由静转动的时候。而老人为什么到这个时候容易早醒呢？实际上就是气血能量不足了。如果这个时候醒来小便的话，代表老年人比较虚；如果这个时候醒来大汗淋漓的话，就要高度重视了，可能是气血不足，易导致心脏病。这也是为什么凌晨三、四时是心脏病患者容易突发疾病死亡的原因。因此，特别提醒对于心脏不太好的老人不提倡早锻炼，有心脏病的人一定要晚点起床，而且要慢慢地起，也不主张早上锻炼。

5.4 卯时：大肠经当令，养成排便习惯

卯时是指早晨5时到7时，大肠经当令。大肠的主要功能是排便，这个时候大肠应该正常地排便，所以要养成早上排便的习惯，把垃圾毒素排出来，否则毒素积累到一定程度，不但会让我们的皮肤长痘痘、色斑，还会增加患直肠癌的概率。

当排便不畅时，应该憋一口气，而不是攥拳。中医认为肺与大肠相表里，肺气足了才有大便。所谓表里，就是一阴一阳的组合，肺属阴主内，大肠属阳主外。肺主气，排便不畅时，憋一口气，大便就会下来。中医问诊时都会问二便（大、小便），这个千万要注意。在中医里，问大便就是要知道你的肺功能如何。肺功能好的话，大肠排便功能就好。

如果便秘则要多吃一些富含粗纤维食物或者配合经络按摩大肠经，对排便和大肠的养护有很好的功效。

5.5 辰时：胃经当令，吃好早饭丰富营养

辰时是指早晨7时到9时，胃经当令。胃经是人体正面很长的一条经脉，胃疼是胃经的问题，膝盖疼，脚面疼也都属于胃经病，这些地方都是胃经循行路线。现在很多人长青春痘，从胃经治疗会收到理想的效果。通常长青春痘的年轻人喜欢吃冷饮、油腻辛辣之品，损伤的就是胃气。

胃是人体最大的消化器官，有储存、转运、消化食物的功能。日常饮食不规律、工作压力大等原因，使我们的胃变得越来越脆弱。

这个时候是天地阳气最旺的时候，所以说吃早饭是最容易消化的时候。早饭吃多了是不会发胖的。因为有脾经和胃经在运化，所以早餐是必须要吃的，而且一定要吃得丰富、有营养。最好吃一些清淡的养胃的食物，如花生、核桃、苹果、胡萝卜等，另外平时也可以泡红茶蜂蜜水喝，能够养胃。吃饭时要保持心情愉快，紧张、焦虑等不良情绪都会对胃造成刺激。饭后百步走，边走边以手摩

腹。老年人脾胃虚弱，轻微活动和按摩腹部可促进肠胃蠕动，增强消化。

5.6 巳时：脾经当令，助消化

巳时是指上午9时到11时，脾经当令。脾的主要功能是消化、吸收和传输营养物质到身体的各个器官，又统领人体血液运行。这个时候也是大脑最具活力的时候，是一天当中的第一黄金时间，是老人锻炼身体的最好时候，是上班人工作效率最高的时候，也是学生学习效率最高的时候。养好脾不仅能让我们有一个好身体，让皮肤变得红润有光泽，气色好、精神好，而且工作效率高。

脾主身之肌肉，重症肌无力的出现与脾气虚关系密切；而且很多思虑过度的人会特别消瘦，因为脾主思。古人讲心宽则体胖，胸怀宽阔的人就特别放松，所以不要思虑过度伤脾。此外，如果人体出现流口水、水肿等问题，也都属于脾病。

5.7 午时：心经当令，午睡一刻值千金

午时是指中午11时到13时，心经当令，是心境最旺，也是一个人一天中精力最充沛和旺盛的时候。心推动血液运行，养神、氧气、养筋，人在午时若能休息片刻，对于养心大有好处，可以使下午乃至晚上精力充沛。而且子时和午时是天地气机的转换点，人体也要注重这种天地之气的转换点。因此，午时应保持心情舒畅，适当休息或午睡一会儿，不要超过1小时，否则会产生夺觉现象，影响晚上的睡眠。午睡后适当做些活动，以利于疏通周身气血，增强身体脏器的功能，养神、养气、养筋。

此外，午餐可以吃一些补心的食物比如桂圆，补脾益心。

5.8 未时：小肠经当令，与心脏相通应

未时是指13时到15时，小肠经当令。小肠主吸收，它的功能是吸收被脾胃

腐熟后的食物精华，然后分配给各个脏器。因此午饭要吃好，营养价值要丰富一些。而且午餐应在13时吃完，这样才能在小肠功能旺盛的时候把营养物资充分吸收和分配。

要善待小肠经，使其保持通畅。如果小肠吸收不好的话，就会在人体内形成垃圾。有些女性长蝴蝶斑，就是典型的小肠病，因为吸收不好，垃圾没有代谢出去，慢慢堆积形成，也是西医所讲的内分泌问题。

心和小肠相表里。表就是阳，里就是阴。阳出了问题，阴也会出问题，反之同样。心脏病在最初很可能会表现在小肠经上。有的患者每天下午2时就会胸闷、心慌、脸红，可到医院又查不出心脏有什么问题。小肠属于阳，主外。若在此时外边敏感的地方出了问题——脸红，里边的心脏肯定也会出现问题——心火外散，是心脏有问题的预警。

5.9 申时：膀胱经当令，抓住学习的好时机

申时是指15时到17时，膀胱经当令。膀胱经是很重要的经脉，在中医里号称太阳，它从足后跟沿着后小腿、后脊柱正中间的两旁，一直上到脑部，是一条大的经脉。有些疼痛就是由于膀胱出了问题，比如，小腿疼那就是膀胱经的问题，而且是阳虚，是太阳经虚的表象。后脑疼也是膀胱经的问题，而且记忆力衰退也是和膀胱经有关的，主要是阳气上不来，气血不能上达脑补，会出现记忆力衰退的现象。如果这个时候特别犯困，就是阳虚的毛病。

《黄帝内经》中说，“膀胱者，州都之官，津液藏焉”。但千万不要仅把膀胱经理解为储尿器，此时还是工作学习的第二个黄金时间。膀胱经是一条通过脑部的经脉，在申时，气血容易上输于脑部，所以一般情况下，正常人在这个时间段的判断力应该非常好，非常适合学习，或读名人诗文，或练书法。

5.10 酉时：肾经当令，保养肾精至关重要

酉时是指17时到19时，肾经当令。肾主藏精。那什么是精呢？人的精，就

像家里的“钱”，什么都可以买，什么都可以变现。人体细胞组织哪里出现问题，“精”就会变成它或帮助它。精是人体中最具有创造力的一个原始力量。当你需要什么的时候，把精调出来就可以得到这个东西。比如你缺红细胞，精就会变现出红细胞。

从另外一个角度讲，元气藏于肾，元气是我们天生带来的。俗语说“人活一口气”，这个元气藏在哪里？其实它藏于肾。所以人到一定年龄阶段都讲究补肾，而身体自有一套系统，经脉要是不通畅的话，进补多少补品都没用，一定要根据自身实际来补。

这个时候是吃晚餐的时间，晚餐宜少，可餐后饮酒一小杯，通络活血，但不可至醉。也为一天中锻炼的最佳时机，可以加快肾脏排毒，比较适合的运动有慢跑、快走等。

5.11 戌时：心包经当令，养心包即是养心脏

戌时是指 19 时到 21 时，心包经当令。心包是心脏外膜组织，主要是保护心肌正常工作。此时是一天当中的第三个黄金段，也是人体一天中记忆力最好的时间，可以学习，也可以散步锻炼身体。用在学习上，效率会更高。

心是不受邪的，所以心包来受邪。很多人出现心脏的毛病都可以归纳为心包经的病。如果你心脏跳得特别厉害，那就是心包受邪了，先是心怦怦地跳，然后毛病就沿着心包经一直走下去。心包经又主喜乐，因此，人体在这个时候应该去有些娱乐。

戌时是血液循环旺盛的时间，这个时段可以拍打心包经或者手臂的肘窝处，因为这个部位反映了心脏的供血能力以及大脑的血液循环状况。除此之外还可以活动中指，因为中指对应着心包经，做弹中指的动作可以活动心包经。轻微活动后安眠，睡前什么都不想，自然入睡。睡时宜右侧，“睡如弓”。

5.12 亥时：三焦经当令，养三焦使百脉休养生息

亥时是指21时到23时，三焦经当令。古人将三焦分为三部分：上焦心肺；中焦脾胃、肝胆；下焦肾、膀胱、大小肠。现代中医主张三焦经当令时，身体应保持不愠不火之平衡。

三焦是六腑中最大的腑，具有主持诸气、疏通水道的作用。三焦一定要通畅，不通则生病。亥时三焦能通百脉，人如果在亥时睡眠，百脉可得到最好的休养生息。百岁老人有个共同特点，即在亥时睡觉。现代人如不想此时睡觉，可听音乐、看电视、练瑜伽，但最好不要超过亥时睡觉。所以在亥时，要放松身心，保持好的心情或配合睡前按摩，让身体和精神都得到放松，让生命和身体在休息中得以轮回。

十二时辰是我国古人根据一日间太阳出没的自然规律、天色的变化以及日常的生产活动、生活习惯而归纳总结、独创于世的计时方法，为了方便熟记，用十二地支为代号。古代医家根据十二时辰的时间规律，与人体脏腑功能活动、气血经脉运行相联系，总结出了一套养生保健方法。每日的十二个时辰，对应人体十二条经脉，只有在相应的时辰做相应的事，才能使身体保持充足的能量，处于良好的循环状态。

6 五脏养生

在中医理论中，人是一个以五脏为系统的整体，祖国医学将人体的一切生理机能都归纳到“肝、心、脾、肺、肾”这五大系统中。且五脏“肝、心、脾、肺、肾”根据其自身生理特点与哲学中的“木、火、土、金、水”五行相对应，而五行对应着“酸、甘、苦、辣、咸”五味、“绿、红、黄、白、黑”五色、“角、徵、宫、商、羽”五音、“春、夏、长夏、秋、冬”五时；五脏对应着“筋、脉、肉、皮、骨”五体、“怒、喜、忧、悲、恐”五志、“泪、汗、涎、涕、唾”五液，五行与五脏之间密切联系，相互影响。顺应自然五行生克规律，保持五脏生理功能正常，则机体少生疾病，健康长寿；若逆五行生克规律、五脏功能失调，则人体衰多病，容易短命夭折。了解五脏的生理特性和功能活动，把握五脏与五行、五味、五色、五体、五官、五音、五液等之间的联系，重视五脏养生保健，能够更好地把握健康。

6.1 从五行、五味、五色、五体、五官、五音、五液看五脏养生

6.1.1 五行与五脏

中国古代人民在长期的生产和生活实践中认识到木、火、土、金、水是构成万物必不可少的最基本物质，因此，有世间万物都是由木、火、土、金、水五种基本物质之间的运动变化生成之说。

五行以其特性说明了五脏的生理功能，与五脏相应。木具有生长、升发、舒畅、条达的特性，而肝脏在生理上喜条达、恶抑郁，有疏通气血，调畅情志的功

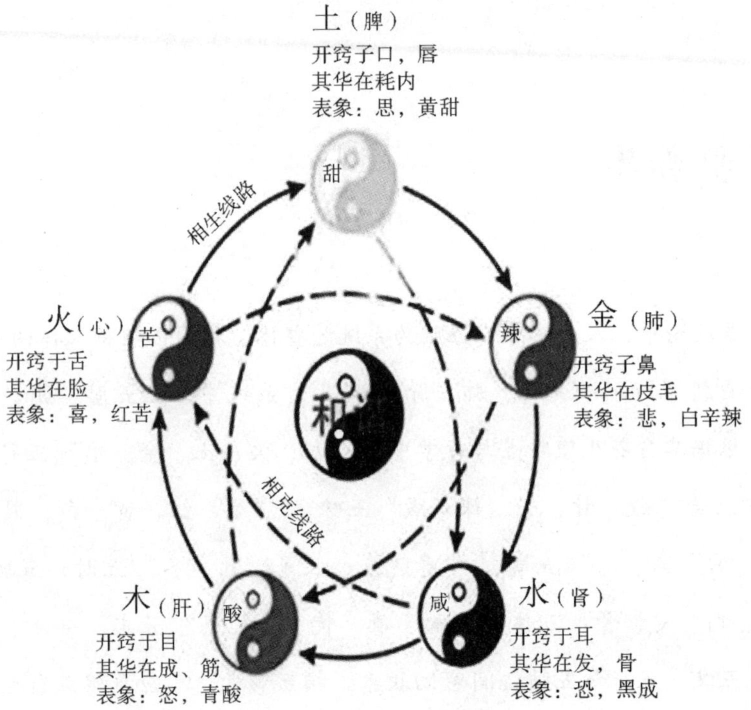

五行：	木	火	土	金	水
五味：	酸	苦	甘	辛	成
五色：	绿	红	黄	白	黑
五体：	筋	脉	肉	皮	骨
五官：	目	舌	口	鼻	耳
五音：	角	徵	宫	商	羽
五液：	泪	汗	涎	涕	唾

能；在病理上则像木，易于化火动风，故肝属木。火具有温热、向上、光明的特性，心在生理上具有温煦血脉，主血脉运行以保持体温恒定；在病理上心火易于炎上，故心属火。土具有生化万物的特性，脾在生理上具有运化水谷、化生精微以营养四肢百骸、五脏六腑，为气血生化之源，像“土居中央，灌溉四方”一样；在病理上，脾虚就会引起气血不足、营养不良，也像土虚不能滋养万物一样，故脾属土。金性清肃、收敛，肺在生理上以清肃下降为顺；在病理上，肺失肃降就会使气上逆、喘咳有声；肺气虚则气低息微，也好像金失肃降、不能鸣响那样，因此被形象地比喻为“金实不鸣，金破也不鸣”，故肺属金。水具有滋润、

下行、闭藏的特性，肾在生理上主藏精，主水液代谢；在病理上，肾精虚亏则水少不能滋润，从而虚火妄动，故肾主水。

中医学认为，人体是以五脏为核心构成的一个极为复杂的统一体，它以五脏为主，配合六腑，以经络作为网络，联系躯体组织器官，形成心、肝、脾、肺、肾五大系统。五行之间存在着既相互滋生又相互制约的关系，在不断的相生相克运动中维持着动态的平衡。所以五脏之间也相互滋生、相互制约，维持着机体正常运行。

木→ 火→土→金→水

肝→ 心→脾→肺→肾

木生火，即肝木济心火，肝具有藏血功能，心主人之血脉，肝藏血功能正常有助于心主血脉功能正常发挥。火生土，即心火温脾土，心具有主血脉、主神志功能，脾主运化饮食水谷、主生血统血，心主血脉功能正常则血能养脾，脾才能发挥主运化、生血、统血的功能。土生金，即脾土助肺金，脾能益气，化生气血，转输精微以充肺，促进肺主气的功能，使之宣肃正常。金生水，即肺金养肾水，肺主清肃，肾主藏精，肺气肃降有助于肾藏精、纳气、主水之功。水生木，即肾水滋肝木，肾藏精，肝藏血，肾精可化肝血，以助肝功能的正常发挥。这种五脏相互滋生的关系与用五行相生理论是相统一的。

用五行相克说明五脏间的相互制约关系，如心属火，肾属水，水克火，即肾水能制约心火，如肾水上济于心，可以防止心火之亢烈。肺属金，心属火，火克金，即心火能制约肺金，如心火之阳热，可抑制肺气清肃之太过。肝属木，肺属金，金克木，即肺金能制约肝木，如肺气清肃太过，可抑制肝阳的上亢。脾属土，肝属木，木克土，即肝木能制约脾土。如肝气条达，可疏泄脾气之壅滞。肾属水，脾属土，土克水，即脾土能制约肾水，如脾土的运化，能防止肾水的泛滥。这种五脏之间的相互制约关系与五行相克理论也是相成的。

中医治未病有句名语，即“见肝之病，知肝传脾，当先实脾”。根据五行相克理论，正常的“肝克脾（木克土）”是防止一方太过，维持机体平衡的重要环节，但肝木太过或脾土不及，这种平衡就会遭到破坏。肝木过于强盛，则克脾土太过，造成脾土的不足，因此肝脏有病，邪气太重，就会克脾气，并传入脾，在治疗肝病时要兼顾补脾土，防止脾脏受损。

6.1.2 五味与五脏

酸、甜、苦、辣、咸，这五种味道不仅满足了人们的味觉需求，也和健康息息相关。《黄帝内经》中记载，食物的酸味与肝相应，有增强肝脏的功能；苦味与心相应，可增强心的功能；甘味与脾相应，可增强脾的功能；辛味与肺相应，可增强肺的功能；咸味与肾相应，可增强肾的功能。

饮食宜讲究五味调和，这样才有利于健康；五味过偏，会引起疾病的发生，如酸味太过容易造成肝气太旺而克制脾胃功能（木克土）；苦味太过又很容易造成心火太旺而克制肺气（火克金）；甘味太过很容易造成脾胃过旺而克制肾气（土克水）；辛味太过容易造成肺气过盛而克制肝气（金克木）；咸味过多很容易造成肾气过盛而克制心气（水克火）。了解了五味与五脏的关系就能轻松通过饮食调养五脏。

（1）酸味入肝

春季是肝气升发的季节，多吃酸味的时令鲜果，可促进食欲，健脾开胃，增强肝脏功能。常吃不仅可以帮助消化，杀灭胃肠道内的饿病菌，还有防感冒、降血压、软化血管之功效。常见的酸味水果有木瓜、酸枣、梅子、柠檬、菠萝等，而且以酸味为主的酸梅、石榴、西红柿、山楂、橘子、橙子、柠檬、葡萄等均含有维生素 C，可防癌、抗衰老、防治动脉硬化。

需要注意的是，春季不可过食酸味，否则抑制阳气的生发；消化不良、大便溏稀、说话声音低微等脾虚症状的人，老吃酸会加重脾虚；患有胃溃疡、胃酸过多、胃肠道痉挛的人，也不宜吃，否则可能加重症状。

养生小妙招：青梅色青味酸，泡酒不仅味美，而且还有养肝作用，可以缓和酒对肝的伤害，嗜酒者不妨一用。

（2）苦味入心

夏天吃苦味的食物，不仅清心火还可以养心。现代科学研究证实，苦味食品多含有生物碱、氨基酸、苦味素、维生素及矿物质等人体需要的物质，具有抗菌消炎、解热祛暑、提神除烦、健胃等功用。进入夏季后，当发生味觉减退、消化不良、食欲缺乏等消化功能障碍时，吃点苦味食物可以刺激脾胃的消化能力，增进食欲，并逐渐恢复正常。另外，像咖啡、茶叶、啤酒等苦味食物，可让人提神醒脑，产生舒适轻松的感觉。苦味食品中在蔬菜和野菜中有莴苣叶、莴笋、生菜、芹菜、茴香、香菜、苦瓜、萝卜叶等；在干鲜果品中，有杏、荸荠、柚子、杏仁、黑枣、薄荷叶等。

需要注意的是，有肺脏疾病的人应忌食苦味。

养生小妙招：被称为夏季“三大瓜”的丝瓜、葫芦和瓠子，也是典型的苦味菜。这三种瓜性味苦甘，清凉微寒，瓜肉鲜嫩，做汤或炒肉均可，具有清热化痰、和胃、通利肠道的功效。

（3）甘味入脾

吃甘甜食物可补养气血、调和脾胃。在长夏，也就是每年阳历的 7 ~ 8 月，适合吃点甘味的食物。但需要注意的是，中医说的甘甜食物主要指一些天然甜的食物，如山药、南瓜、米饭、红薯等，细细咀嚼，会有“回甜”。加糖的甜食可以吃，但是要控制量，过多食用会引起血糖升高、胆固醇增加、诱发心血管疾病，还可造成身体缺钙及维生素 B_1 不足。性甘的食物可以补养气血、补充热量、解除疲劳、调胃解毒，还具有缓解痉挛等作用，如红糖、桂圆肉、蜂蜜等。

需要注意的是，过食甜腻之食品，则会壅塞、泄气钙。养生小妙招：红糖、白糖和冰糖的功效各不同，要根据体质吃。红糖性温，能健脾暖胃、祛风散寒，女人坐月子、痛经，喝点红糖水就可以缓解。白糖是在红糖的基础上加工出来的，把热性去掉，成了平性的。除了能健脾外还入肺经，有润肺生津的功效。冰糖比白糖还多了滋阴的功效，秋季干燥，就可以拿冰糖熬水喝。

（4）辛味养肺

辛味食物有发汗、理气之功效。很多人认为辛就是辣，其实在中医中，除了辣之外，腥、膻、味冲都算“辛”，如羊肉、大葱、韭菜、辣椒、胡椒等。秋天，肺气虚的人可多吃点辛味的食物，以增强肺气。适量的辛味食品能刺激胃肠蠕动，增加消化液的分泌，并可促进血液循环、祛风散寒、舒筋活血。

要注意的是，食之过量会刺激胃黏膜，并可使肺气过盛。故患有痔疮、肛裂、消化道溃疡、便秘以及神经衰弱的患者，以不食或少食为好。患有肝脏病的人应忌食辛味。

养生小妙招：秋天的特点是“燥”，当空气中湿度下降，肺、皮肤、大肠等部位就会出现以“燥”为特征的疾病。所以秋天也应吃些“滋润”的食物，如酸味的果蔬，包括山楂、柠檬、柚子、苹果等。另外，蜂蜜、芝麻、杏仁、银耳、菠菜、豆浆等也是不错的选择，有补脾胃、养肺防燥、润肠通便的作用。

（5）咸味滋肾

咸为五味之冠，百吃不厌。中医认为咸味食物有调节人体细胞和血液渗透、保持正常水、钠、钾代谢的功效。在呕吐、腹泻及大汗后，适当喝点淡盐水，可防止氯化钠的缺失。咸味有泄下、软坚、散结和补益阴血等作用。但这里所说的咸并不是指多吃盐，而是多吃天然咸的食物，如盐、海带、紫菜、海参、海蜇、牡蛎等属于优质的咸味食品。

要注意的是，成年人每天吃盐 6 克左右即可满足自身之需。如果过量吃盐，不但起不到护肾的作用，反而会加重肾脏负担，导致血压升高。而且患有心脏病的人应忌食。

养生小妙招：黑桑葚 5 克，枸杞子 5 克，泡水代茶饮，可益肾延年。

6.1.3 五色与五脏

颜色跟人的生活息息相关，食物的颜色能影响人的饮食观，甚至对人体健康有各种不同的效果。中医有五色与五行、五脏的养生相关之说，食物的颜色与人体的养生保健关系密切相关，绿色、黄色、红色、黑色、白色食物所含营养素和作用各不相同。了解到五色与五脏的关系，就能通过平衡饮食调理内脏，从而保持健康的体魄。

（1）绿色食物养肝

绿色在五行中属木，入肝。绿色食物给人以明媚、鲜嫩、味美的感觉，其中含有的大量的叶绿素、维生素及纤维素有利于肝脏的循环代谢和体内毒素的排出，还能消除疲劳、舒解肝郁。绿色蔬菜里丰富的叶酸成分，是人体新陈代谢过程中重要的维生素之一，可有效地消除血液中过多的同型半胱氨酸，保护心脏健康，防止胎儿神经管畸形的发生。绿色食物还是钙的最佳来源，对于处在生长发育期或患有骨质疏松症的人，绿色蔬菜无疑是补钙佳品。多吃绿色五谷、蔬菜或水果能够养肝护肝，调节脾胃消化吸收、清理肠胃，如青菜、白菜、豆苗、卷心菜、韭菜和菠菜等含有益肝脏健康的叶绿素和多种维生素。绿色水果如青苹果、猕猴桃具有养肝解毒的祛病养生功效，并能对抗抑郁症。

养生小妙招：绿豆味甘、性凉，是清热解毒，祛火的常备食品。常食能帮助排出体内毒素，促进机体正常代谢。绿豆可降低胆固醇，又有保肝和抗过敏作用，在绿豆汤中调入蜂蜜饮用，排毒功效更甚。

（2）红色食物养心

红色五行中属火，入心。红色食物富含天然铁质，具有益气补血和促进血液、淋巴液生成的作用；富含β－胡萝卜素，可以增强细胞活力，具有抗炎作用，能预防感冒；富含番茄红素、氨基酸、铁、锌、钙等，具有极强的抗氧化性，能为人体提供蛋白质、无机盐、维生素以及微量元素，提高免疫力，抗自由基，预防衰老，增强心脏和气血功能。相应的食物有：红苹果、红辣椒、红豆、红薯、胡萝卜、红枣、西红柿、山楂、香椿、草莓等，尤其是红苹果降低血脂、软化血管的祛病作用强，可保护心脑血管健康，老年人可以多吃一些。

平素形体瘦弱、脸色不光润、贫血、心悸、四肢冰冷、手足无力者，可多吃红色食物，以补血、生血、补阳气。

养生小妙招：红豆补心，还含有较多的膳食纤维，具有良好的润肠通便、降血压、降血脂、调节血糖、解毒抗癌、预防结石、健美减肥的作用。红豆有良好的利尿作用，能解酒、解毒，对心源性病和肾性水肿均有一定作用。

（3）黄色食物养脾

黄色在五行中属土，入脾胃。黄色食物富含维生素A，能保护胃、肠黏膜及视力；富含维生素D，促进钙、磷吸收，壮骨强筋；富含维生素C和β－胡萝卜素，能调节上皮细胞生长和分化，还可以健脾、预防胃病、防治夜盲症；富含维生素E，有效减少色斑、延缓衰老。黄色食物如黄玉米、黄豆、南瓜、胡萝卜、金丝瓜等常食对脾胃大有裨益，并能调节胃肠消化功能。

养生小妙招：黄豆富含皂苷，能刺激分泌消化脂肪的胆酸，具有促进消化吸收的作用。黄豆的颜色与脾脏相对应，可健脾宽中、益气补虚，经常食用还有助于延缓衰老，适用于面色苍白、萎黄、暗淡，身体羸弱之人。

(4) 白色食物补肺

白色在五行中属金，入肺。白色食物给人以质洁，鲜嫩的感觉，是蛋白质和钙的丰富来源，有润肺祛痰的作用，还能让肌肤充满弹性。大多数白色食物，如牛奶、大米和鸡鱼类等，蛋白质成分丰富，经常食用既能消除身体的疲劳，又可促进疾病的康复。此外，白色食物脂肪含量比红色食物肉类低得多，更有利于高血压、心脏病等患者食用，相应食物有山药、白豆、冬瓜、梨、白萝卜、银耳、藕、百合、茭白、莲藕、米面、豆腐、花菜、竹笋、凉薯等。

养生小妙招：白豆补肺，白芸豆有皂苷、尿素酶和多种球蛋白等成分，具有提高人体免疫能力、激活淋巴 T 细胞、促进脱氧核糖核酸的合成等功能，对预防呼吸道疾病的发作、复发有很好养生效果。

(5) 黑色食物补肾

黑色在五行中属水，入肾。黑色食物包括颜色呈黑色、紫色或深褐色的各种天然动植物。肾是我们的先天之本，主藏纳精，黑色食物对于补肾，防治心、脑血管疾病，抗衰老的效果是最为明显的。含黑色素的食物，有助提高肾的新陈代谢和生殖系统功能，如黑豆、黑米黑芝麻、黑木耳、紫菜等可明显减少动脉硬化、冠心病、脑中风等疾病的发生率，对流感、慢性肝炎、肾病、贫血、脱发等均有很好的疗效。具有较高的营养保健和药用价值。

养生小妙招：黑豆含有许多抗氧化成分，特别是异黄酮、花青素都是很好的抗氧化剂，能促进肾脏排出毒素，具有明显的补益肾脏、益阴活血、强筋健骨、安神明目等功效。

6.1.4 五体与五脏

五体，指筋、脉、肌肉、皮肤、骨五种组织器官，也称为“形体”。人体五脏精气可通过气血的运行而外养五体，分别为肝主筋、心主脉、脾主肉、肺主皮毛和肾主骨。

肝主全身筋的活动，支配全身肌肉关节的运动。筋靠肝血来营养，肝血充足，则筋骨活动灵活，筋强力壮；肝血不足，不能养筋，就可出现筋软无力，筋痛、麻木、屈身困难、痉挛抽搐。中医有“爪为筋之余”，爪和肝也有密切联系。肝血充足则爪甲坚韧明亮、红润光泽；肝血不足则爪甲软而薄，枯而色淡，甚则变形脆裂。

心与脉相连，血液之所以能在血管内循环，全靠心气的推动。心气的强弱会直接影响血的运行。心血旺盛，血脉充盈，则面色红润有光泽；心气不足，循环不畅时，则面色发白或瘀而青紫无光泽，皱纹早生。

脾主四肢、肌肉。脾气充足，能正常的运化水谷精微，滋养全身，则食欲增强，肌肉丰满健壮，四肢有力，口唇红润；脾气虚弱，运化失常，则食欲缺乏，肌肉消瘦，四肢乏力，唇色淡白或萎黄无华，甚则干裂脱皮。

肺与皮肤肌表关系密切。肺气充盛，则皮肤肌表固密，皮肤润泽光滑，有弹性，毫毛浓密光泽身体抵抗力强，不易受外邪的侵袭；肺气虚，则皮肤暗淡憔悴，毛孔疏松，易受外邪侵袭，可发生自汗、盗汗和风寒感冒。

肾主骨，肾精生骨髓，又与脑有关。肾精充足，则骨、髓、脑三者充实健壮，四肢经松有力，行动灵敏，精力充沛，头发乌黑、润泽，耳聪目明；肾精不足，常出现动作缓、骨骼脆弱无力，骨质疏松，少白头、脱发、听力减退以及小儿智力发育迟缓。另外，“齿为骨之余”牙齿与骨有关，肾气充足，则牙齿坚；肾气虚衰，则牙齿易松动而脱落。

6.1.5 五官与五脏

中医认为，五官与五脏之间有着极为密切的联系，有“鼻为肺之官、目为肝之官、口唇为脾之官、舌为心之官、耳为肾之官”之说。

(1) 鼻为肺之官

鼻子是呼吸的通道和器官，“肺开窍于鼻”，只要人的肺有病首先就会表现在鼻子上，如当人得肺病的时候，就会出现喘息鼻张的症状。鼻子看起来很红，鼻孔出气粗、热，可能是肺热所致，也可能是内火旺盛所致；鼻孔冒凉气则肺寒；鼻子出血或异常干燥，则可能是由于体内阴气不足或阳气过盛所致。

(2) 目为肝之官

眼睛是最重要的感觉器官，与肝脏密切关联，“肝开窍于目”，肝有病就会表现在眼睛上，如双目发黄，眼角发青，眼睛看不清东西、发干等，与肝血不足有关；眼睛出现发红发胀的情况，与体内肝火旺盛有关。

(3) 口唇为脾之官

口是食物进入的门户，故与脾胃相关，口唇是脾之官。嘴唇发乌，可能是脾胃虚寒；嘴唇颜色过红，可能是脾胃有火；嘴唇苍白，可能存在体内气血不足、营养不良、贫血、脾胃功能低下等问题；嘴唇脱皮、口角溃烂，可能是脾胃过热所致。因此脾胃运化好不好，观看口唇就知道。

(4) 舌为心之官

舌为心之官。舌尖颜色过深，可能是心脏有火；舌头出现淤血、淤斑，可能是血循环不好；舌头长疮，可能是心火过旺，与饮食和心情都有关。有些心脏疾病还会导致舌头不灵活、舌蜷缩等问题。口误，经常说错话，也是心气不足的表现。

(5) 耳为肾之官

耳朵是肾之官。肾脏有病的人会有耳聋、耳鸣的症状。反之，如果听力敏锐，说明肾器官较好。

除了五官，眉间印堂、颧骨之下、鼻子两旁、人中处的颜色变化也会预示着身体问题。印堂（两眉之间）看起来苍白无光，可能是肺虚所致；鼻子两旁与小肠相关，如果此处颜色较黄，并且没有光泽，可能是脾胃虚；颧骨下边与肾相关，如果发黑，可能是肾有问题；人中位于鼻孔下侧，与生殖器、膀胱相关，如发黑，可能是肾虚。

五官的关窍时刻保持通利，它们的功能才能正常地发挥出来。“肺和则鼻能知臭香”，意思就是如果肺气充足，鼻子才可以闻到五味；“心和则舌能知五味”，意思是心气和，舌头的分辨能力才会特别强，舌头才可以尝出五味；“脾和则口能知五谷”，是说如果脾气充足，人的口方能感受到五谷的味道，有食欲；“肝和则目能辨五色”，是说肝气疏泄正常，人的眼睛才可以看清楚各种颜色；“肾和则耳能闻五音”，是说肾气充足，人的耳朵就能听见五音。

五官通利则五味、五色、五音方能俱辨。了解五官的病变就可以发现隐藏在身体内的五脏的病变，所以我们要时刻留心五官的变化，才能留意到相关的五脏的情况，及时调整这些变化，养好五脏。

6.1.6 五音与五脏

《黄帝内经》上说，“天有五音：角徵宫商羽；地有五行：木火土金水；人有五脏：肝心脾肺肾。五脏所藏：心藏神，肺藏魄，肝藏魂，脾藏意，肾藏志”。五音与五脏相应，是音乐进行疾病治疗及身体保健的重要原理。

（1）木音（角声）——通肝经、胆经

木音为以木所制作的乐器，如木鱼、古萧、竹笛等弹奏的音乐。木音为角，乐声朝气蓬勃、蒸蒸日上，声波能量可以进入肝胆之经，疏肝利胆，养肝明目，平和血压。

肝脏喜听角调式乐曲。如果长期被一些烦恼的事情所困扰，肝脏就会使体内本该流动的气处于停滞状态，产生抑郁、易怒、乳房胀痛、口苦、痛经、舌边部溃疡、眼部干涩、胆小、容易受惊吓等现象。夜间休息前多听木音，听有助于安魂入睡，消除失眠，对于受到惊吓，盗汗，心中忧郁，精神不安的人有很好的理疗效果。

（2）火音（徵声）——通心经、小肠经

火音为古琴、小提琴等弹奏的音乐。乐声热烈欢欣，可以入心经与小肠经，主理小肠和心脏的健康。

火是万物的动力，代表心脏，有热量，丝弦的声音可拨动人的心弦。《黄帝内经》上说，“火音通心经，疏导小肠经，心主神明，丝音调理神志，疏导血脉，平稳血压，疏通小肠，祛除毒伤”。当今巨大的生活和工作压力，睡眠不足以及缺少运动等不良因素不断伤害着心脏，很容易引起心慌、胸闷、胸痛、烦躁、舌尖部溃疡等症状。在晚上 9 时到 11 时前让心气平和下来，泡上一杯红茶，聆听火音可以调节心、小肠，使人体处在沉稳和谐的状态之中。

（3）土音（宫声）——通脾经、胃经

土音为古埙、笙竽、葫芦笙等弹奏的音乐，乐声和平雄伟，庄重宽宏，犹如“土”般宽厚结实，入脾经与胃经，主理脾胃的健康。

土音是万物化成生成的元音动力，推动着大自然的变迁和动、植物的生发蜕化。脾脏喜听宫调式乐。曲暴饮暴食、思虑过度等都会使脾胃负担过重而产生腹胀、便稀、口唇溃疡、肥胖、面黄、月经量少色淡、疲乏、胃或子宫下垂等不适。在餐后 1 小时内，配上一杯黄茶，多听土音，对脾胃有极佳的理疗养生功能。

（4）金音（商声）——通肺经、大肠经

金音为金属、石制品的古乐器发出的浑厚清脆之声，如编钟、磬、锣、铃声、长号、三角铁等。其乐声清净肃穆，气势磅礴高昂，起伏委婉，震荡心肺，有金的特性，入肺经与大肠经，主理肺肠的健康。

与外界的频繁接触，使污染的空气和各种致病菌很容易袭击肺脏，产生咽喉部溃疡及疼痛、咳嗽、鼻塞、气喘、感冒等症状。在下午 3 时到 7 时体内肺气较为旺盛时段，配上一杯白茶，听金音旋律和曲调可强肺强魄，加大肺活量，吸纳大量氧气，驱逐恶疾与后患，增强体质。

（5）水音（羽声）——通肾经、膀胱经

水音为水声、鼓等乐声，入肾经与膀胱经，主理肾脏与膀胱的健康。其旋律模拟地下泉水、溶洞水、小溪河水、天降雨水、江河、湖泊、海洋之声以及轩辕鼓、宫廷鼓、手鼓、大小鼓、铃鼓、架子鼓等鼓声，其乐声或如交响轰鸣，震荡寰宇，天地能量迸发，或悠扬澄静、柔和，如行云流水，可以入肾经与膀胱经。

水为万物之母，肾如同生命之根。肾气蒸发，天地合，生命诞生。当身体内的其他器官缺少足够能量时，通常会从肾中抽调。久而久之，肾的能量就会处于匮乏的状态，从而产生面色暗淡、尿频、腰酸、性欲低、黎明时分腹泻等现象。水声代表生命之源，水声的音乐能够强壮肾脏功能，刺激肾上腺素分泌，疏导下腹，疾患并泄毒，从而平衡免疫系统，提高生命品质。人们敲锣打鼓，乐声喧天，综合了音乐的能量。轩辕鼓、宫廷鼓、手鼓、大小鼓、铃鼓、架子鼓等十几种鼓声交替震荡，鼓声振奋先天肾脏之气，能量不断延绵，可疏通肾经，促使泌尿系统与性功能发达。上午 7 时到 11 时是一天中气温持续走高的时段，在这个时段里听水，再配上一杯黑茶，能够壮肾、旺肝，肝木和谐共鸣，水火济济相融，使人心志通畅，欢乐体壮。

现代研究认为，音乐对大脑及脑干的网状结构有直接影响，能改善大脑及整个神经系统的功能，从而协调各个器官系统的正常活动，使血流畅通，促进血液循环，又可使肠胃蠕动，增加消化液的分泌。因此，音乐养生不失为现代养生的另一种好方法。

6.1.7 五液与五脏

汗、涕、泪、涎、唾五种分泌物或排泄物称之为人体的五液。五液由五脏所化生，即心为汗，肺为涕，肝为泪，脾为涎，肾为唾。

（1）汗为心之液

什么是汗?《黄帝内经·素问·阴阳别论》中说，“阳加于阴谓之汗。”“阳”是指体内的阳气；“阴”是指体内的阴液。所谓“阳加于阴谓之汗”，是说汗液为津液通过阳气的蒸腾汽化后，从汗孔排出的液体。汗液的分泌和排泄，还有赖于卫气对腠理的开合作用。腠理开，则汗液排泄；腠理闭，则无汗。因为汗为津液所化，血与津液又同出一源，因此有“汗血同源”之说。血又为心所主，汗为血之液，气化而为汗，所以中医有“汗为心之液”之称。由于汗与血液，生理上有密切联系，所以它们在病理上也互相影响。就汗与血液的关系而言，汗出过多，可耗血伤津。反之，津亏血少，汗源不足。故临床上出现血虚之候时，应慎用汗法。“夺血者无汗，夺汗者无血”的道理就在于此。就汗与心的关系而言，汗出过多，耗伤心的气血，则见心悸怔忡等。由于汗出是阳气蒸发津液的结果，故大汗淋漓也会伤及人的阳气，导致大汗亡阳的危候。反之，当心的气血不足时，也会引起病理性地出汗，如心气虚，表卫不故而自汗；心阴虚，阳不敛阴而盗汗。

（2）涕为肺之液

涕是由鼻内分泌的黏液，有润泽鼻窍的功能。鼻为肺之窍，五脏化液，肺为涕。在肺的生理功能正常时，鼻涕润泽鼻窍而不外流。若肺感风寒，则鼻流清涕；肺感风热，则鼻流浊涕；肺燥，则鼻干涕少或无涕。

（3）涎为脾之液

涎为口津，唾液中较清稀的称作涎。涎具有保护和清洁口腔的作用，在进食时涎分泌较多，还可湿润和溶解食物，使之易于吞咽和消化。在正常情况下，涎液上行于口但不溢于口外。若脾胃不和，则往往导致涎液分泌急剧增加，而发生口涎自出等现象，故说脾在液为涎。

（4）泪为肝之液

肝开窍于目，泪从目出。泪有濡润、保护眼睛的功能。在正常情况下，泪液的分泌，是濡润而不外溢，但在异物侵入目中时，泪液即可大量分泌，起到清洁眼目和排除异物的作用。在病理情况下，则可见泪液分泌异常。如肝的阴血不足，泪液分泌减少，常现两目干涩；如风火赤眼，肝经湿热，可见目眵增多，迎风流泪等。此外，在极度悲哀的情况下，泪液的分泌也可大量增多。

（5）唾为肾之液

唾与涎同为口津，即唾液。较稠者为唾，较稀薄者为涎。脾之液为涎，而肾之液为唾，唾液除了具有湿润与溶解食物，使之易于吞咽以及清洁和保护口腔的作用外，还有滋养肾精之功。因唾为肾精所化，多唾或久唾，易耗肾精，所以气功加吞咽津唾可以养肾精。

五行、五脏、五味、五色、五体、五官、五音、五液之间息息相关、密不可分，只要了解他们之间的相互关系，并应用到日常的养生中，相信人人会有一个健康的体魄！

6.2 肝脏养生

人体的七情适度，心情舒畅，食物顺利的消化与排泄，气血运行通畅不淤积以及女性月经的准时施泄，都离不开肝脏的作用。古人把肝比喻为“将军”，用将军的刚强躁急、好动不静的性格来形容肝主升动、疏泄，喜条达恶抑郁的特性。

6.2.1 肝脏与人体健康

肝的主要功能为调畅气机主疏泄，又主藏血，与人的情志活动有关，并促进脾胃消化和气、血、水的正常运行。

“肝主疏泄”，是指肝具有调畅气机，促进全身气血水液运行，促进脾胃消化，分泌胆汁和调畅情志等作用。中医认为人体各脏腑组织器官的正常生理活动和新陈代谢要靠气不断的升降出入运动来完成，气机就是指气的升降出入运动。肝的疏泄功能正常，则气的升降出入正常，气血水液运行通畅，胆汁分泌和脾胃消化正常，从而保证各脏腑器官进行正常的生理活动。肝主疏泄功能与情志活动的关系也最为密切。疏泄功能正常则情绪正常，心情舒畅；疏泄太过，则出现急躁易怒、心烦不寐、多梦、头痛头胀等肝气上亢的症状；疏泄不足，则出现胸胁胀闷疼痛、情绪低落、抑郁、多疑善虑等肝气郁结的症状。

"肝主藏血"，是指肝具有贮藏血液、调节血量及摄血的作用，所谓"肝藏血，心行之，人动则血运于诸经，人静则血归于肝脏"，就是说肝具有贮藏血液、调节全身血量的分布和防止出血的作用。肝血充足则各脏腑器官组织得以滋养才能发挥正常的生理功能；肝血虚少，脏腑器官组织失养可出现两目干涩、视物昏花、肢体麻木、月经不调等。

由此，肝的养生保健方法应该以保持肝的疏泄功能正常和肝血充足为主要原则。

6.2.2　养好情志，　肝脏更健康

肝"在志为怒"，大怒伤肝。

肝的疏泄失常如肝气上逆、肝火旺盛可导致人情志失常，而出现急躁易怒，心烦失眠，抑郁寡欢，情绪低沉等症状。同时，大怒伤肝，可导致肝气上逆，而出现心烦易怒、面红目赤、吐血甚至不省人事等症状。调节情志，化解心中的不良情绪，保持一个好心情是有益于肝脏养生的好方法。

6.2.3　"肝与春气相应"，　把握好肝脏保健良机

在五行中，春季属木，人体五脏之中的肝也属木，因而春气通肝，在春季养护好肝脏可以起到事半功倍的效果。

春季，大自然从冬季的蛰伏状态中恢复过来，各种细菌、病毒等病原体也开始繁殖滋生。肝脏负责人体内的代谢、解毒，负担最重，易受侵袭。春季既是肝养生保健的最好季节，也是肝病易于发生的季节，所以在春季更应注意肝的养

生，提防肝病复发或病毒侵袭。《黄帝内经》中说，“病在肝，愈于夏，夏不愈，甚于秋，秋不死，持于春”。春季天气多变，若调理不当，一些慢性肝病患者会病情复发或加重。而且冬季气候寒冷，人们偏爱高油脂食物，饮酒多，缺乏运动，肝脏的代谢一直处在疲劳运转状态，经过一个冬季的累积后，许多到医院体检的人都会被查出患有脂肪肝、肝功能异常等。

6.2.4 养肝的穴位按摩

（1）揉大敦穴

“大敦穴”是肝经的第一个穴位，在大脚趾内侧的趾甲缝旁边。“敦”是厚的意思，“大敦”就是特别厚。按摩“大敦穴”能达到清肝明目之功效，可使头脑清晰，神清气爽。

揉大敦穴：盘腿端坐，赤足，用左手拇指按压右足大敦穴，左旋按压15次，右旋按压15次，然后用右手按压左足大敦穴，手法同前。

（2）揉行间穴

“行间穴”在大脚趾和二脚趾缝上，是一个火穴，常揉可以泻心火。肝属木，木生火，如果肝火太旺，可以通过泻心火来清肝火。春天肝火盛，会出现牙痛、腮帮子肿、口腔溃疡、鼻出血、舌尖长泡等症状，这表明火已经从肝经进入到心经，多揉行间穴，就可以把心火散出去。

揉行间穴：盘腿端坐，赤足，用左手拇指按压右足行间穴，左旋按压15次，右旋按压15次，然后用右手按压左足行间穴，手法同前。

（3）揉太冲穴

“太冲穴”在大脚趾缝往脚背上4厘米处，堪称人体第一大要穴。有人把“太冲穴”比作人体的出气筒，因为它是肝经的原穴和火穴，能够把肝气肝火消散掉。所以通过按揉“太冲穴”，可以把人体郁结的火气最大限度地冲出去。

揉太冲穴：在脚背上大脚趾与二脚趾结合的地方向脚腕脖子方向推，推到两个骨头连接的尽头就是太冲穴，按揉方法就是仔细找到最痛的点，然后从“太冲穴”推到“行间穴”，滑动推20次。

（4）推搓两胁

双手按腋下，顺肋骨间隙推搓至胸前两手接触时返回，来回推搓30次。本保健操有养肝护肝，增强肝的功能和降血压的作用。

6.2.5　通过饮食养好肝脏

丰富的营养物质是维持肝脏代谢功能和保证肝脏正常健康的必要条件。蛋类、瘦肉、鱼类、豆制品、牛奶等含有丰富的蛋白质，不仅能够维持肝脏所需的营养，而且能够减少有毒物质对肝脏的损伤，帮助肝细胞的再生和修复。维生素是肝细胞维持正常功能的必需物质，米面等主食中所含的糖类（又称碳水化合物）可以为肝脏提供能源，保证肝脏代谢功能正常。脂肪也是肝脏的能量来源之一，但过多的脂肪容易沉积在肝内而形成脂肪肝，破坏肝细胞而损伤肝的功能，因此，对含脂肪较多的食品要进行控制。肝脏的饮食养生保健方法分为补法和清法，肝虚者宜用补法，肝火盛者宜用清法，具体如下：

（1）肝脏的补法

1）猪肝粥：猪肝（也可用羊肝、牛肝、鹅肝）50克，粳米100克，将猪肝洗净切碎，与粳米同煮成粥。有益气生血、养肝补虚的作用，适用于身体虚弱或患有慢性肝病者。

2）胡萝卜猪肝粥：胡萝卜50克，猪肝50克，粳米100克，胡萝卜、猪肝洗净切碎，与粳米同煮成粥。有补益肝肾，养血明目的作用，适用于肝肾阴血不足所致的视物昏花，两目干涩，夜盲症等。

3）生地猪肝羹：生地20克，猪肝100克，生地洗净，猪肝切片，加入葱姜醋盐调味，同煮40分钟，吃猪肝喝汤。有滋阴补血，养肝明目的作用，适用于肝血不足所致的面色苍白或萎黄，两目干涩，视物模糊，肢体麻木等。

4）枸杞甲鱼羹：枸杞子30克，甲鱼500克，将枸杞子洗净切碎，甲鱼宰杀去内脏切块，同放入砂锅中，煮40～60分钟，再放葱姜盐醋少许调味。有补益肝肾，滋阴强壮的作用，适用于躯体虚弱，肝肾不足所致的体弱无力，阴虚盗汗，视物不清，面色无华者。

（2）肝火清法

1）菊花茶：菊花5克，开水浸泡半小时，代茶饮用。有清肝明目，清热降压的作用，适用于肝火上炎所致的目赤肿痛，头晕目眩及高血压。

2）菊花决明茶：菊花3克，决明子10克，用开水浸泡半小时，代茶饮用。有清肝明目，润肠通便的作用，适用于肝火上炎所致头胀痛，头目眩晕，目赤肿痛及便秘等。

3）天麻鱼头汤：天麻10克，鱼头1个，天麻洗净，鱼头洗净劈开，加入葱姜醋盐调味，放入砂锅中煮半小时，食肉喝汤。有平肝潜阳、息风止痉的作用，适用于肝阳上亢、肝风内动所致的头晕目眩、头痛眼花、肢体麻木等。

6.2.6 女人以肝为天，养肝最当先

清代医家叶天士首先在《临证指南医案》提出“女子以肝为先天”。女子从出生的那一天起就与肝结下了不解之缘，月经、白带、怀孕、分娩、哺乳等皆要耗费大量的气血，因此有“女子以血为主，以肝为养”的养生古训。肝藏血，主疏泄，相当于身体里的“血库”。血库充盈，肝的疏泄功能正常，则冲、任二脉通畅，月经就会准时到来，妊娠、孕育及分娩等也得以顺利进行；“血库”资源紧缺或肝的疏泄功能不正常，以致冲任失调，就会导致月经紊乱、白带异常等病症，严重时还会导致不孕不育。

女人很多时候会无缘无故地脸色发黄、心情郁闷、总想发脾气，特别是月经期，脾气总会特别大，看谁都不顺眼。这是因为月经与肝有重要关系。虽然有“经水出于肾”的说法，肾精是月经产生的根本，但精必须化为血，藏于肝，注于脉，然后才能转化为月经。对于女人来说，每个月的一次，让血总是处于亏损状态，血虚又会影响肝的功能，所以月经时女人出现火气大也就不足为怪了。

6.3 心脏养生

6.3.1 心与人体健康

心为“君主之官，五脏六腑之大主也”。心脏历来被看做是人体的“中心器

官”。心脏的生理功能包括主血脉和主神志两个方面，心脏健康与否，直接影响到人体的健康与寿命。

心主血脉包括心主血和主脉。全身的血，都在脉中运行，依赖于心脏的推动作用而输送到全身。脉，即脉管，是气血流行的通道，又称为“血之府”，心脏和脉管相连，形成一个密闭的循环系统。心脏不停地跳动，推动血液在全身脉管内按一定方向流动，从而运行周身，环流不息，是血液循环的动力；血液运载的营养物质供养全身五脏六腑、四肢百骸、肌肉皮毛，以维持其正常的生理活动。中医学把心脏的正常搏动、推动血液循环的这一动力和物质，称为心气；把心脏所主之血，称为心血。心血除参与血液循环、营养各脏腑组织器官之外，又为神志活动提供物质能量，同时灌注心脏本身的脉管，维持心脏的功能活动。因此，心气旺盛、心血充盈、脉道通利，心主血脉的功能才能正常，血液才能在脉管内正常运行。若心的气血不足，推动血液循环的力量减弱，则产生种种病变，如心血淤阻、血脉阻滞，则出现心悸、胸闷，甚至心前区剧烈疼痛等心功能失调的症状。

心主神志，即心主神明，或称心藏神。神有广义和狭义之分。广义的神是指人体生命活动的外在表现，包括整个人体的形象、面色、眼神、言语及反应等。而心主神志之神，是指狭义之神，包括人的精神、意识、思维活动等。现代医学认为，人的精神、意识、思维活动属于大脑的生理功能，是大脑对外界客观事物的反映。但是，中医学从整体观念出发，认为人体的精神、意识、思维活动是各脏腑生理活动的反映，因此把神分为五个方面，分别与五脏相应，即“心藏神，肺藏魄，肝藏魂，脾藏意，肾藏志”。人体的精神、意识、思维活动，虽然与五脏都有关系，但主要还是归属于心的生理功能。

“心主神志”与“心主血脉”之间也有密切的联系。血液是神志活动的物质基础，心的气血充盛，心神得养，神志活动才能正常，则精神振奋，神志清晰，思考敏捷，反应迅速，能与外界环境协调统一。若心有病变，主神志的功能失常，即可出现精神、意识、思维活动的异常，如心的气血不足，则表现为失眠、多梦、健忘、神志不宁；血中有热，扰动心神，则表现为烦躁、谵语，甚至昏迷，不省人事；痰火扰动心神，神志昏乱，则表现为狂躁不安、哭笑无常、打人毁物、登高而歌、弃衣而走。

6.3.2 养好心神，心脏更健康

情志虽然分属五脏，但总统于心，人的精神意识、思维活动均受心主宰，故心主神志的保健至关重要。

保持情志平和。情志平和，则气血宣畅，神明健旺，思维敏捷，对外界信息的反应灵敏正常；情志过极，则可使心神受伤，尤其是大喜、暴怒最伤心神。对于生活中的重大变故，宜保持冷静的头脑，既不可漫不经心，又不必操之过急，以保证稳定的心理状态。

保持环境适宜。良好的生活环境和工作环境对人的心理健康是非常重要的。生活在社会之中，要正确认识自己，正确对待别人和周围的客观环境，承担与自己脑力或体力相适应的工作和学习。人是社会的一员，每个人不可能脱离社会而生活。人与社会的联系不仅是物质的需求，也是精神的需要。因此，要热爱生活，同社会环境保持密切联系，建立融洽的人际关系，使精神生活得到互相纠正，互相补充，保持稳定的情绪。

6.3.3 心与夏气相应，把握好心脏保健良机

心在五行属火，火为夏季之主气，故心与夏气相互通应。心的阳气在夏季最为旺盛，反应最强，所以夏季更要注意心脏的养生保健。如果心脏有病，适逢夏季自然界阳热之气滋助，则病情能缓解，特别是心阳虚衰患者，在夏季自觉症状多有减轻。日常生活中要戒烟酒，不饮浓茶，保证睡眠充足，不过劳或过逸，根据具体的身体状况，选择合适的运动来进行心脏养生保健。

6.3.4 养心的穴位按摩

（1）按内关穴

“内关穴”所属的经络叫心包经，通于任脉，会与阴维，是八脉交会穴之一。按内关穴的真正妙用在于打开人体内在的机关，有补益气血，安神养颜之功。

内关穴自古就是中医用来治疗心脏疾病的必用穴，对某些心脏病有立竿见影之效，如冠心病、心绞痛、心律失常发作时，用力不停点按内关穴，每次 3 分

钟，间隔1分钟，就能迅速止痛或调整心率。但重症急性发作的心脏患病者，病情发作时应立即服药或去医院，以免耽误病情。内关穴还可缓解打嗝、手心发热、肘臂疼痛、腋下红肿等症，治疗孕吐、晕车、腹泻等症。

按内关穴：内关穴位于手臂内侧，手腕恒纹上2寸。取穴时手握虚拳向上平放，另一手食指、中指、无名指三指以腕横纹为准并齐，食指点按的地方就是内关穴。保持端坐位，将右手按于左手臂内关穴，用力按揉30次，然后用左手按揉右内关穴30次，以略感酸胀为宜。

（2）按少府穴

心脏有毒常会表现出许多症状，如舌头溃疡、额头长痘等。“少府穴”是心脏排毒要穴，常按摩“少府穴”可有效为心脏排毒。

按少府穴：少府穴位于手掌心，第四、五掌骨之间，握拳时小指与无名指指端之间。按压时不妨用力些，左右手交替，用力按揉30次，以略感酸胀为宜，可有效为心脏排毒。

（3）按郄门穴

郄门穴位于前臂掌侧，腕横纹上5寸处。主急病，善治胸痛、胸闷、心肌缺血、心绞痛等症。按揉此穴3~5分钟，即可缓解症状。

按郄门穴：将右手按于左手臂郄门穴（前臂内侧，腕横纹上5寸，两筋间），用力按揉30次，然后用左手按揉右郄门穴30次。

6.3.5 通过饮食养好心脏

合理的饮食结构不但能够预防冠心病、心绞痛和心肌梗死等疾病，还能预防肥胖和高脂血症。心脏饮食养生保健的基本原则就是以清淡饮食为主，尽量减少脂肪的摄入量（特别是动物性脂肪）。平时应戒烟酒，忌肥甘厚味或暴饮暴食。

（1）山楂茶

山楂15克，用开水浸泡20分钟，加适量白糖调味。有降脂强心，消食开胃的作用，适用于高血压、高血脂、冠心病及食欲缺乏者。山楂为药食两用之品，有消食化积，活血化淤的功效。现代医学研究证实山楂具有降血压、降血脂的作用，并有强心和增加心脏冠状动脉血流量的作用，还能抗心律不齐。所以，多饮用山楂茶或食用山楂制品（如山楂糕、山楂片、山楂糖等）对心脏的养生保健有益。

（2）柏子仁茶

柏子仁 10 克，炒香捣碎，用开水浸泡 5 分钟，加适量白糖调味。有养心安神、润肠通便的作用，适用于中老年人心气不足、心悸失眠、大便秘结等。

（3）龙眼肉粥

龙眼肉 15 克，大枣 7 枚，粳米 100 克，同煮成粥。有养心安神、健脾补血的作用，适用于心血不足所致的心悸怔忡、失眠健忘、贫血等。

（4）小麦粥

浮小麦 30 克，粳米 100 克，大枣 10 枚，同煮成粥。有养心神、补脾胃、止虚汗等作用，适用于心气不足所致的心悸不安、失眠等。

（5）桂圆莲子粥

桂圆肉 15 克，莲子 15 克，大枣 10 枚，粳米 100 克，同煮成粥，加适量白糖。有益心宁神、养心健脾的作用，适用于心血不足、脾气虚弱所致的心悸怔忡、失眠健忘、大便溏泄等。

（6）酸枣仁粥

酸枣仁（打碎）10 克，粳米 100 克，同煮成粥。有养阴宁心、补肝安神的作用，适用于心肝血虚所致的心烦失眠、心悸怔忡、体虚自汗等。

6.4 脾脏养生

6.4.1 脾与人体健康

脾主运化水谷精微，为人身气血生化之源，故被称为“仓廪之官”“后天之本”。脾气主升，并能统摄血液，是消化系统的主要脏腑之一。

（1）脾运化全身所需的水和饮食营养

“运”，即运输、布散之意，主要指体内各种精微物质的运输布散等；“化”，即变化、消化、化生之意，主要指饮食物的消化和水谷精微的吸收等。脾主运化就是将水谷消化成为精微物质并将其运输、布散到全身，这些功能需胃和小肠等脏腑的配合，但主要以脾为主。脾的运化功能包括运化水谷和运化水湿两个方面。

水谷，泛指各种饮食物。当饮食物入胃后，经过脾胃的腐熟、消化和加工，进入小肠，分清别浊，精微物质（即营养物质）由脾输送至全身，供应各脏腑器官的营养，浊液被排走。脾运化水谷精微，维持着五脏、六腑、四肢百骸和皮毛筋骨等脏腑组织器官生理功能。

水湿，即人体内的水液。运化水湿是指脾对水液的吸收、转输布散和排泄的作用。脾在调节水液代谢、维持水液代谢平衡方面，发挥着重要作用。一方面，摄入到体内的水液，需经过脾的运化转输，气化成为津液，并输布于肺，通过心肺而布达周身脏腑器官，发挥其濡养、滋润作用。另一方面，脾将全身各组织器官利用后多余的水液，及时地输送到相应的器官（如肺、肾、膀胱、皮毛等），变成汗和尿液被排出体外。因此，在水液代谢的过程中，脾促进着水液的环流和排泄，发挥着重要的枢纽作用。

运化功能，主要依靠脾气的作用，脾气充足，运化作用正常，则饮食水谷的消化、吸收，精微物质的运输布散等功能才能旺盛，水液输布、排泄才能正常，体内的水液才能保持着相对的平衡状态。反之，脾气不足或受损，运化作用失常，不但会出现腹胀，便溏，倦怠等消化失常症状，而且还会引起水液代谢失常，进而产生多种水湿停滞的病变，如水肿、痰饮、泄泻等证。

（2）脾为“后天之本”“气血生化之源”

人出生以后，饮食水谷是机体所需营养的主要来源，也是化生气血的主要物质基础，是生命的根本。饮食物的消化、水谷精微的吸收、布散，主要靠脾的运化功能才能完成，因此，脾为“后天之本”“气血生化之源”。

由于脾为后天之本，故在防病和养生方面，也有十分重要的意义。金元时代著名医家李东垣在其《脾胃论》中说，“内伤脾胃，百病由生”。因而在日常生活中，不仅要注意饮食营养，而且更要注意保护脾胃。

（3）脾统领全身血液

“统”，是统摄、控制的意思。脾主统血是指脾能统摄、控制血液，使之正常地循行于脉内而不逸出脉外。脾气旺盛，气血生化有源，在脾的固摄作用下，生成的血液能在脉管内运行，不致逸出脉外，出血；脾气虚弱，统血功能失职，血液运行将失其常规而逸出脉外，以致出血，如便血、尿血、皮下出血等。

6.4.2 养好情志，忌过度思虑

脾在志为思。思，即思虑、思考。人的思虑的情志活动主要是通过脾来表达的。正常的思考问题，对人体生理活动并无不良影响，但当人沉湎于思考或焦虑时，往往会出现饮食无味、食欲下降。《黄帝内经·素问》上说，“思则气结”。脾气结滞，则不思饮食，脘腹胀闷，进而影响脾运化饮食水谷和化生气血的功能，出现头目眩晕、烦闷、健忘、手足无力等症状。女性如果思虑过多，工作紧张，易导致月经量少，经期紊乱等。

6.4.3 “脾与长夏相应”，把握好脾脏保健良机

脾和胃在五行学说中均属土，长夏应土气，因此脾气通于长夏。长夏（阳历的七八月份，阴历的六月份）最宜养脾。脾的生理特性为喜燥而恶湿。湿气为阴邪，好伤人阳气，尤其是脾阳，造成脾气运化水谷功能失常，进而反过来产生痰湿，痰湿内阻后，湿气愈发排不出去。如此循环，表现为消化吸收功能低下，可见脘腹胀满，食欲缺乏，口淡无味，胸闷想吐，大便稀溏，甚至水肿等症状。

长夏时节由于天气闷热，阴雨连绵，空气潮湿，衣物和食品都容易返潮，人最易出现脾虚湿困。另外，长夏时期的高温使体表的血流量增加，人大量出汗，于是供应给内脏的血量自然就减少，这也是影响脾正常工作的原因。总之，脾在长夏时期相对虚弱，需要好好保养，在饮食起居要重视防止湿邪的侵袭。具体长夏时脾的保养应注意以下几点：

（1）寒湿者脾的保养

若出现舌苔白、腻、厚，口淡，甚至感到甜，在同样的室温下，比别人易感到冷，喝热水感到更舒服，为寒湿侵脾，可以使用健脾益气、温阳利湿的方法，服用参苓白术散、理中汤、苓桂术甘汤等临床常用中成药。常吃利水除湿或芳香化湿的食物或药物，如鲤鱼、茯苓、扁豆、薏苡仁、白豆蔻、砂仁、橘皮等。

（2）湿热者脾的保养

若湿久困于体内，就会郁久化热，而变成湿热。湿热者，舌苔黄、厚、腻，口干苦，大便黏滞不爽，小便黄。可以使用清热利湿法，如六一散、三仁汤、平胃散、连朴饮、茵陈蒿汤、葛根芩连汤等。苦瓜有消暑解毒的功效；西瓜可以消暑利湿；西红柿营养丰富，有清热、解毒、止渴的功能；黄瓜可以清热、利水、消暑；绿豆能够清热解毒；荷叶清暑利湿。

（3）日常起居方面

长夏闷热，人易出汗，因此要特别注意补水，且少量多饮。要尽量少饮酒，因为酒易生湿。

长夏天气湿热，易使人心情烦躁，因此养脾还要保持好心情。喜悦轻松的心情对脾有益，嫉妒、忧虑、多思则对脾不利。

6.4.4　保养脾胃的穴位按摩

（1）揉足三里穴

足三里归属于胃经，刺激它可以调节经络气血运行，激发胃部功能，有提高机体免疫力、调理脾胃、补中益气、通经活络、疏风化湿、扶正祛邪的作用。足三里穴位于外膝眼下四横指、胫骨边缘。取穴时，由外膝眼向下量 4 横指，在腓骨与胫骨之间，由胫骨旁量 1 横指即是。

揉足三里穴：端坐位，两手拇指按压足三里穴（外膝眼下 3 寸，胫骨外侧），旋转按压 30 次。

（2）揉阴陵泉穴

阴陵泉穴是健脾的主要穴位，具有清利湿热，健脾理气，益肾调经，通经活络之功效。在小腿内侧，胫骨内侧髁后下方的凹陷处。取该穴位的时候，宜采用正坐或仰卧的取穴姿势，该穴位于人体的小腿内侧，膝下胫骨内侧凹陷中，与足三里相对（或当胫骨内侧髁后下方凹陷处）。

揉阴陵泉穴：端坐位，双手扶于双膝，用拇指先顺时针方向旋转按压 2 分钟，再点按半分钟，以酸胀为度。

（3）按三阴交穴

三阴交穴在内踝尖直上 3 寸（除拇指外，其余四根手指的宽度）。三条阴经指的是足太阴脾经、足少阴肾经、足厥阴肝经。脾统血液，肝藏血行气，肾藏精，三阴交最终归属于脾经，经常按揉三阴交这个穴位，可健脾益血，调肝补肾，另外还有安神、促进睡眠的效果。

按三阴交穴：脾的功能之一是能够把人体的水湿浊毒运化出去。每天中午11时，脾经当令，按揉左右腿的三阴交各20分钟，能把身体里面的湿气、浊气等排出去。皮肤之所以有湿疹、荨麻疹、过敏等疾病，很多时候都是体内的湿气、浊气在捣乱。只要常按揉三阴交，把这些讨厌的湿浊气赶出去，皮肤便能恢复光洁细腻。另外，三阴交还能调治脾胃虚弱、消化不良、腹胀腹泻等，对中年女性白带过多、子宫下垂等病情的恢复也有不错的效果。

6.4.5 通过饮食养好脾胃

在日常生活中，饮食营养成分的均衡，食物品种的丰富多样，进餐的定时定量均有利于脾胃的保养。饮食失宜是造成脾胃损伤的主要原因，即“饮食所伤”。饮食所伤包括三个方面，一是饮食不节，包括饥饱失常和饮食规律失常；二是饮食偏嗜，包括饮食有偏、寒热失宜、过食肥甘厚味、饮食五味偏嗜及嗜酒无度等；三是饮食不洁。因此，要防止暴饮暴食、过饥过饱、进餐不定时、偏食偏嗜、吸烟酗酒、饮食不讲卫生等不良习惯。

以下是脾胃养生的食疗：

（1）山药薏苡仁粥

山药50克，薏苡仁20克，粳米100克，同煮成粥。有益气健脾，涩肠止泻的作用，适用于中老年人脾胃虚弱所致食欲缺乏，脘腹胀满，大便溏泄等。

（2）莲子芡实粥

莲子10克，芡实10克，补骨脂5克，粳米100克，同煮成粥。有健脾益气，补肾固精的作用，适用于脾肾两虚所致的食欲缺乏，脘腹胀满，形寒肢冷，腰膝酸软，五更泄泻等。

（3）参枣粥

党参10克，大枣10枚，粳米100克，同煮成粥。有健脾益气的作用，适用于体虚气弱，食欲缺乏，脘腹胀满等。

（4）山楂麦芽粥

山楂10克，麦芽5克，粳米100克，同煮成粥。有健脾开胃，消食化积的作用，适用于肉食或米面食积不化所致的脘腹胀满，食欲缺乏，消化不良等。

（5）薏苡仁小豆粥

薏苡仁20克，赤小豆20克，粳米100克，同煮成粥。有渗湿利水，健脾益气的作用，适用于脾虚湿盛所致的食欲缺乏，脘腹胀闷，尿少水肿者。

（6）八宝粥

莲子、芡实、薏苡仁、山药、桂圆、红枣、白扁豆各5克、粳米100克，同煮成粥。有益气养血，健脾强身的作用，适用于体虚乏力，食少纳呆，气血亏虚者。

6.5 肺脏养生

6.5.1 肺与人体健康

肺专司呼吸，主宣发肃降，通调水道，朝百脉，主治节，协助心君调节气血运行。

（1）肺主气，司呼吸大权

“主”，即主持、管理之意。肺主气，即指全身的气均由肺来主持和管理，包括主呼吸之气与主一身之气两个方面。

呼吸功能是人体重要的生理功能之一。人体新陈代谢过程中，一方面要消耗大量的清气，同时又不断地产生大量的浊气，清气需不断地进入体内，浊气需不断地排出体外，都要依靠肺的生理功能。肺既是主呼吸运动的器官，又是气体交换的场所。通过肺的呼吸功能，从自然界吸入清气，又把体内的用过的废气排出体外，从而保证了新陈代谢的顺利进行。

肺主一身之气，是指肺有主持、调节全身各脏腑经络之气的作用。肺主一身之气主要体现在气的生成，特别是宗气的生成方面。宗气是由脾胃化生的水谷精气与肺从自然界吸入的清气相结合，聚于胸中而成。肺的呼吸功能正常与否，直接影响到宗气的生成，而宗气通过心脉布散到全身也要靠肺气的协助。因此，肺通过宗气的生成与布散，起到主持一身之气的作用。另外，肺主一身之气还体现在对全身的气机具有调节作用，肺的一呼一吸运动，就是全身之气的升降出入运动。

肺主气的功能正常，气道通畅，呼吸就会正常自如。若肺有了病变，不但影响到呼吸运动，而且也会影响到一身之气的生理功能。如肺气不足，则人体呼吸微弱，气短不能接续，语音低微；肺气被阻，则呼吸急促、胸闷、咳嗽、喘息；如果影响到宗气的生成和布散，失去对其他脏腑器官的调节作用，则会出现全身性的气虚表现，如疲倦、乏力、气短、自汗等。

（2）肺调节水液代谢

人体的水液代谢在生理活动中具有十分重要的作用，主要包括水液的摄入、在体内的转输利用和代谢后的排泄等几个环节，是在多个脏腑参与下共同完成的，肺是其中主要脏腑之一。肺主要通过宣发和肃降两种方式调节水液代谢，具体如下：

肺主宣发，调节汗液的排泄。排泄汗液，是人体水液代谢的一部分。据估计，每天每人通过汗液排出400毫升左右的水分。“宣发”，即宣布、发散之意。肺主宣发，即肺脏具有向上、向外升宣布散的功能，将水谷精微和津液宣散于周身，特别是使布散到体表的津液，通过汗孔，以汗液的方式排泄于体外。在生理情况下，肺的宣发功能正常，则汗的排泄适度，起到调节水液代谢的作用。在病理情况下，肺的宣发功能失常，则会引起水肿、小便不利等病变。

肺主肃降，使水道维持通畅。“肃降”，即清肃下降、排出肺内毒邪与异物之意。“水道”，即指体内水液运行、排泄的道路。水道的通行畅达，流通无阻，是维持水液代谢平衡的重要条件。如果肺病，通调水道功能减退，就可能发生水液停聚而生痰成饮，甚则水泛为肿。

（3）肺统汇全身血脉，“主治节”

在古代，全身之脉称为百脉，肺朝百脉，即全身血液都朝会于肺。肺朝百脉的意义在于全身血液通过肺脉流注于肺，通过肺的呼吸功能，进行气体交换，然后再输布全身。

《黄帝内经·素问》上说，“肺者，相傅之官，治节出焉”。这是将肺比喻为辅助一国之君主的宰相，协助心君，调节全身。肺的治节作用，主要体现于四个方面：一是肺主呼吸；二是肺有节律地呼吸运动，协调全身气机升降运动，使脏腑功能活动有节律；三是辅佐心脏，推动和调节血液的运行；四是通过肺的宣发与肃降，治理和调节体内津液的输布、运行与排泄。若肺主治节的功能失常，可影响宗气的生成与布散，又因肺气虚衰，从而影响血液的正常运行；另外，肺主治节的功能失常还会影响津液的调节与排泄，从而影响气的升降运动。

6.5.2　养好肺气，忌过度悲伤

肺在情志为忧（悲）。忧愁和悲伤，均属非良性刺激的情绪反映，它对于人体的主要影响是使气不断地消耗。《黄帝内经·素问》上说，“悲则气消”，意思是说悲伤过度可出现呼吸气短等肺气不足的现象。由于肺主气，所以悲忧易于伤肺。反之，在肺气虚时，机体对外来非良性刺激的耐受性就下降，而易于产生悲忧的情绪变化。在情志调节方面，要乐观积极向上，有悲观情绪时及时向人倾诉，而不要过度悲哀或忧伤，尤其在肺有疾病时。

6.5.3　“肺与秋气相应”，把握好肺脏保健良机

肺与秋同属五行之中的金，与秋相应。秋季给人的感觉是清肃干爽而燥，燥令主时，而肺本身为“娇脏”，不耐寒、热、燥、湿各种邪气入侵，因此，在秋季容易出现皮肤干涩、口舌生疮、鼻腔干燥、咽喉肿痛、咳嗽、便秘等现象。中医素有“秋冬养阴”的养生原则，秋季养生应注意护阴润燥，以养肺为先。

起居保养方面应该“早睡以避风寒，早起以深呼吸领略秋爽”，使精神安定宁静，不受秋天肃杀之气的影响。

情志调养方面要使“精神内守，不急不躁”，要常笑以宣发肺气。笑能促进体内器官健康，对肺部特别有益。笑时胸肌伸展，胸廓扩张，肺活量增大，可以消除疲劳、驱除抑郁、解除胸闷、恢复体力。轻松微笑时，发自肺腑的微笑，可使肺气布散全身，使面部、胸部及四肢肌群得到充分放松。开怀大笑时，可生发肺气，使肺吸入足量的“清气”，呼出废气，加快血液循环，能达到心肺气血调和之目的，还可使肝气平和，从而保持情绪稳定。

防秋燥要积极补水。秋季气候干燥，使人体丢失大量水分，主动饮水对预防呼吸系统疾病很重要。据估算，人体皮肤每天蒸发的水分约在600毫升以上，从鼻腔呼出的水分也不下300毫升。要及时补充这些损失，秋天每日至少要比其他季节多喝水500毫升以上，以保持肺脏与呼吸道的正常湿度。晨起一杯水最为重要，因为经过一夜的睡眠、排尿、皮肤蒸发及口鼻呼吸等都使不少水分流失，人体已经处于脱水状态，小支气管内的痰液变得黏稠不易咳出，甚至堵塞，从而引起肺部和支气管炎症。清晨饮水可以很好地缓解呼吸道脱水情况。清晨饮水以白开水为好，也可以加少量蜂蜜。

肺部的保健要多做做扩胸运动，应特别注意呼吸系统的锻炼，提倡腹式呼吸法，具体的做法为：伸开双臂，尽量扩张胸部，然后用腹部带动来呼吸，能增加肺活量，尤其有利于慢阻肺和肺气肿患者的恢复。

6.5.4 秋季养肺穴位的按摩

秋季是流感肆虐的季节，人们很容易感冒，感冒是生活中的一种常见病、多发病，但通过合理的自我按摩特定穴位，可激发身体内的免疫功能，减少感冒的发生。

（1）按迎香穴

将两手拇指外侧相互摩擦，有热感后，用拇指外侧沿鼻梁、鼻翼两侧上下按摩60次左右，然后，按摩鼻翼两侧的迎香穴（位于鼻唇沟与鼻翼交界处）20次，每天早晚各做1~2组，预防感冒。

（2）叩肺俞穴

每晚临睡前端坐椅上，两膝自然分开，双手放在大腿上，头正目闭，全身放松，气守丹田。吸气于胸中，两手握成空心拳，轻叩背部肺俞穴（位置在背后第三胸椎棘突下，左右旁开二指宽处）数十下，同时抬手用掌从两侧背部由下至上轻拍，持续约10分钟。可以舒畅胸中之气，有健肺养肺之功效，并有助于体内痰浊的排出，且可通脊背经脉，预防感冒。

（3）点揉风池穴

风池穴位于颈后枕骨的下缘，距离耳朵后部约两个手指宽的一凹陷处。两手拇指点住风池穴，用指头用力揉动数十次。能起到清热疏风解表的作用，特别适合风热感冒。

（4）揉大椎穴

该穴在颈后正中，一个较大的骨头突起的下缘，即第七颈椎棘突的下缘。用一手的食、中两指，用力按住大椎穴，揉动100～200次。可起到预防和治疗感冒的作用，特别适合治疗感冒后高热不退。

（5）点揉足三里穴

同上脾胃足三里取穴。用一手食、中两指，用力点住同侧足三里穴，慢慢揉动数十次。再用另一只手点揉另一侧的足三里穴。有疏风散寒、扶正祛邪的作用，可调节机体免疫力，预防感冒。

6.5.5　通过饮食养好肺脏

品性微凉的蔬菜和水果最养肺。日常的饮食应以清淡为主，多食蔬菜水果及豆制品，少食肉食及含脂肪较多的食物，忌食辛辣，戒烟酒。蔬菜以胡萝卜、西红柿、丝瓜、鲜藕、竹笋、菠菜、南瓜、黄瓜等为主；水果以柑橘、梨、苹果、葡萄等为主。

以下是养肺的食疗：

（1）二冬茶

麦门冬、天门冬各5克，洗净切碎，用开水浸泡10分钟，加入蜂蜜适量。有滋阴降火，润肺止咳的作用，适用于肺热燥咳痰粘，阴虚劳嗽证。

（2）银耳羹

银耳10克，大枣7枚，冰糖适量。将银耳用水泡发切碎，大枣去核，同煮一小时，加入冰糖适量，分早晚二次全部服用。有补益润肺，养阴生津的作用，适用于身体虚弱，干咳少痰，喉痒咽干，神疲气短等肺气虚证。如长更期服用可减量，用银耳3克，大枣3枚，煎煮方法同前，还有提高人体免疫功能，软化血管，抗衰老，延年益寿的作用。

（3）秋梨粥

秋梨50克去核切碎，粳米50克，同煮成粥，加冰糖适量。有生津止渴，润肺化痰的作用，适用于咽干口渴，干咳少痰等秋季干燥伤肺证。

（4）玉竹粥

玉竹10克，粳米50克，同煮成粥，加蜂蜜适量。有滋阴润肺、生津养胃的作用，适用于燥咳痰黏、咽干喉痒、食欲缺乏等肺胃阴虚证。

（5）杏仁豆腐

杏仁5克，豆腐50克，将杏仁用沸水浸泡数分钟，去皮，再加水200毫升与杏仁同磨成杏仁浆，煮沸10分钟后放入豆腐，再煮沸后加入冰糖适量。有利肺化痰、止咳平喘的作用，适用于咳嗽气喘证。

（6）燕窝羹

燕窝3克，冰糖10克，将燕窝用温水泡软洗净后，加入冰糖，放入碗中，蒸30分钟。有养阴润肺、益气止咳的作用，适用于身体虚弱的咳嗽气喘者。

6.6 肾脏养生

6.6.1 肾与人体健康

肾藏精，主生长发育和生殖，被称为“先天之根本”；主水液、主纳气。

（1）肾藏精

精，是人体内最宝贵的物质之一。在中医学，精一方面是指构成人体的基本物质，也就是说，人体的各脏腑组织器官均是由精这种物质构成，先有了精，在此基础上才有了胚胎的发育，生命的产生。另一方面是指其为人体生长、发育及各种生命活动的物质基础，也就是说，人出生后由幼年、青年到壮年、老年，都不断地消耗精微物质，“精”即是对这些精微物质、营养成分的概括。

肾藏精，是说肾对于精气具有闭藏作用。肾所藏的精，包括“先天之精”和“后天之精”两部分。“先天之精”是禀受于父母的生殖之精，是构成胚胎发育的原始物质，具有生殖、繁衍后代的基本功能，并决定着每个人的体质、生理、发育和寿命。在出生离开母体后，这精就藏于肾，成为肾精的一部分，它是代代相传、繁殖、生育的物质基础。“后天之精”，是指饮食水谷所化生的各种精微物质，由脾胃所化生，是维持人体生命活动的营养物质，主要分布在五脏六腑、皮毛筋骨，具有营养全身的功能。其通过代谢平衡后所剩余的部分，输注到肾脏，成为肾精的一部分。因此，肾精的盛衰，除了与先天条件有关外，还和后天营养是否充盛有密切关系。

（2）肾主宰人体的生长、发育与生殖

人体的生殖机能包括两个方面，即性功能和生殖能力，它是繁衍后代、代代相传的根本保证。人体的生殖机能主要和肾有关。一方面，肾藏精，肾精是人体胚胎发育的基本物质，是生命起源的物质基础。另一方面，肾精又能促进生殖器官发育，使生殖机能成熟并维持生殖机能旺盛不衰。

人在出生以后，由于先天之精不断得到后天之精的滋养，肾的精气逐渐充盛，发育到青春期，体内就产生了一种促进生殖机能成熟的物质，中医学称之为“天癸”，是一种促进性腺发育成熟的物质。它来源于男女之肾精，主要由先天之精所化，又不断得到后天之精的滋养和充盈。天癸能促进人体的生长发育与生殖。当天癸发展到一定水平时，男子出现排精现象，女子按时排泄月经，男女性机能开始成熟，并已具备生殖能力。此后，随着年龄的变化，肾精由充盛而逐渐衰减，天癸也逐渐减少，生殖能力逐渐减弱，直至丧失。人体的生殖机能，主要由肾中精气的盛衰决定，因此，当肾中精气衰减时，就会导致性机能和生殖机能的异常。而对于性机能和生殖机能的病变，也往往采用填补肾精的方法治疗。

人体的整个生长、发育过程，均和肾中精气的盛衰存在着极其密切的内在联系。人从幼年开始，肾中精气开始充盛，人体生长、发育迅速，在七、八岁时，由于肾中精气的逐渐充盛，出现了齿更发长的生理变化。到了青壮年，肾中精气更加充盛，不仅具备了生殖能力，而且耳聪目明，记忆力好，身体强健有力，筋骨坚强，反应敏捷，精神饱满，牙齿坚固，头发黑亮，处于人生中身体最强壮的时期。进入老年，由于肾中精气开始衰减，人的形体逐渐衰老，不仅生殖机能丧失，而且头发斑白，牙齿动摇，弯腰驼背，步履不稳，耳聋失聪，面憔无华。

正是由于肾中精气的盛衰决定着人体的生长、发育，因此，当肾中精气不足时，往往出现生长发育方面的异常。在幼年时期，肾中精气不足，则可致生长、发育迟缓，智力低下，“五迟”（站的迟、走的迟、牙齿生的迟、开始说话迟迟、发育迟）或“五软”（手足软、头软、颈软、肌肉软、口软）；在成年时期，如肾中精气亏损过度，则会出现头发脱落，牙齿动摇，头晕耳鸣，记忆力减退，性功能衰弱，体弱无力，反应迟钝等一系列未老先衰现象。此时采用补肾精的方法治疗，能获得较好疗效。另外，在肾主生长发育这一理论的指导下，对于抗衰老的预防，历代医家都极为重视调补肾脏，目前研制的抗衰老药物，多是从补养肾的方面进行的。肾的养生保健是保持青春活力、延缓衰老最重要的方法。

（3）肾主水液

人体全身水液代谢的调节，虽然由肺、脾、肝、肾等多个脏腑共同完成，但起主导作用的是肾，肾对水液代谢的调节作用，贯穿在水液代谢过程的始终。肾主水液功能主要是通过肾的气化作用来实现的。所谓“气化”，是指肾中阳气的蒸化作用。肾阳蒸化水液，使水能气化，又能使气聚为水，以利于水液在体内的升降出入、布散排泄，从而维持水液正常代谢。

（4）肾主纳气

肾主纳气，是指肾具有摄纳肺所吸入之清气而调节呼吸的功能，防止呼吸表浅，保证体内外气体的正常交换。

人体的呼吸虽然由肺来主司，还必须有肾的参与才能维持正常。具体来说，由肺吸入之清气必须下达于肾，由肾来摄纳，方能保持呼吸运动的深沉和平稳，从而保证体内外气体得以正常交换。只有肺肾协调一致，呼吸功能才会正常。实际上肾主纳气是肾的封藏作用在呼吸运动中的具体体现。因此，肾的纳气功能正常，呼吸均匀和调；纳气功能减退，摄纳无权，则肺吸入的清气上逆而不能下行，即可出现呼吸表浅，动则气喘，呼多吸少或呼吸困难等病症。往往在慢性气管炎、肺气肿、肺心病等疾患中，可见“肾不纳气”的征象，治疗用补肾纳气的方法，多可获得较好的效果。

6.6.2 养好情志，肾脏更健康

肾“在志为恐和惊”，长期恐惧或突然意外惊恐，皆能导致肾气受损，常说的“恐伤肾”就是这个意思。因此，无论任何原因的恐惧，都会影响于肾。过于恐惧，一方面可导致肾气不固，气陷于下，出现二便失禁，遗精，肢冷等症状；另一方面可导致肾中精气不能上奉，使心肺失其濡养，水火升降不交，出现胸满

腹胀，心神不安，夜里不能睡眠等症状。为什么人会被吓得大小便失禁呢？因为肾气是控制二便的。当一个人过度恐惧的时候，他的肾气就散了，肾的固摄的功能就差了，如此就会出现大小便失禁。生活中要注意修身养性，调节好自己的心情，使心境平和舒畅，不大喜大悲，过于一惊一乍。

6.6.3 “肾与冬气相应”，把握好肾脏保健良机

肾和冬季在五行中均属水，所以肾与冬相应。肾本身主封藏精气，也与冬季的伏藏十分相似，所以冬季要特别注意养护肾，防止肾中精气过度的消耗。“固精”是保养肾的重要养生方法，“固精”就是要节制性生活。性生活不节制，容易耗伤人体肾中精气而致病，出现腰膝酸软、眩晕耳鸣、精神萎靡，男子遗精、阳痿，女子月经不调、带下过多。正常的性生活可以促进激素的分泌，是有益于身体健康的。特别是在冬季更需要注意养肾固精的问题，以保证机体的健康。

6.6.4 养肾穴位的按摩

（1）按涌泉穴

涌泉穴位于足前部凹陷处第二，三趾趾缝纹头端与足跟连线的前1/3处，是肾经的首个重要穴位。《黄帝内经》中说，“肾出于涌泉，涌泉者足心也”。意思是说，肾经之气犹如源泉之水，来源于足下，涌出灌溉周身四肢各处。经常按摩此穴，有增精益髓、补肾壮阳、强筋壮骨之功效。

每晚睡前盘腿而坐，赤足，用左手拇指按压右足涌泉穴，左旋按压30次，右旋按压30次，然后用右手拇指按压左足涌泉穴，手法同前。

（2）按太溪穴

太溪位于足内侧，内踝后方与脚跟骨筋腱之间的凹陷处。是足少阴肾经的腧穴和原穴，腧穴就是本经经气汇聚之地，因此太溪穴被称为汇聚肾经元气的“长江”，为补肾气的要穴。原穴就是肾脏的元气居住的地方，肾经的原发力、原动力都在这里。太溪穴合二为一，此处肾经的经气最旺，具有滋肾阴、补肾气、壮肾阳、理胞宫的功能，也就是说，常揉按太溪穴，对生殖系统、肾阴不足诸证、腰痛和下肢功能不利的疾病都有保健作用。

揉按时，盘腿端坐，用左手拇指按压右踝太溪穴，左旋按压15次，右旋按压15次，然后用右手拇指按压左踝太溪穴，手法同前。按揉的力度，除了要有酸胀的感觉之外，还要有麻麻的感觉。

（3）按三阴交穴

三阴交虽然最终归属于脾经，但与肝经和肾经也有特殊关系，经常按揉三阴交穴，可健脾益血，调肝补肾，安神、促进睡眠。

每天晚上5时到7时，肾经当令，盘腿端坐，用力按揉每条腿的三阴交穴各15分钟左右，能保养子宫和卵巢，促进任脉、督脉、冲脉的畅通，而且通过补肾，对中年女性提升性欲有很好的疗效。

（4）按腰眼穴

腰眼穴位于腰部第三腰椎棘突左右3~4寸的凹陷处。中医认为，腰眼穴居“带脉”（环绕腰部的经脉）之中，为肾脏所在部位。用掌搓腰眼和尾闾，不但可以疏通带脉和强壮腰脊，而且还能起到固精益肾和延年益寿的作用。中年人经常搓腰眼，能防治风寒引起的腰痛症。

以下是按摩腰眼穴的方法：

1）两手对搓发热后，紧按腰眼处，稍停片刻，然后用力向下搓到尾闾部位（长强穴）。每次做50~100遍，每天早晚各做1次。

2）两手轻握拳，用拳眼或拳背旋转按摩腰眼处，每次5分钟左右。

3）两手握拳，轻叩腰眼处或用手捏抓腰部，每次做3~5分钟。

4）立位，两足与肩平，两手按腹部两侧，拇指向前，四指向后，用中指按至腰眼，旋转按压30次。

（5）按命门穴

命门穴位于腰部正中，约与肚脐在同一水平处，在后正中线上，第二腰椎棘突下凹陷处。按揉命门穴具有强肾固本，温肾壮阳，强腰膝、固肾气，延缓衰老，疏通督脉的作用，经常按揉可以提升性欲，改善性冷淡，平衡和恢复性功能。

立位，将两手掌心放于命门穴（第二、三腰椎棘突间）上下推揉30次，以局部出现温热感为佳。

（6）按关元穴

关元穴位于腹中线上，脐下 3 寸。具有培补元气、强壮身体的作用。

平卧位，左手掌心放于关元穴，向左旋转按揉 30 次，向右旋转按揉 30 次。本保健操有补益肾气，强腰固精，增强体质的作用。

6.6.5 通过饮食养好肾脏

（1）海参粥

水发海参（切碎）50 克，粳米 100 克，同煮成粥，加少许葱姜食盐调味。有补肾益精、滋阴补血的作用，适用于肾虚阴亏所致的体质虚弱、腰膝酸软、失眠盗汗等。

（2）枸杞猪腰粥

枸杞子 10 克，猪肾 1 个（去内膜，切碎），粳米 100 克，葱姜食盐少许，同煮成粥。有益肾阴、补肾阳、固精强腰的作用，适用于肾虚劳损、阴阳俱亏所致的腰脊疼痛、腰膝酸软、腿足痿弱、头晕耳鸣等。

（3）苁蓉羊腰粥

肉苁蓉 10 克，羊腰 1 个（去内膜，切碎），粳米 100 克，同煮成粥。有补肾助阳，益精通便的作用，适用于中老年人肾阳虚衰所致的畏寒肢冷、腰膝冷痛、小便频数、夜间多尿、便秘等。

（4）鹿角胶粥

鹿角胶 6 克，粳米 100 克。将粳米煮成粥后，将鹿角胶打碎放入热粥中溶解，加白糖适量。有补肾阳、益精血的作用，适用于肾阳不足、精血虚损所致的形体羸瘦、腰膝酸软、疼痛、遗精阳痿等。

6.7 五脏排毒养生

从中医学讲，凡是不能及时排出体外、对我们的身体和精神产生不良作用的物质都称为“毒”，如淤血、痰湿、寒气、食积、气郁、上火。这些毒素堆积在五脏之内，会逐渐加速五脏的衰老，随着五脏的衰老，由五脏供养的皮肤、筋骨、肌肉、神经也就跟着一起衰老了。日常生活中，我们要注意排五脏之毒，延缓衰老。

6.7.1 肝脏排毒

如果肝脏有了毒素，可表现在以下几个方面：

（1）指甲表面有凸起的棱线或是向下凹陷。中医认为“肝主筋”，指甲是“筋”的一部分，所以毒素在肝脏蓄积时，指甲上会有明显的信号。

（2）乳腺出现增生，经前乳腺的胀痛明显增加。乳腺属于肝经循行路线上的要塞，一旦肝经中有“毒”存在，乳腺增生随即产生，尤其在经血即将排出时，会因气血的充盛而变得胀痛明显。

（3）情绪容易抑郁。肝是体内调控情绪的脏器，一旦肝内的毒不能及时排出，就会阻塞气的运行，产生不良情绪。

（4）偏头痛，脸部的两侧长痘痘，还会出现痛经。脸部两侧以及小腹，是肝经的“一亩三分地”，一旦肝的排毒不畅快，自己的后院就会先着火。

要排出肝脏之毒，需注意以下几点：

（1）吃青色的食物。根据五色与五味相应，青色的食物可以通达肝气，有很好的疏肝、解郁、缓解情绪作用。这里推荐青色的橘子或柠檬，连皮做成青橘果汁或是青柠檬水，直接饮用帮助肝脏排毒。

（2）食枸杞子。除了排毒之外，还应该提升肝脏抵抗毒素的能力。这种食物首推枸杞，它具有很好的保护肝脏的作用，可以提升肝脏对毒素的耐受性。食用时以咀嚼吃最好，每天吃一小把。

（3）按压肝脏排毒要穴。这是指太冲穴，位置在足背第一、二跖骨结合部之前的凹陷中。用拇指按揉 3～5 分钟，感觉轻微酸胀即可。不要用太大的力气，两只脚交替按压。

（4）眼泪排毒法。相较于从不哭泣的男人，女人寿命更长，这不能不说和眼泪有关系。中医早已有了这个认识，而且也被西方医学所证实，泪液同汗液和尿液一样，里面确实含有对身体有害的生化毒素。因此，难受时、委屈时、压抑时哭出来也是一种主动排毒方式。

6.7.2 心脏排毒

如果心脏有了毒素，可表现在以下几个方面：

（1）舌头溃疡。中医认为舌和心脏的关系最为密切，所以溃疡长在舌头上，通常认为是心脏有内火或是火毒。

（2）额头长痘。额头是心脏管辖的一个属地，心火旺盛成为火毒时，额头会此起彼伏地出现很多痘痘。

（3）失眠，心悸。心脏处于不停地工作中，当火毒停留于心而无法排出时，睡眠不会安稳。

（4）胸闷或刺痛。心脏内出现淤血也是一种毒素，就像是在公路上堵车，轻一点表现为胸闷，重一点表现为刺痛。

排心脏之毒可从以下几方面考虑：

（1）吃苦排毒。首推莲子芯，味苦且可以发散心火。它虽然有寒性，但不会损伤人体的阳气，一向被认为是最好的化解心脏热毒的食物。可以用莲子芯泡茶，不妨再加些竹叶或生甘草，能增强莲子芯的排毒作用。

（2）按压心脏排毒要穴。这是指少府穴，位置在手掌心，第四、五掌骨之间，握拳时小指与无名指指端之间，可左右手交替用力按压这个穴位。

（3）绿豆利尿排毒。绿豆可以通过利尿、清热的办法，来化解并排出心脏的毒素，但吃绿豆时要用液体的形式，如绿豆浆或绿豆汤，绿豆糕的效果会差一些。

（4）中午 11 时到 13 时是心脏最强的时间，可以吃些保心、助排毒的食物，如茯苓、坚果、黄豆、黑芝麻、小枣等。

6.7.3 脾脏排毒

如果脾脏有了毒素，可表现在以下几个方面：

（1）面部长色斑。长斑的女性通常消化系统能力较弱。

（2）白带过多。脾主管体内排湿，如果湿气过多，超出了脾的能力，就会出现体内湿气过盛，白带增多是其中的一个体现。

（3）脂肪堆积。脂肪在中医里叫痰湿，是由于脾的消化功能不佳，不能及时把垃圾毒素排出体外而产生的。有效的减肥必须围绕恢复脾胃正常代谢痰湿的主题来做，否则就会反弹。

（4）口气明显，唇周长痘或溃疡。口唇周围都属于脾，当脾中的毒素无法排出体外时，蓄积的毒素就要找机会从这些地方爆发出来。

要排出脾脏之毒，需注意以下几点：

（1）吃酸助脾脏排毒。例如，乌梅、醋，是化解食物中毒素的最佳食品，可以增强肠胃的消化功能，使食物中的毒素在最短的时间内排出体外。同时酸味食物还具有健脾的功效，可以很好地起到“抗毒食品”的功效。

（2）按压脾脏排毒要穴。这里指商丘穴，位置在内踝前下方的凹陷中，用手指按揉该穴位，保持酸重感即可，每次3分钟左右，两脚交替做。

（3）饭后走一走。运动可以帮助脾胃消化，加快毒素排出的速度，长期坚持，效果会更好。

（4）饭后1小时吃1个水果，帮助健脾、排毒。

6.7.4 肺脏排毒

如果肺脏有了毒素，可表现在以下几个方面：

（1）皮肤呈锈色，晦暗。中医认为肺管理全身的皮肤，皮肤是否润泽、白皙，都要依靠肺的功能良好。当肺中毒素比较多时，毒素会随着肺的作用沉积到皮肤上，使肤色看起来没有光泽。

（2）肺脏和大肠是一套系统，当上面肺脏有毒素时，下面肠道内也会有不正常的淤积，而出现便秘。

（3）多愁善感，容易悲伤。毒素在肺，会干扰肺的气血运行，使肺脏不能正常舒畅胸中的闷气，被压抑的多愁善感。

排肺脏之毒，具体方法如下：

（1）食萝卜。在中医里，大肠和肺的关系最密切，肺排出毒素程度取决于大肠是否通畅，食萝卜能帮助大肠排泄宿便。

（2）食百合。肺脏在燥的情况下，容易导致毒素积累，百合有很好的养肺滋阴的功效，可以帮肺脏抗击毒素。食用时加工时间不要过长，否则百合中的汁液会减少，排毒效果大打折扣。

（3）按压肺脏排毒要穴。这里指合谷穴，位置在手背上，第一、二掌骨间，当第二掌骨桡侧的中点处，可以用拇指和食指捏住这个部位，用力按压。

（4）排汗解毒。肺主皮毛，在液为汗，多运动让汗液带走体内的毒素，会让我们的肺清爽起来。还可以热水浴，浴前水中加一些生姜和薄荷精油，使汗液分泌得更畅快，排出身体深处的毒素。

（5）运动排毒。早上7时到9时是肺脏主时，在肺最有力的时候进行慢跑等有氧运动，能强健肺排出毒素的功能。

6.7.5 肾脏排毒

如果肾脏有了毒素，可表现在以下几个方面：

（1）月经量少，或经期短，颜色暗。月经的产生和消失，都是肾功能是否旺盛的表现，如果肾脏中有很多毒素，经血就会减少。

（2）水肿。肾脏管理体内的液体运行，肾脏堆积毒素后，排出多余液体的能力降低，就易出现水肿。

（3）下颌长痘。脸部下颌部位由肾管辖，肾的排毒不足，多余的毒素会表现在下颌部位。

（4）容易疲倦。身体内多余的毒素消耗肾的能量，肾脏提供的能量减少，则会出现体倦，神疲思睡，四肢无力。

要排出肾脏之毒，需注意以下几点：

（1）食冬瓜。冬瓜富含汁液，进入人体后，会刺激肾脏增加尿液，排出体内的毒素。食用时可用冬瓜煲汤或清炒，味道尽量淡一些。

（2）食山药。山药虽然可以同时滋补很多脏器，但最终还是以补肾为主，经常吃山药可以增强肾脏的排毒功能。山药用焦糖“炮制”过的拔丝山药，是很好的一种食用方法，会增强补肾抗毒的功效。

（3）按压肝脏排毒要穴涌泉穴。这是人体最低的穴位，如果人体是一幢大楼，这个穴位就是排污下水管道的出口，经常按揉它，排毒效果明显。涌泉穴位置在足底的前 1/3 处（计算时不包括足趾），这个穴位比较敏感，按摩时不要用太大的力度，稍有感觉即可，以边按边揉为佳，持续 5 分钟左右即可。

（4）肾脏最佳排毒的时间是早晨 5 时到 7 时，身体经过一夜的修复，到了早晨毒素都聚集在肾脏，所以早晨起来最好喝一杯白水，冲刷一下肾脏，将毒素排出体外。

在中医理论中，肝为“将军之官”，主疏泄，能调节人的情志活动，协助脾胃消化。肝又藏血，有贮藏血液、调节血量的作用。心为“君主之官”，主血脉是全身血脉的总枢纽，心通过血脉将气血运送于周身；心又主神志，是精神、意识和思维活动的中心，在人体中处于最高主导地位。脾为“仓廪之官”，主运化，促进饮食物的消化、吸收和营养物的输布，为气血生化之源，故有“后天之本”之称；脾又统血，能统摄血液不致溢出于经脉之外。肺为“相傅之官”，主气，司呼吸，是人体气体交换的场所，又能宣发卫气和津液于全身以温润肌腠皮肤。肾为“作强之官”，主藏精，与人体生长发育和生殖能力密切相关，故有“先天之本”之称；肾又主水，在调节人体水液代谢方面起着重要作用。

认识五脏的生理特性和功能，了解五脏与五行的对应关系，顺应天地自然生化规律，对于养好五脏具有重要意义。

7　不同人群养生

儿童从一出生如何增强免疫力，保持身体、智力健康发育；青少年学生如何身心健康的学习与成长；中青年承受着巨大的工作、生活、家庭压力，怎样保持健康，保证持续发展；老年人辛苦了一辈子，怎样和谐健康幸福地度过晚年？这些都是在人的一生中要注意的养生保健问题。认识人的生长壮老发展规律，在各个年龄阶段，面对的体征，针对不同的社会人群，选择相应的摄生保健方法，能够更好地祛病保健。

7.1　人的生长壮老规律

人的生命历程从胎孕、发育、成长、衰老乃至死亡，经历着一个生、长、壮、老、已的过程。生长壮老已是人类生命的自然规律。

人的生长发育与体内的气血阴阳以及脏腑的功能活动均息息相关。心血充盈，可运行血液濡养周身；肺气充足，可维持体内清浊之气的吐故纳新；肝气调畅，可促进各组织器官功能的正常发挥；脾气充足，可吸收、运化、转输营养物质至全身组织器官，维持正常的生理活动；肾精充足，可促进身体各方面的生长发育。因此，人的生长发育要依赖五脏六腑的精气充养和支持，是五脏六腑共同发挥作用的生命过程。

肾中精气的盛衰决定着人体的生长发育过程，是人体生长发育的根本。肾中精气禀受于父母，是激发生命活动的原动力。人体生长壮老已的生命过程，反映了肾中精气的盛衰变化。《黄帝内经》中说，“女子七岁，男子八岁，肾气达到充盛，开始更换乳牙，头发长得较快且多；女子十四岁，男子十六岁，肾精中具可促进身体各方面的生长发育并促进生殖功能的物质成熟，女子开始有月事，具备生殖能力，男子生殖之精盈满开始外泄，男女交合能有子；女子二十一岁，男子二十四岁，肾气充满，筋骨比较强健，明显的标志是有智齿长出，牙齿长全，各方面生长发育成熟，女子二十八岁，男子三十二岁，身体健壮，男子肌肉饱满结实；女子三十五岁，面容开始憔悴，气血不如以前充盛，头发开始脱落，男子四十岁，肾气开始衰减，头发开始脱落，牙齿开始松动；女子四十二岁，阳气明显衰减，面容大不如以前红润、有光泽，头发开始变白，男子四十八岁，阳气开始衰减于面部，头发开始变白；女子四十九岁，任督二脉气血衰减、不足，身体开始完全衰老，月事断，不再有生殖能力，男子五十六岁，肝气衰竭，筋骨活动不再灵活；男子六十四岁，生殖之精极少，肾脏衰竭，牙齿完全脱落，头发都变白，身体开始完全衰老。”

掌握了人体生长壮老已的规律，在生命的各个阶段就能够适时适宜地养生，改善身体状况，延缓衰老，延长生命。

7.2 少儿保健

少儿是指从出生到12岁这段时期。少儿的养生，包括自出生至学龄期的一切保健措施。其特点是养教并重，以保养元气、教育成才为目标。

7.2.1 少儿的生理和心理特点

少儿处于生长发育的初期，在生理上，既有生机蓬勃，蒸蒸日上的一面，又有脏腑娇嫩、形气未成的一面。身体抗病能力低下，易于发病，病情发展迅速。小儿的心理发育也尚未完善，精神比较怯弱，易受惊吓致病，情志不稳，缺少主见，易于接受各方面的影响和教育。针对少儿的生理、心理特点，不失时机地采取科学的保健措施，是促进少儿健康成长的重要保证。

7.2.2 少儿保健五个阶段

少儿在生长发育的过程中，饮食、环境变化大，体格、心理发育会发生几次由量变到质变的飞跃。可根据不同阶段将少儿期分为新生儿期、婴儿期、幼儿期、学龄前期、学龄期这五个阶段。

（1）新生儿期

自出生至满月为新生儿期。以保暖、合理喂养和预防感染为保健重点，还应保证充足睡眠及良好的睡眠姿势。

（2）婴儿期

从满月到1周岁为婴儿期。这是人一生中生长发育最迅速的阶段，被称作人生中第一个飞跃时期。此期的保健重点是合理喂养，注意寒温调护，按时进行各种预防接种。

（3）幼儿期

从1周岁到3周岁为幼儿期。重视早期教育，促进智力增长。继续做好预防保健工作，培养良好卫生、生活习惯。

（4）学龄前期

从3周岁到7周岁为学龄前期，应有计划地进行幼儿园教育，开展适于幼童特点的各种活动，做好预防保健工作，加强医护与教育，防止意外事故发生。要注意培养优秀品德及初步的独立生活能力。

（5）学龄期

从7周岁到12周岁为学龄期。应重视德、智、体、美教育，使之全面发展，继续做好儿童保健，要特别注意预防近视、龋齿和脊柱变形，防止扁平足。加强体育锻炼，使体格和智慧进一步发展。

7.2.3 养生指导

（1）早期教育

早期教育是指对自出生至幼童期儿童进行的适时而恰当的教育与训练。包括德行教育、智力开发教育、健康教育和美学教育。早期教育应注意以下几个方面：

1）全面发展：德育、智育、体育、美育是相辅相成、相得益彰的。良好的品德与个性可激发幼童学习、锻炼的自觉性和踏实刻苦的精神。美育可以促使正确人生观和世界观的萌发与形成，使生活丰富多彩，充满情趣和愉快，从而促进智力发展和身心健康。健康的心理寓于健康的身体，身体不好势必影响智力的发展。智力的发展，能增加幼童的信心，有助于知识水平、思想品德和体质的提高。在教育的过程中，应当注意四者兼顾，相互促进，相互渗透，使孩子的身体与心理得以统一和谐地发展。

2）适时恰当：抓住儿童各阶段发育的关键期。关键期是儿童发展的“最佳期”，是各种与潜能激发相关的器官由不完全到系统发育成熟前的快速构成期和生长阶段。在关键期内，幼童的学习兴趣大、速度快、掌握牢固，可获得最佳学习效果。现在一般认为，3 岁以前是进行智力开发的重要阶段；2～3 岁是儿童口头语言及计数能力发展的关键期；出生到 4 岁是形状知觉发展的关键期；4～5 岁是开始学习书面语言的关键期；5～6 岁掌握词汇能力发展最快，又是数字概念发展的关键年龄。

适时与恰当的早期教育，可以获得最佳效果。教育过早过深有损孩子的健康，亦不能取得更好的成效。教育过晚过浅，会推迟、耽误甚至阻碍幼童的成长发展。

（2）精心护养

《素问·病机气宜保命集》指出，小儿“内无思想之患，外无爱慕之劳”，即少儿很少因七情损伤而病。但是不能自调寒暑、节饮食，易患肺与脾胃之疾。因此少儿养生防病当以“节饮食，适寒暑，宜防微杜渐”为主。

1）合理喂养，节饮食：小儿生长发育迅速，体格、智力以及脏腑功能均不断地趋向完善成熟、对各种营养物质的需求量增多，质量要求高。母乳是婴儿最理想的天然食品，对六个月以下的小儿更适合。若无母乳或其他原因不能哺乳，可采用人工喂养，通常予以牛奶、奶粉、豆浆等代乳品，鲜牛奶可作首选。少儿不同阶段的食品应以营养充足、适应并促进发育为原则。要注意食物品种的多样化及粗细粮、荤素菜的合理搭配；要特别注重提高幼儿膳食中优质蛋白质的比重，让孩子食用足量的鱼、肉、蛋及豆类食物。

肾气对人的生长发育极为重要。幼童的肾气未充，牙齿、骨骼、脑髓均处于发育中，因而不要忽视补肾食品的供给，如动物的肝、肾、脑髓及核桃仁、黑芝麻、桑葚、黑豆等。因为小儿为“纯阳之体”，宜少食或忌食温补滋腻厚味的食品，如羊肉、鸡肉、火腿、海参等。

脾胃为后天之本，但是小儿“肠胃脆弱”，饮食又不能自节，喂养稍有不当，就会损伤脾胃，妨碍营养物质的消化吸收，影响生长发育。因而，幼儿的喂养应着眼于保护脾胃。其饮食应以易于消化吸收为原则，辅食的添加应该由流质到半流质到固体，由少到多，由细到粗。视小儿消化吸收的情况而增加辅食的数量、种类和速度。食物的烹调宜细碎软烂、色香味美，通常采用煮、煨、烧、蒸等方法，不宜油炸。另外，随着人民生活水平的提高，现代儿童要注意防止营养过剩，忌过食生冷，零食过多过杂。

2）进行寒温调适：要顺应天气寒热变化增减衣衫，以小儿的手足暖而不出汗，体温保持在36～37.3℃之间为宜。保暖要点是头宜凉，背、足宜暖。小儿衣被特忌厚热，平时穿衣不宜过多以慢慢适应寒冷刺激。

3）注意安全防护：小儿精神怯弱，易受惊吓，大惊卒恐可致疾病。此外，小儿求知欲强，勇于探索，但是缺乏社会生活经验，对外界危险事物没有识别能力，容易发生意外事故。成人必须谨慎看护，事事留意，正面引导，切勿以粗暴态度或恐吓手段对待。

（3）体格锻炼

《千金方·初生出腹论》指出，“凡天和暖无风之日，令母将儿于日中嬉戏，数见风日，则血盈气刚，肌肉牢密，堪耐风寒，不致疾病”。要鼓励孩子到户外活动，要充分利用大自然的日光、空气进行体格锻炼。10岁以内儿童，每天保证2～3小时的户外活动，增强机体抗病能力。要让孩子积极参加体育锻炼，以体操、游泳、游戏、短跑、武术、跳绳和球类运动为宜，运动量适中。

（4）培养良好习惯

1）科学的睡眠：要让孩子从小养成按时起床和睡眠的习惯，让其自然入睡，不要养成抱着睡的习惯。入睡前勿逗引玩笑，不做兴奋游戏。

被子不宜过重、过厚、过暖。仰卧、侧卧均可，不宜俯卧。要帮助婴儿经常调换睡眠姿势和侧卧的方向，以免颅骨畸形发育。枕头不宜过高。

2）注意个人卫生：孩子6个月左右，就应该开始训练定时大小便的习惯。1

周岁左右，要教他养成饭前便后洗手的习惯。晚上睡前要洗脸、洗脚。女孩儿每晚要洗臀部，而且要由前向后洗。要让孩子定期洗头洗澡，勤洗勤换衣服。让他们随身携带手帕，不与他人共用毛巾等洗漱用具。应注意口腔卫生，养成饭后漱口和刷牙习惯，不可含着糖块入睡。孩子到了4岁，要逐渐培养自理能力，注意培养正确的姿势，讲解卫生保健常识，预防龋齿、近视眼、沙眼、脊柱变形、扁平足和传染病的发生。

3）培养良好的学习习惯：要帮助孩子合理安排学习、生活和休息，为他们安排一些力所能及的家务劳动，学龄儿童每天要保证学习时间。

（5）免疫防病

定期做好预防接种，可提高儿童对某些传染病的免疫力，减少并阻止传染病的流行。

对幼童期以内的小儿要定期体检。婴儿期，1~3个月检查一次；幼儿期，3~6个月检查一次；幼童期，6~12个月检查一次。对痟证、双胞胎儿、出生低体重儿等应酌情增加检查次数。通过检查，可系统地观察小儿体格与智能的发育情况，有针对性地宣传科学育儿知识，引导父母改进护理、教养方法，早期发现小儿生长发育过程中存在的问题，做到无病早防，有病早治，降低发病率。

7.3 青少年保健

青少年是指12~24岁这一阶段，统称青春期。又可分为青春发育期和青年期。从12~18岁为青春发育期，从18~24岁为青年期。

7.3.1 青少年的生理和心理特点

青春发育期是生长发育的高峰期。其特点是体重迅速增加，第二性征明显发育，生殖系统逐渐成熟，其他脏腑亦逐渐成熟和健全。机体精气充实，气血调和。随着生理方面的迅速发育，心理行为也出现了许多变化。他们精神饱满，记忆力强，思想活跃，充满幻想，追求异性，逆反心理强，感情易激动，个体独立化倾向产生与发展。到了青年期，身体各方面的发育与功能都更加完善和成熟，最后的恒牙也长了出来。但是，此时人生观和世界观尚未定型，还处于“染于苍则苍，杂于黄则黄”的阶段，如果能按照身心发育的自然规律，注意体格的保健锻炼和思想品德的教育，可为一生的身心健康打下良好的基础。

7.3.2　养生指导

（1）培养健康的心理素质

青少年处于心理上的“断奶期”，表现为半幼稚、半成熟以及独立性与依赖性相交错的复杂现象，具有较大的可塑性。他们热情奔放、积极进取，却好高骛远，不易持久，在各方面会表现出一定的冲动性。他们对周围的事物有一定的观察分析和判断能力，但情绪波动较大，缺乏自制力，看问题偏激，有时不能明辨是非。他们虽然仍需依附于家庭，但与外界的人及环境的接触亦日益增多，其独立愿望日益强烈，不希望父母过多地干涉自己，却又缺乏社会经验，极易受外界环境的影响。青少年心理保健可从以下三个方面入手。

1）说服教育，循循善诱：家长和教师要以身作则，为人师表，给青少年以良好影响，尊重他们独立意向的发展和自尊心，采用说服教育、积极诱导的方法，与其交友谈心。有事多与他们商量，逐渐给其更多的独立权利，为他们创造一个愉快的、愿意讲话的环境，探知他们的心理活动与情绪变化，从而有的放矢地予以教导和帮助。从积极方面启发他们的兴趣与爱好，激发他们积极进取、刻苦奋斗的精神，培养良好的个性与习惯。引导他们慎重择友，避免与坏人接触，逐渐树立正确的世界观和人生观，使他们有远大的理想与追求，集中精力长知识、长身体，在实际工作中锻炼坚强的意志和毅力，以求德智体美全面发展。对于他们的错误或早恋等问题，不能采取粗暴、压制及命令的方式，仍要谆谆教导。

2）加强自身修养：青少年的身体发育虽已接近成人，但是对环境、生活的适应能力和对事物的综合分析、处理能力仍然很差。应该在师长的引导协助下，加强思想意识的锻炼和修养，力求养成独立自觉、坚强稳定、直爽开朗、亲切活泼的个性。遇事冷静，言行文明礼貌，切忌恃强好斗。要有自知之明，正确地处理好个人与集体的关系，明确在不同场合所处的不同位置，善于角色变换，采用不同的处事方法，从而有利于社交活动，促进人事关系的和谐，有益于身心健康。

3）科学的性教育：贯穿于青春期的最大特征是性发育的开始与完成。此时男女青年，肾气初盛，天癸始至，具有了生育能力。其心理方面的最大变化也反映在性心理领域，性意识萌发，处于朦胧状态。由于青年人的情绪易于波动，自制力差，若受社会不良现象的影响，可使某些青年滋长不健康性心理，以致早恋早婚，荒废学业，有的甚至触犯刑法，走上犯罪道路。因此，青春期的性教育尤为重要。

青春期的性教育包括性知识教育和性道德教育两个方面。要帮助青少年正确理解正常的生理变化，以解除性成熟造成的好奇、困惑、羞涩、焦虑、紧张的心理。积极引导他们在这个时期把主要精力放在学习上，帮助他们充分了解两性关系中的行为规范，破除性神秘感。另外，引导他们正确区别和重视友谊、恋爱、婚育的关系。提倡晚婚，力戒早恋，宣传优生、计划生育以及性病（包括艾滋病）的预防知识。

（2）饮食调摄

青少年生长发育迅速，代谢旺盛，必须全面合理地摄取营养，要特别注重蛋白质和热能的补充。碳水化合物和脂肪是热能的主要来源，碳水化合物主要含于粮食之中，青少年应保证足够的饭量，增加粗粮在主食中的比例，并摄入适量的脂肪。女青年不应为减肥而过度节食，以致营养不良。男青年也不可自恃体强而暴饮暴食，饥饱寒热无度。对于先天不足体质较弱者，更应抓紧发育时期的饮食调摄，培补后天以补其先天不足。

（3）良好生活习惯的培养

青少年不应自恃体壮、精力旺盛而过劳。既要专心致志地工作、学习，又要有适当的户外活动和正当的娱乐休息，保证充足的睡眠。如此才能保证精力充沛，提高学习、工作效率，有利于身心健康。

要养成良好的卫生习惯，读书、写字、站立时应保持正确姿势，以促进正常发育，预防疾病的发生。男青年变声期要特别注意保护好嗓子，还应避免沾染吸烟、酗酒等恶习，吸烟、酗酒不但危害身体，而且影响心理健康，如吸烟可使注意力涣散，记忆力减退，思维不灵，学习效率降低。

青少年的衣着宜宽松、朴素、大方。女青年不可束胸紧腰，以免影响乳房发育和肾脏功能；男青年不要穿紧身裤，以免影响睾丸正常的生理功能，引起不育、遗精或手淫。夏秋两季男女青年穿紧身裤，容易引起腹股沟癣或湿疹，影响健康。

（4）积极参加体育锻炼

持之以恒的体育锻炼是促进青少年生长发育，提高身体素质的关键。选择锻炼项目时，要同时兼顾力量、速度、耐力、灵敏度等各项素质的发展。力量的锻炼项目有短跑，耐力的锻炼项目有长跑、游泳等，灵敏的锻炼项目有跳远、跳高、球类运动，尤其是乒乓球。上述有些体育项目关系着几项素质的发展，如游泳，既可锻炼耐力，又可锻炼速度和力量，是青少年最适宜的运动项目。

青少年参加体育锻炼，要根据自己的体质强弱和健康状况安排锻炼时间、内容和强度。要循序渐进，一般每天锻炼 2 次，可安排在清晨和晚饭前 1 小时，每次 1 小时左右。锻炼要讲究运动卫生，注意运动安全。

7.4 中年养生

中年是指从 36 ~ 60 岁这一段时期。

7.4.1 中年人的生理和心理特点

《灵枢·天年》上说，“人生……三十岁，五脏大定，肌肉坚固，血脉盛满，故好步；四十岁，五脏六腑十二经脉，皆大盛以平定，腠理始疏，荣华颓落，发鬓斑白，平盛不摇，故好坐。五十岁，肝气始衰，肝叶始薄，胆汁始减，目始不明”。这段论述概括了中年人的生理、心理特点。中年是生命历程的转折点，生命活动开始由盛转衰。现代研究表明，人类在 30 岁以后，大约每增加 1 岁，功能减退 1%。中年是心理成熟阶段，情绪多趋于稳定状态。但随着脏腑生理功能的变化，心理也有相应的变化。有些人对生理逐步老化缺乏应有的认识和理解，常有不同程度的疑病倾向。中年又是“多事之秋”，要承担来自社会、家庭等多方面的压力和重任，心理负担沉重。衰变、嗜欲、操劳、思虑过度是促使早衰的重要原因，也是许多老年慢性病的起因。如果调理得当，就可以保持旺盛的精力而防止早衰、预防老年病，可延年益寿。

7.4.2 养生指导

（1）节制饮食

心脏和血压的异常多出现在中年时期，中年人要特别注意节制饮食，避免大吃肥肉、高蛋白食物，禁烟，少量饮酒。有关研究表明，人进入中年后期，由于激素水平下降等原因，使钠、钙交换平衡失调，导致高血压和心脏病，甚至中风的发生。适当补充富含钙、钾的食物，能促进体内代谢平衡，降低血管的紧张性，保护心脏，避免中风的发生。牛奶含钙最丰富。含钾丰富的水果有香蕉、西瓜、哈密瓜、柑橘、梨、桃等；蔬菜有马铃薯、豆类及蘑菇类；海产品有紫菜、海带、虾米、干贝等。

（2）精神少虑

中年是承上启下的一代，肩负社会、家庭的重担，加上现实生活中的诸多矛盾，易使思想情绪陷入抑郁、焦虑、紧张的状态。长此以往，必然耗伤精气，损害心神，早衰多病。因此，中年人要保持精神畅达乐观，不为琐事过分劳神，不强求名利，患得患失。注意合理用脑，有意识地发展心智，培养良好的性格，寻找事业的精神支柱。工作、学习之余可以出去旅游，放松心情，使大脑得以充分休息，跳出紧张的思虑氛围。当忧虑焦躁情绪不佳时，可对亲朋好友倾吐自己的苦闷或进行适当的文体活动，使焦虑情绪释放出来，缓解心理上的压力。这对中年人调整神经系统功能，防止早衰是极为重要的。

（3）切勿过劳

中年人年富力强，常被委以种种重任，又担负着赡养老人、抚养子女和家庭生活安排等多项工作，要注意避免长期“超负荷运转”，防止过度劳累，积劳成疾。在保证充分营养的前提下，要善于科学合理地安排工作，学会休息。对于繁多的事情，宜分清轻重缓急、主次先后、有节奏有步骤地逐一完成。要善于忙里偷闲，利用各种机会进行适当地运动，如做工间操、上楼下楼、骑车走路，室内踱步等；也可以采用脑力劳动与体力劳动相交换，或改变作业姿势，如坐与站立交替。睡眠是重要的休息方式。中年人必须保证睡眠时间，不可因工作繁忙经常开夜车，切忌通宵达旦地工作，防止过劳死。

（4）节制房事

人到中年体力下降，加之工作紧张，家务繁忙，故应节制房事。如果房事频繁，势必使身体过分消耗，损伤肾气。中年人应根据各人的实际情况，相应减少行房次数，以适应人体脏腑功能。《泰定养生主论》指出，“三十者，八日一施泄；四十者，十六日一施泄，其人弱者，又宜慎之”“人年五十者，二十日一施泄。……能保持始终者，祛疾延年，老当益壮”，可作为参考。

（5）辅以药补、食补

事业和家庭使中年人往往超负荷工作，应适当给予药补和食补。肝气虚，选用“枸杞子粥”补养肝气肝血；心气不足，选用“龙眼粥”养心；脾气虚，选用“大枣粥”补脾。传统医学认为，“脾胃属土，土生万物”，脾胃为后天之根本，所以中老年要以补土为重，常食“山药粥”“扁豆粥”“芡实粥”等，可增强老年人的消化吸收功能，脾胃健壮，则身体自强。“肾为先天之本”，补肾对于中年人保健也有重要意义，可常服具有补肾作用的“栗子粥”“肉苁蓉粥”等，以保肾固精，延年益寿。中年人超负荷的工作常体虚、过度疲劳，可选服党参、黄芪、首乌、玉竹、兔肉、虾等补气血、养阴补髓的药物、食品。

7.5 老年养生

7.5.1 老年人的生理和心理特点

《灵枢·天年》上说，“六十岁，心气始衰，苦忧悲，血气懈惰，故好卧；七十岁，脾气虚，皮肤枯；八十岁，肺气衰，魄离，故言善误”。人到老年，机体会出现生理功能和形态学方面的退行性变化。其生理特点表现为脏腑气血精神等生理机能的自然衰退，机体调控阴阳协和的稳定性降低。心理方面、社会角色和社会地位的改变，再加上退休、体弱多病、狭小的生活圈子，常使老人产生孤独、忧郁、多疑、烦躁、易怒等心理，其适应环境及自我调控能力降低，若遇不良环境和刺激因素，易于诱发多种疾病，且较难恢复。老年保健应注意这些特点。

7.5.2 养生指导

（1）知足谦和，老而不怠

《寿世保元·延年良箴》上说，“积善有功，常存阴德，可以延年”。又说，“谦和辞让，敬人持己，可以延年”。《遵生八笺·延年却病笺》强调，“知足不辱，知止不殆”。要求老年人明理智，存敬戒，生活知足无嗜欲，做到人老心不老，退休不怠惰，热爱生活，保持自信，勤于用脑，进取不止。经常读书看报、学习各种专业知识和技能。根据自己的身体健康状况，多做好事，充分发挥余热，为社会做出新的贡献。如此寓保健于学习、贡献之中。处世宜豁达宽宏、谦让和善，从容冷静地处理各种矛盾，从而保持家庭和睦，社会关系协调，有益于身心健康。

另外，老年人体弱多病，应树立乐观主义精神和战胜疾病的信心，参加一些有意义的活动和锻炼，分散病痛的注意力，同时应积极主动地配合治疗，以尽快地恢复健康。还须定期体检，及早发现不良征兆，及时进行预防或治疗。

（2）审慎调食

老年人的饮食调摄，应该营养丰富，适合老年生理特点，具体应遵循以下原则：

1）食宜多样：年高之人，精气渐衰，摄食应该多样，谷、果、畜、莱适当搭配，做到营养丰富全面，以补益精气延缓衰老。不要偏食，不要过分限制或过量食用某些食品，又应适当补充一些机体缺乏的营养物质，以保持营养均衡。老年人由于生理机能减退，容易发生钙代谢的负平衡，出现骨质疏松症及脱钙现象，也极易造成骨折。同时，老年人胃酸分泌相对减少，也影响钙的吸收和利用。因此，在饮食中选用含钙高的食品，适当多补充钙质，对老年人具有特殊意义。乳类及乳制品、大豆及豆制品是理想的食物钙来源，芹菜、山楂、香菜等含钙量也较高。针对老年人体弱多病的特点，可经常食用山药、藕粉、菱角、核桃、黑豆等补脾肾益康寿的食品或辅食长寿药膳进行食疗。

2）食宜清淡：老年人脾胃虚衰，消纳运化力薄，饮食宜清淡。多吃鱼、瘦肉、豆类食品和新鲜蔬菜水果，不宜吃浓浊、肥腻、过咸的食品。要限制动物脂肪，宜食植物油，如香油、玉米油。现代营养学提出老年人的饮食应当“三多三少”，即蛋白质多、维生素多、纤维素多；糖类少、脂肪少、盐少，正符合“清淡”这一原则。

3）食宜温热熟软：老年人阳气日衰，而脾又喜暖恶冷，故宜食用温热之品护持脾肾，勿食或少食生冷，以免损伤脾胃，食物以“热不炙唇，冷不振齿”为宜。老人脾胃虚弱，加上牙齿松动脱落，咀嚼困难，故宜食用软食，忌食黏硬不易消化之品。明代医家李梴于《医学入门》中提倡老人食粥，曰“盖晨起食粥，推陈致新，利膈养胃，生津液，令人一日清爽，所补不小”。粥不仅容易消化，且益胃生津，对老年人的脏腑尤为适宜。

4）食宜少缓：老年人宜谨记“食饮有节”，不宜过饱，宜少量多餐，既保证营养供足，又不伤肠胃。进食不可过急过快，宜细嚼慢咽，不仅有助于饮食的消化吸收，还可避免“吞、呛、暄、咳”的发生。

（3）谨慎起居

老年人气血不足，护持肌表的卫气常虚，易致外感，当谨慎调摄生活起居。生活既不能安排得十分紧张，又不能毫无规律，要科学合理，符合老年人的生理特点，这是老年养生之大要。

居住环境以安静清洁、空气流通、阳光充足、湿度适宜、生活方便的地方为好。要保证良好的睡眠，但不可嗜卧，嗜卧则损神伤气。宜早卧早起，以右侧屈卧为佳。注意避风防冻，但忌蒙头而睡。要根据季节气候的变化而随时增减衣衫，注意胸、背、腿、腰及双脚的保暖。

要注意劳逸适度。可以做些力所能及的体力劳动或脑力劳动，但切勿过度疲倦，以免“劳伤”致病。要“行不疾步，耳不极听，目不极视，坐不至久，卧不极疲”“量力而行，勿令气之喘，量力谈笑，才得欢通，不可过度”（《寿亲养老新书》）。

老年人的肾气逐渐衰退，房室之事应随增龄而递减。年高体弱者要断欲独卧，避忌房事。体质刚强有性要求者，不要强忍，但应适可而止。

时常保持良好的卫生习惯。面宜常洗，发宜常梳，早晚漱口。临睡前，宜用热水洗泡双足。要定时排便，经常保持大小便通畅，及时排除导致二便障碍的因素，防止因二便失常而诱发疾病。

（4）运动锻炼强身心

年老之人，精气虚衰，气血运行迟缓，故多瘀多滞。积极的体育锻炼可以促进气息运行，延缓衰老，并可产生一种良性心理刺激，使人精神焕发，对消除孤独垂暮、忧郁多疑、烦躁易怒等情绪有积极作用。

老年人运动锻炼应遵循因人制宜、适时适量、循序渐进、持之以恒的原则。参加锻炼前，要请医生进行全面检查，了解身体健康状况及有无严重的疾病。在医生的指导下，选择恰当的运动项目，掌握好活动强度、速度和时间。一般来讲，老年人的运动量宜小不宜大、动作宜缓慢而有节律。适合老年人的运动项目有太极拳、五禽戏、气功、武术、八段锦、慢跑、散步、游泳、乒乓球、羽毛球、老年体操等。锻炼时要量力而行，力戒争胜好强，避免情绪过于紧张或激动运动次数每天一般宜1～2次，时间以早晨日出后为好，晚上可安排在饭后一个半小时以后。忌在恶劣气候环境中锻炼，以免带来不良后果，如盛夏季节，不要在烈日下锻炼，以防中暑或发生脑血管意外；冬季冰天雪地，天冷路滑，外出锻炼，要注意防寒保暖，防止跌倒；大风大雨天气，不宜外出；还须注意不在饥饿时锻炼。

（5）合理用药

老年人由于生理上退行性改变，机体功能减退，无论是治疗用药，还是保健用药，都不同于中青年。一般而言，老年人保健用药应遵循以下原则：宜多进补少用泻；药宜平和，药量宜小；注重脾肾，兼顾五脏；辨体质论补，调整阴阳；掌握时令季节变化规律用药，定期观察；药食并举，因势利导。如此方能收到补偏救弊，防病延年之效。

7.6 妇女保健

7.6.1 妇女的生理和心理特点

妇女在解剖上有子宫，在生理上有月经、胎孕、产育、哺乳等特点，其脏腑经络气血活动的某些方面与男子有所不同。《千金方》中说，“妇人之别有方者，以其始妊生产崩伤之异故也”，又说，“女人嗜欲多于丈夫，感病倍于男子，加以慈恋爱憎嫉妒忧恚……所以为病根深，疗之难瘥。故养生之家，特须教子女学习此三卷妇人方，令其精晓”。做好妇女的卫生保健，有着特殊重要的意义。她们的健康不仅影响自身寿命，还关系到子孙后代的体质和智力发展。为了预防并减少妇女疾病的发生，除了注意一般的卫生保健外，尚须注重经期、孕期、产褥期、哺乳期及更年期的卫生保健。

7.6.2 养生指导

（1）经期保健

《景岳全书·妇人规》上说，月经病的病因是“盖其病之肇端，则或思虑，或由郁怒，或以积劳，或以六淫饮食”。可见，经期应当在饮食、精神、生活起居各方面谨慎调摄，具体应注意以下几个方面：

1）保持清洁：行经期间，血室正开，邪毒易于入侵致病，必须保持外阴、内裤、月经带、垫纸的清洁，勤换洗内裤、月经带，并置于日光下晒干，月经纸要柔软清洁、勤换。洗浴宜淋浴，不可盆浴、游泳，严禁房事、阴道检查。如因诊断必须做阴道检查者，应在消毒情况下进行。

2）寒温适宜：经期要加强寒温调摄，尤其应当注意保暖，避免受寒，切勿涉水、淋雨、冒雪、坐卧湿地、下水田劳动。严禁游泳、冷水浴，忌在烈日高温下劳动。否则，易致月经失调、痛经、闭经等证。

3）饮食宜忌：月经期间，经血溢泄，多有乳房胀痛、小腹坠胀、纳少便溏等肝强脾弱现象，应摄取清淡而富有营养之食品。忌食生冷、酸辣、辛热、香燥。多食酸辣、辛热、香燥之品，可助阳耗阴，致血分蕴热，迫血妄行，令月经过多。过食生冷则经脉凝涩，血行受阻，致使经行不畅、痛经、闭经。也不宜过量饮酒，以免刺激胞宫，扰动气血，影响经血的正常进行。

4）调和情志：情志因素对月经也有非常重要的影响。经期，经血下泄，阴血偏虚，肝失濡养，不得正常疏泄，则易产生紧张忧郁、烦闷易怒的心理，出现乳房胀痛、腰酸疲乏、小腹坠胀等症。因此，在经前和经期都应保持心情舒畅，避免七情过度。否则，会引起脏腑功能失调，气血运行逆乱，轻则加重经间不适感，导致月经失调，重则闭经。

5）活动适量：经期以溢泻经血为主，需要气血调畅。适当活动，有利于经行畅利，减少腹痛，但不宜过劳，要避免过度紧张疲劳、剧烈运动及重体力劳动。否则耗气动血，可致月经过多，经期延长、崩漏等证。

（2）孕期保健

孕期保健指从受孕到分娩这段时间，为促进胎儿体质和智力良好发育所采取的一系列有利于孕妇及胎儿身心健康的保健措施。孕期的健康状况直接影响胎儿的发育、禀赋及其一生的健康和寿命，具体保健应注意以下几点：

1）劳逸适度：适当运动可促进胎儿和孕妇的血液循环，有利于胎儿发育，也有利于分娩顺利进行，过重的体力劳动及剧烈运动则易伤气血，对胎元不利，因此，应做到劳逸适度。

2）饮食调摄：孕妇的饮食当以新鲜清淡、富有营养、易于消化，饥饱适中为原则，适当食用肉类、乳类、蛋类等高蛋白食品，维生素、矿物质、豆类、蔬菜等。忌食辛辣、刺激性食物，忌饮酒，勿饮浓茶。

3）谨戒房事：妊娠最初3个月及末2个月应谨戒房事，其余时间也应有所节制，以免引起流产、早产及感染。

4）注意卫生：孕期要经常用温水洗乳头，保持清洁，避免乳汁在乳头形成焦痂。乳头内陷者，孕妇可常用手指将乳头向外牵拉按摩。妊娠期间，每天应以温水清洗外阴部并及时更换内裤，孕期8个月后不宜盆浴，以免感染。每日早晚要刷牙，条件许可者，每餐后都刷牙，以免口腔感染及牙齿疾病而引起产后感染。

5）慎用医药：孕妇无病时，不可乱服保健药、过服补药，否则引起胎大难产；患病时应及早治疗，忌自作主张服药。

6）重视胎教：孕期应当重视胎教，保持情绪轻松愉快，喜怒哀乐要适可而止，以保证胎儿良好的生长发育环境。

（3）产褥期保健

产后 6～8 周时间内属产褥期。由于分娩时耗气失血，机体处于虚弱多瘀的状态，需要较长时间的精心调养，具体保健方法为：

1）休息静养，劳逸适度：产后充分休息静养，有利于生理功能的恢复。休息环境必须清洁安静，室内要温暖舒适、空气流通。冬季宜注意保暖，预防感冒或煤气中毒。夏季不宜紧闭门窗、衣着过厚，以免发生中暑。不宜卧于当风之处，以免邪风乘虚侵袭。

产后睡眠要充足，要经常变换卧位，不宜长期仰卧，以免子宫后倾。同时应注意产后静养绝非完全卧床，除难产或手术产外，一般顺产可在产后 24 小时起床活动，并且逐渐增加活动范围，以促进恶露畅流、子宫复原，恢复肠蠕动，令二便通畅，有利于身体康复。

2）增加营养，饮食有节：产妇分娩时，身体受到一定耗损，产后又需哺乳，补充营养物质十分必要。然而，必须注意补不碍胃、不留淤血。应当忌食油腻和生冷瓜果，以防损伤脾胃和恶露留滞不下，也不宜吃辛热伤津之食，预防大便困难和恶露过多。饮食宜清淡可口、易于消化吸收，又富有营养及足够的热量和水分。产后 1～3 天的新产妇可食小米粥、软饭、炖蛋和瘦肉汤等。此后，蛋、奶、肉、骨头汤、豆制品、粗粮、蔬菜均可食用，但需精心细做，水果可放在热水内温热后再吃。另外，可辅佐食疗进补，以助机体恢复，如脾胃虚弱者可服山药扁豆粳米粥；肾虚腰疼者食用猪腰子菜末粥；产后恶露不畅者可服当归生姜羊肉汤、益母草红糖水等。饮食宜少量多餐，每日可进餐 4～5 次，不可过饥过饱。

3）讲究卫生，保持清洁：产褥期因有恶露排出，产后汗液较多，且血室正开，易感邪毒，故宜经常擦浴淋浴，更需特别注意外阴清洁，预防感染。每晚宜用温开水洗涤外阴，勤换会阴垫。如有伤口，应使用消毒敷料，亦可用药液熏洗，有利于消肿止痛。内衣裤、月经带要常洗晒，产后百日之内严禁房事。产后四周不能盆浴，以防邪毒入侵引发其他疾病，不利于胞宫恢复。

产褥期应注意二便通畅。分娩后往往缺乏尿感，应设法使产妇于产后4～6小时排尿，以防胀大的膀胱影响子宫收缩。如若产后4～8小时仍不能自解小便，应采取措施。产后因卧床休息，肠蠕动减弱，加之会阴疼痛，常有便秘，可给番泻叶促使排便。

此外，产妇分娩已重伤元气，需给予关心体贴，令其情怀舒畅，可以防止产后抑郁症发生。

（4）哺乳期保健

哺乳期的妇女处于产后机体康复的过程，又要承担哺育婴儿的重任，该期保健对母子都很重要，具体应注意以下几点：

1）注意哺乳卫生：产后将乳头洗净，在乳头上涂抹植物油，使乳头的积垢及痂皮软化，然后用肥皂水及清水洗净。产后8～12小时即可开奶，每次哺乳前，乳母要洗手，用温开水清洗乳头，避免婴儿吸入不洁之物。哺乳后也要保持乳头清洁和干燥，不要让婴儿含着乳头入睡。如仍有余乳，可用手将乳汁挤出，或用吸奶器吸空，以防乳汁淤积而影响乳汁分泌或发生乳痈。刚开始哺乳时，可出现蒸乳反应，乳房往往胀硬疼痛，可作局部热敷，使乳络通畅，乳汁得行，也可用中药促其通乳。若出现乳头皲裂成乳痈，应及时医治。

哺乳要定时，这样可预防婴儿消化不良，有利于母亲的休息。一般3～4小时一次，哺乳时间为15～20分钟。哺乳至十个月左右可考虑断奶。

2）注意饮食营养：产后乳汁充足与否、质量如何与脾胃盛衰及饮食营养密切相关。乳母应加强饮食营养，增进食欲，多喝汤水，以保证乳汁的质量和分泌量。忌食刺激性食品，勿滥用补品，如乳汁不足，可多喝鱼汤、鸡汤、猪蹄汤等。若乳汁自出或过少，需求医诊治。

3）注意起居保健：疲劳过度，情志郁结，均可影响乳汁的正常分泌。乳母必须保持心情舒畅，起居有时，劳逸适度。还要注意避孕，最好用避孕工具，勿服避孕药，以免抑制乳汁的分泌。

4）慎服药物：许多药物可以经过乳母的血循环进入乳汁，如乳母服大黄可使婴儿泄泻。现代研究表明，阿托品、四环素、红霉素、苯巴比妥及磺胺类，都可从乳腺排出。上述药物长期或大量服用，可使婴儿发生中毒。因此，乳母在哺乳期应慎服药物。

（5）更年期保健

女性在 45 ~ 50 岁进入更年期。更年期是女性生理机能从成熟到衰退的一个转变时期，亦是生育机能由旺盛转为衰退乃至丧失的过渡时期。由于肾气渐衰，冲任二脉虚惫，可致阴阳失调，出现头晕目眩、头痛耳鸣、心悸失眠、烦躁易怒或忧郁、月经紊乱、烘热汗出等症，称为更年期综合征，轻重因人而异。如果调摄适当，可避免或减轻更年期综合征。更年期妇女的保健应注意以下几个问题：

1）自我稳定情绪：更年期妇女应当正确认识自己的生理变化，解除不必要的思想负担，排除紧张恐惧、消极焦虑的心理和无端的猜疑。避免不良的精神刺激，要保持乐观情绪，胸怀开阔，遇事少怒。心中若有不快，可与亲朋倾诉宣泄。可根据自己的性格爱好选择适当的方式怡情养性。

2）饮食调养：更年期妇女的饮食营养和调节重点是顾护脾肾、充养肾气，若调节恰当，可以从根本上预防或调治其生理功能的紊乱。更年期妇女因月经不调往往出现贫血，可选食鸡蛋、动物内脏、瘦肉、牛奶等高蛋白食物以及菠菜、油菜、西红柿，桃、橘等绿叶蔬菜和水果纠正贫血。患有阴虚阳亢型的高血压患者，可摄食粗粮（小米、玉米渣、麦片等）、蕈类（蘑菇、香菇等）、芹菜、苹果、山楂、酸枣、桑葚、绿叶茶等以降压安神，应当少吃盐，不吃刺激性食品，如酒、咖啡、浓茶、胡椒等。平时还可选食黑木耳、黑芝麻、胡桃等补肾食品。

3）劳逸结合：更年期妇女应注重劳逸结合，保证睡眠和休息。但是过分贪睡反致懒散萎靡，不利于健康。在适量的劳动后可进行散步、太极拳、气功等运动量不大的体育活动，以调节生活，改善睡眠和休息。

4）定期做好身体检查：女性更年期常出现月经紊乱，而且此时也是女性生殖器官肿瘤的好发年龄，若出现月经来潮持续 10 天以上仍不停止或月经过多而引起贫血趋势时，则需就医诊治。若绝经后阴道出血或白带增多，应及时就诊做有关检查，及时处理。在更年期阶段，最好每隔半年至一年做一次体检，包括防癌刮片，以便及早发现疾病，早期治疗。

7.7 体力劳动者的保健

体力劳动者的健康，与劳动条件和劳动环境有着密切的关系。体力劳动者以筋骨肌肉活动为主，其特征是消耗能量多，体内物质代谢旺盛。不同工种的劳动者在进行生产劳动时，身体需要保持一定体位，采取某个固定姿势或重复单一的动作，局部筋骨肌肉长时间地处于紧张状态，负担沉重，久而久之可引起劳损。体力劳动者的保健应注意不断改善生活劳动条件和劳动环境。对于某些职业损害，应根据不同工种，因人因地制宜，采用相应的方法进行积极防护，如设法控制噪声、放射性物质，高温以及铅、汞、苯、甲醇、乙醇、有机磷、粉尘等职业危害因素，防止职业病的发生。

7.7.1 合理的膳食

热量是体力劳动者进行正常工作的保证，其膳食首先要保证足够热量的供给。为此必须注意膳食的合理烹调和搭配，增加饭菜花样，提高食欲，增加饭量，以满足机体对热量及各种营养物质的需要。此外还需根据不同工种选食相应的食物，如从事高温作业的工人，因出汗甚多，体内损失的无机盐和水分多，因此除了较多地补充蛋白质及总热量外，还要注意补给含盐饮料、B 族维生素和维生素 C 等。在冷冻环境下的体力劳动者，增加总热量时，应注意增加脂肪的比重。在矿井、地道、水下等不见阳光的环境下作业的人员，要注意补充维生素 A、维生素 D。长期接触苯的劳动者，膳食中应提高蛋白质、碳水化合物和维生素 C 的摄入量，限制脂肪的摄入量。

7.7.2 运动锻炼

不同工种的工人，采用不同的固定姿势或一定的体位进行生产劳动，身体某一部分肌肉持续运动，而另一部分肌肉处于相对静止状态，身体的肌群不能得到均衡发展，应根据不同工种而选择相应的体育运动项目进行锻炼。如商店营业员、车工等长时间处于站立姿势，腰腿肌肉紧张疲劳，常感筋疲力尽，腰腿疼痛，还容易发生驼背、腰肌劳损；又因重力作用，血液循环回流不畅，容易发生下肢静脉曲张。因此，平时可多做些散步、慢跑、打拳、摆腿、体操等活动。钟表装配工、雕刻工、打字员等长时间坐着工作，可选择全身性活动，特别是球类运动，有助手指、手腕的灵巧、敏感，并可健脑益智，改善微循环。

从事高温作业的工人，体力消耗大。平时可多做散步、慢跑、击剑和医疗保健体操等，以提高机体对高温的适应与耐受力。

技工如司机、纺织挡车工、缝纫工人及连续流水作业工人，其劳动技术性强，既耗体力又费脑力，且劳动环境复杂，大脑神经高度紧张，易患失眠、头痛、神经性高血压等病，宜选择运动量小、动作柔和的运动，如太极拳、保健气功等中国传统健身功法。这些功法都要求静息、安神、动形，既可放松精神，又可行气舒筋活血。

7.7.3　科学地工作与休息

体力劳动者上班时应严格遵守劳动纪律和操作规程，认真执行劳动保护措施，防止工伤事故发生。下班后，应保证充足的睡眠，可以放松精神，解除筋骨肌肉的紧张与疲劳，这对于夜班工人尤为重要。除此之外，不同工种的工人可采取不同的休息方式。首先，要根据条件、可能调剂的工作时间与其他体位的工作穿插进行，如站立工作 2 小时，其他体位工作 2 小时或工作 1 ~2 小时后休息几分钟。不能离开站立工作岗位时，可让左右两只脚轮换承受身体重心或者可以每隔 0.5 ~1 小时，活动一下颈、背、腰等部位。其次，每天都要有一定的自我松弛的时间，如下班后可跳舞、听音乐、观鱼赏花、洗温水浴或做自我按摩。井下工作者要加强户外活动，多晒太阳。长期站立的工人，应穿矮跟或中跟鞋，以便使全脚掌平均受力，减轻疲劳也可在下肢套上弹力护腿或打绑腿，以减轻腿部疲劳，预防静脉曲张。

7.7.4　合理用脑

古代养生家说，“神强必多寿”，强调脑力活动是保证人体健康长寿不可缺少的一个方面。人体脏腑器官都是用进废退的。要保证大脑充盛，健康长寿，体力劳动者也要勤用脑。要培养自己的学习兴趣，结合职业特点选修不同的课程，如学习园艺、烹调、缝纫、绘画等，并有意识地锻炼记忆力，下班后多读书看报，也可以参加一些动脑筋的游艺活动，如棋弈、猜谜语等。

7.8 脑力劳动者的保健

脑力劳动者是使用人体最精密的仪器大脑进行精神思维活动工作的，大脑长期处于紧张状态，可致脑血管紧张度增加，脑供血常不足，而产生头晕头痛，又往往经常昼夜伏案，久而久之，则易产生神经衰弱症候群。脑力劳动者长期承受单一姿势的静力性劳动，使肌肉处于持续紧张的状态，易致气血凝滞，可诱发多种疾病。因此，脑力劳动者的保健原则应是健脑强骨，动静结合，协调身心。

7.8.1 工作保健法

（1）科学用脑

勤劳工作，积极创造，可以刺激脑细胞再生，恢复大脑活力，是延缓人体衰老的有效方法。但不宜过度用脑，一般来说，连续工作时间不应超过 2 小时。连续用脑时，应注意更换工作内容，保证左右脑活动的平衡。有节奏地工作和学习，不仅有助于保护大脑，保持饱满的精神状态，还可以提高记忆力，收到事半功倍的效果。

（2）改善工作环境

脑力劳动要求有良好的工作环境。首先，须具备流通的新鲜空气。充足的氧气可使大脑持续兴奋的时间延长，增强判断力。据测定，1 克脑组织耗氧量相当于 200 克肌肉的耗氧量，脑占全身体重的 1/50，而耗氧量要占总量的 1/5。其次，良好的采光。明暗适中的自然光不仅有助于注意力集中，并且阳光中紫外线还可帮助恢复身体疲劳。而强光和弱光则会对视力产生损害，破坏大脑兴奋抑制过程，降低工作效率。办公室或工作间还应保持安静。实验表明，当噪音小于 10 分贝时，大脑可以正常工作，当噪音超过 60 分贝时，人脑就停止一切思考。另外 16℃左右的室温最利于大脑保持清醒状态。

3. 选择工作用具

写字台是脑力劳动者的基本用具。写字台高度应与工作性质、工作者身高相适应。一般以肘部自然下垂稍高的水平为好。台面要宽大、平稳，便于摆放工作时要用的所有资料。坐椅不可无靠背，以免造成脊柱疲劳；也不可太高、太低，使下肢血液循环不畅。台灯也是脑力劳动者必配的工具，台灯可增加需光面积，同时使周围环境变得灰暗，减少了无用环境因素对大脑的干扰。

7.8.2 营养药物补脑法

脑组织由脂质、糖蛋白、钙、磷等物质构成，大脑在活动时还需要多种物质参与代谢。因此脑力劳动者除每日摄取必要热量外，必须补充某些特殊营养物质，这样才能保证大脑正常工作。

（1）健脑营养素

钙和磷是神经细胞不可缺少的元素，缺少时将发生神经过敏、失眠、焦躁和痉挛症。镁是保持良好记忆所必需的元素。含上述元素的食物有坚果仁、奶、蛋、鲜鱼、动物内脏及海产品。谷氨酸又称“智慧酸”，为大脑思维功能所必需，在鲜奶、鲜蘑、鲜肝、味精及其他鲜味食品中含有。B族维生素有助于脑物质能量代谢，增加脑力，包括维生素B_1、B_6、B_{12}几种，存在于叶菜、粗粮、麦胚、豆类、酸奶、啤酒中。不饱和脂肪酸参与大脑物质合成与代谢，可增强脑力，抗衰老，在植物油、鱼虾中含有。

（2）健脑药物

脑力劳动者在繁忙的工作之余，宜常服健脑药物，如人参制剂对健忘、头晕、神经衰弱症等有神奇疗效，还可用于纠正用脑过度产生的低血压、低血糖、心肌营养不良、心绞痛等病症，对于老年人可防治反应迟钝、记忆力减退的老年痴呆症。此外还可用如下健脑方：胡桃仁1000g，龙眼肉500g，蜂蜜2000g，三味捣碎，拌匀密封保存，每次服50g，每日两次。

7.8.3 运动按摩保健法

脑力劳动者通过运动、按摩和气功可以达到舒筋活络，调畅气机的目的，从而防止各种骨关节病、心脏病、脑病的发生。

（1）体育运动保健法

跑步是脑力劳动者最常选用的锻炼项目。跑步是一项全身运动，有助于改善血液循环状态和内脏功能，从而保证大脑充足的血氧供应。乒乓球、网球等球类运动可以提高大脑信息传导、反馈的速度，从而增强大脑反应的敏捷性。总之，体育运动是脑力劳动者最佳保健方式。

（2）倒行保健法

倒行可活动背部的肌肉韧带，调节脊神经功能，能有效地防治脑力劳动者的常见病，如颈椎病、腰腿关节病、肩周炎。

（3）脑部按摩保健法

头顶按摩，是以两手搓头皮，从前发际到后发际作梳头动作；头侧按摩，是用两手拇指按住太阳穴，其余四指从头两侧由上至下做直线按摩，再按揉太阳穴，顺时针与逆时针方向各数次，浴面摩眼。两手搓热后，从上至下，从内至外摩面数次，然后做眼部保健操。此法用于工作后大脑疲劳。

7.8.4 节欲健脑法

中医认为肾主骨生髓，肾脑相通。肾精充足则脑力强健、思维敏捷，肾精亏损则脑衰健忘。《灵枢·海论》上说，“脑为髓之海，髓海有余则轻劲多力，自过其度；髓海不足则脑转耳鸣”。明代医家张景岳说，“善养生者，必宝其精，精盈则气盛，气盛则神全”。这说明节欲可以养精，精足才能全神。因此，脑力劳动者应当注意节制房事。此外，烟酒也应当节制，长期嗜烟饮酒，不仅对身体各器官造成危害，还能损伤脑细胞重，降低血氧含量，加速脑细胞衰老。

不同的年龄、性别，从事不同的职业，每个人的身体健康状况各有差异。儿童时期，脏腑器官处于生长发育阶段，心智不稳，易受外界因素干扰，在养生保健方面应从小树立健康的生活意识，养成良好的生活习惯，做好各种常见病、易感病的预防工作，对于体质从小有缺陷或者虚弱的儿童要及时纠正治疗，培养儿童各方面的兴趣爱好，使德智体全面发展；青少年时期，是人体发育最旺盛的阶段，是体格、体质、心理和智力发育的关键时期，需培养健康的心理素质，饮食搭配营养合理，养成良好的生活作息时间，积极参加各种文体活动和锻炼，使不健全的身体和心理逐渐完善并健全；中年时期，承受着来自社会、家庭各方面的压力，责任重大，负担沉重，往往拼命地挣取物质、追求名利、体现人生价值，而忽略身体健康，中年人员更要注意节制饮食、调畅情志、劳逸适度、节制房事、辅以药补、食补来养生保健，而不至于老年疾病缠身；老年时期，脏腑功能逐渐衰退和老化，要加强锻炼，注意饮食，调畅情志，预防高血压、糖尿病、心脏病等慢性病。妇女往往比男性有更多的健康问题，要在各个阶段注意养护，脑力劳动者和体力劳动者都要注意饮食营养、运动锻炼、调畅情志、劳逸适度等方面的养生保健。

8 体质养生

体质，即机体素质，是指人体生命过程中，在秉承先天（父母）遗传和后天多种因素影响下，所形成的形态结构、生理功能和心理状态方面综合的、相对稳定的固有特质，也就是我们通常所说个体差异。在国外，到目前为止已有30多种体质类型学说。古希腊波克拉底的气质学说，曾被公认为世界最早的体质学说，其认为人体有4种不同的体液，4种体液的比例决定了人的气质，并依此把人分为性情活跃、动作灵敏的血质型，性情急躁、动作迅猛的胆汁质型，性情沉稳、动作迟缓的黏液质型，性情脆弱、动作迟钝的忧郁质型。苏联著名科学家巴甫洛夫，依据神经过程的强度、平衡性、灵活性，把人分为兴奋型、灵活型、安定型、抑制型。但是至今国外医学对体质的各种分类学说都无法直接指导临床实践与养生康复，只有中医体质学说与医疗实践、养生长寿密切结合。

中医根据人的形体、肤色、认识能力、情感反映、意志强弱、性格静燥以及对季节气候的适应能力等方面的差异，将体质分为9种：平和体质、气虚体质、阳虚体质、阴虚体质、血瘀体质、痰湿体质、湿热体质、气郁体质、特禀体质。

8.1 体质差异的形成

8.1.1 地理环境因素

徐徊溪在《医学源流论》中说，“人禀天地之气以生，故其气体随地不同。西北之人气深而厚，……东南之人，气浮而薄”。这说明生活在不同地理环境条件下，由于受着不同水土性质、气候类型、生活条件的影响，从而形成了不同地区人的体质。现代环境地质学研究也表明，在地质历史的发展过程中，逐渐形成

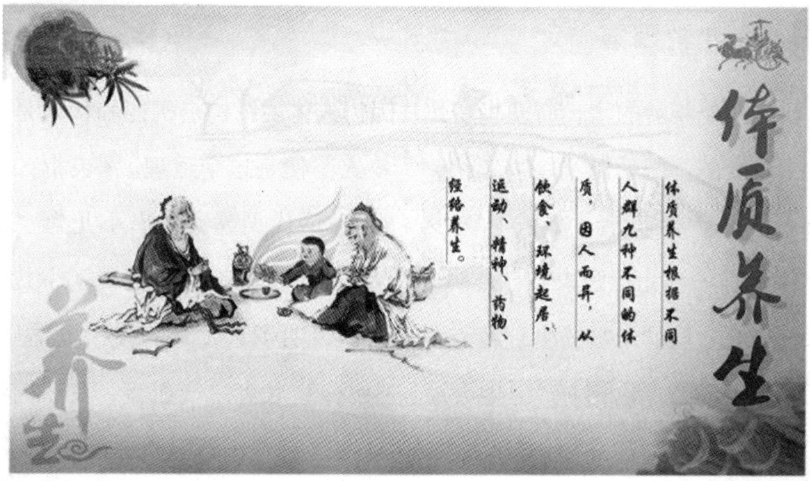

了地壳表面元素分布的不均一性，这种不均一性在一定程度上影响和控制着世界各地区人类的发育，形成了人类明显的地区性差异。

8.1.2　先天因素

先天因素就是指父母先天的遗传及婴儿在母体里的发育营养状况。按现代生物学的解释，遗传是由染色体传给后代的，父母的强弱肥瘦以及性格的类型可以通过染色体而遗传给后代，使后代亦可出现相应的强、弱、大、小、肥、瘦等不同的体型与性格，如小儿的五软、五迟、鸡胸等大多由于先天不足而影响发育，以致体质异于常人。人类遗传学的研究还发现人的各种特点如体型、眼型、发型、肤色、眉毛式样、血型、免疫性、对药物的反应、代谢类型乃至智力、寿命等都由遗传决定或与遗传有关。总之，形体始于父母，体质是从先天禀赋而来，所以父母的体质特征往往能对后代产生一定影响。

8.1.3　性别因素

《灵枢·五音五味篇》提出“妇人之生，有余于气，不足于血”的论点，对妇女的体质特点作了概括说明。中医认为男子以气为重，女子以血为先，女子由于有经、带、胎、产的特点，所以体质与男子不同。

8.1.4 年龄因素

体质可随着年龄的增长而发生变化，因为人体的结构、机能和代谢是随着年龄而发生改变的。俗话说“一岁年纪，一岁人”便是这个道理。《灵枢·逆顺肥瘦篇》中指出，“婴儿者，其肉脆血少气弱”。清代吴鞠通提出小儿为“稚阴稚阳”之体，言“小儿稚阳未充，稚阴未长者也”。这些都总体概括了小儿脏腑娇嫩、形气未充、筋骨未坚的生理特点，同时也说明了其发育阶段中的体质特点。而青壮年则不同，《灵枢·营卫生会篇》中说，“壮者之气血盛，其肌肉滑、气道通、营卫之行不失其常”。老年人又不一样，《灵枢·营卫生会篇》上说，“老者之气血衰，其肌肉枯，气道涩”。老年人之所以容易发病，这是由于体质因素决定的。

8.1.5 精神因素

强烈的精神刺激可直接损伤人的机体结构，使健康体质的基础发生动摇。《红楼梦》中描写的林黛玉由于长期处于悲悲戚戚的抑郁伤感情绪中，从而形成了“多愁多病的身”，国外精神病专家维兰特曾指出，“人精神遭受痛苦，就意味着身体健康遭到至少长达五年的损害”。这说明抑郁的精神状态不但对健康有害，还会促使某些疾病较早发生，衰老提前到来。此外，《淮南子·精神训》也说，“人大怒破阴，大喜坠阳，大忧内崩，大怖生狂”，同样说明了精神创伤可引起机体阴阳气血失调体质改变。现代医学证实了精神心理因素能影响机体的免疫状态，临床上常见一些患者自知患癌症后，其精神萎靡而加速了死亡。

8.1.6 饮食营养因素

《素问·平人气象论》上说，“人以水谷为本”，这说明体质不仅与先天享赋有关，而且依赖于后天水谷的滋养，水谷是人体不断生长发育的物质基础。但营养不当，也会引起人体发病或改变机体生理效能，继而发生体质的变应，甚至危及生命。

此外，差异体质的形成，还与社会因素、体育锻炼因素、疾病因素有关，如人们所处的社会地位不同，情志、劳逸也各不相同，物质生活有优劣之分，从而导致了不同的体质特征。

8.2 平和体质——科学调养，中庸养身

8.2.1 平和体质特征

[形体特征] 体形匀称，健壮。

[常见表现] 面色、肤色润泽，头发稠密有光泽，目光有神，唇色红润，嗅觉通利，精力充沛，睡眠、食欲好，大小便正常，耐受寒热。

[心理特征] 性格随和开朗。

[发病倾向] 属正常体质，平素患病较少。

[环境适应能力] 对自然环境和社会环境适应能力较强。

8.2.2 养生之道

[环境起居调摄] 起居顺应四时阴阳，劳逸结合。

[体育锻炼] 适度运动即可。年轻人可选择一些强度大的运动比如跑步、打球，老年人则适当散步、打太极拳。

[精神调适] 清净立志、开朗乐观、心理平衡，谨防七情过极。

[饮食调理] 食物宜多样化，多吃五谷杂粮、蔬菜瓜果，少食过于油腻及辛辣之物。不偏食，不可过饥过饱、偏寒偏热。

[药物调养] 不宜药补。

8.3 阳虚体质——火气不旺，畏惧寒冷

8.3.1 阳虚体质特征

[形体特征] 多白胖，肌肉不健壮。

[常见表现] 平时手脚发凉，腹部、腰部或膝部怕冷，衣服比别人穿得多，冬天耐受不了寒冷，夏天耐受不了空调冷气；喜欢安静和进食热烫饮食，吃

（喝）凉的东西总会感到不舒服；容易大便稀溏，小便色清量多；精神不振，睡眠偏多。

［相关脏腑］脾胃虚寒；脾肾阳虚。

［心理特征］性格多沉闷、内向。

［发病倾向］发病多为寒症，可见畏寒蜷卧、四肢发冷，或腹中隐隐作痛、喜温喜按；或身面水肿、小便不利；或腰脊冷痛、大便溏泄；或阳痿滑精、宫寒不孕；或胸背彻痛、咳喘、心慌心悸；或夜尿频多、小便失禁。

［环境适应能力］喜暖怕凉，耐春夏不耐秋冬，易感湿邪。

8.3.2 形成原因

先天；房事过劳；大病后；慢性病；常服清热药；过食生冷之品；老年人。

8.3.3 养生之道

温阳祛寒，温补脾肾阳气。五脏之中，肾为一身阳气的根本，脾为阳气生化之源，当着重补之。

8.3.4 养生方法

［环境起居调摄］冬避寒就温，春夏补阳气，多日光浴。夏不露宿室外，避免长时间待在空调房，不直吹电扇，避免在树荫、水亭及过堂风大的过道久停，注重足下、背部及丹田部位的保暖。

［体育锻炼］动则生阳，春夏秋冬，在阳光充足的情况下每天进行1~2次体育锻炼。宜舒缓柔和，防止出汗过多，如散步、慢跑、太极拳、五禽戏、八段锦等。冬天避免在大风大寒大雾大雪及空气污染的环境中锻炼。

［精神调适］《黄帝内经》中说，“肝气虚则恐”，意思是肝脏功能差的人，容易恐惧，又指出，“心气虚则悲”，这是说心脏功能低下者精神上易出现悲哀的情绪。中医认为，阳虚是气虚的进一步发展，故阳气不足者常表现出情绪不佳，易于悲哀。精神调养，要远离忧悲、防止惊恐、调和喜怒、消除不良情绪的影响。

［饮食调理］宜食温阳食品如牛肉、羊肉、狗肉、鹿肉、鸡肉、核桃、韭菜、生姜等，少吃梨、西瓜等生冷食物，少饮绿茶。根据“春夏养阳”的法则，夏日三伏，每伏天可食附子粥或羊肉附子汤一次。平时可用当归生姜羊肉汤、韭菜炒胡桃仁。

［药物调养］可选补阳祛寒、温养肝肾之品，如鹿茸、参茸、海狗肾、冬虫夏草、巴戟天、仙茅、肉苁蓉、补骨脂、桑寄生、杜仲等，成方可选金匮肾气丸、右归丸。偏心阳虚者，桂枝甘草汤加肉桂常服，虚甚者可加人参；偏脾阳虚者可选择理中丸或附子理中丸。

［经络养生］用艾叶隔姜熏关元、气海、肾俞、命门、神阙等穴（用生姜和盐，盐在下，生姜片在上），用艾条灸气海、关元等穴。

8.4 气虚体质——正气亏缺，易患感冒

8.4.1 气虚体质特征

［形体特征］形体消瘦或偏胖，肌肉软弱。

［常见表现］经常体力和精力都感到疲倦、稍微劳作便有疲劳之感，机体免疫功能和抗病能力都比较低下；面色多苍白或者发黄，平时喜欢安静，不爱说话，讲话有气无力，经常出虚汗，稍微活动就气喘吁吁，汗出更多；容易出虚汗，食欲缺乏，大便溏泄。

［相关脏腑］脾、肺、肾气虚。

［心理特征］性格内向或偏软弱，情绪不稳定，胆小，不喜欢冒险。

［发病倾向］体质虚弱，易患感冒；或发病后因抗病力弱难以痊愈；易患内脏下垂、眼睑或肢体水肿、黄褐斑等。

［环境适应能力］寒热耐受力差，尤其不耐风寒，不耐劳累。

8.4.2 形成原因

先天；脾胃被伤，气血不足；慢性消耗病；大病久病后；长期过度疲劳或思虑过度，营养不良；月经过多；房劳；过度减肥。

8.4.3 养生之道

补气养气。因肺主一身之气，肾藏元气，脾胃为“气生化之源”，故脾、胃、肺、肾都当温补。

8.4.4 养生方法

［环境起居调摄］热则耗气，夏当避暑；冬当避寒，以防感冒；避免过劳伤正气。

［体育锻炼］起居宜柔缓，不宜剧烈运动以防耗气，应散步、慢跑、打太极、五禽戏等。

［精神调适］气虚之人多神疲乏力、四肢酸懒，应清净养藏，祛除杂念，不躁动，少思虑。

［饮食调理］常食益气健脾食物，如鸡肉、鹅肉、兔肉、牛肉、青鱼、鲢鱼、黄豆、白扁豆、土豆、大枣、桂圆、蜂蜜、粳米、糯米、小米、大麦、山药等，少吃耗气食物如生萝卜、空心菜等。

［药物调养］可用甘温补气之品，如人参、山药、黄芪等。平素气虚之人宜常服金匮薯蓣丸，玉屏风散颗粒。脾气虚，宜选四君子汤，补中益气丸，香砂养胃丸，归脾丸或参苓白术散；肺气虚，宜选补肺汤；肾气虚，多服肾气丸。如果服用清热解毒类的药品——“中病即止”。

［经络养生］可以经常按摩足三里、气海、脾俞这三个穴位，灸法最好。

8.5 痰湿体质——阳气不足，体态臃肿

8.5.1 痰湿体质特征

［形体特征］体形肥胖，腹部肥满松软。

［常见表现］面部皮肤油脂多，出汗多而黏腻，手足心潮湿多汗；常感到肢体沉重，身体困倦、不轻松，胸闷；面色淡黄而暗、常有油腻感，眼泡微浮，嘴里常有黏腻或甜的感觉，平素痰多，舌苔偏厚腻。妇女白带过多。喜食肥甘甜

黏。

［心理特征］性格温和，处事稳重，为人谦恭、和善、达观，多善于忍耐。

［相关脏腑］肺、脾、肾三脏。

［发病倾向］易患高血压、糖尿病、高脂血症、冠心病、代谢综合征等。

［环境适应能力］对梅雨季节及潮湿环境适应能力较差。

8.5.2 形成原因

慢性炎症；常食肥甘厚腻及寒凉之品，饮食过咸，常饮凉茶，暴饮暴食，进食过快；嗜酒；过用滋补；过度安逸；空调病；久居湿地。

8.5.3 养生之道

化痰祛湿，防中风、胸痹等疾病。

8.5.4 养生方法

［环境起居调摄］远离潮湿；阴雨季，避湿邪侵袭；多户外活动；多晒太阳，散湿气，振阳气；穿透气散湿的棉衣；多洗热水澡，泡浴，到皮肤发红、毛孔开张、出汗后，不宜立刻用凉水冲洗，一定要把汗出透，自然落汗；少用空调。

［体育锻炼］身重易倦，应长期坚持锻炼，如散步、慢跑、球类、武术、八段锦、舞蹈等。活动量应逐渐增强，让疏松的皮肉逐渐坚固致密。

［精神调适］易神疲困顿，要多参加各种活动，多听轻松音乐，以动养神。忌熬夜网游，恣情纵欲，应酬过多。

［饮食调理］食宜清淡，少食肥甘厚味，少喝酒，勿过饱。多吃些蔬菜、水果，尤其是一些具有健脾利湿、化痰祛痰的食物，如白萝卜、冬瓜、葱、姜、白果、红小豆、紫菜、海蜇、扁豆、薏苡仁、蚕豆、包菜等。还可喝姜糖茶发汗祛湿（将老姜、红糖、红枣片加水煮滚后趁热饮用）

［药物调养］重点调补肺脾肾。可用温燥化湿之品，如半夏、茯苓、泽泻、瓜蒌、白术、车前子等。若肺失宣降，当宣肺化痰，选二陈汤；若脾不健运，湿聚成，痰当健脾化痰，选六君子汤或香砂六君子汤；若肾不温化，当选苓桂术甘

汤、金匮肾气丸。

［经络养生］按揉脾俞穴，胃俞穴，足三里，阴陵泉穴位，或艾灸。

8.6 湿热体质——水湿内停，排泄受阻

8.6.1 湿热体质特征

［形体特征］偏胖。

［常见表现］面部和鼻尖总是油光发亮，易生痤疮、粉刺、疮疖、酒糟鼻，皮肤容易瘙痒。常感到口干、口苦、口臭或嘴里有异味。易出现心烦困倦、眼睛红赤。经常大便黏滞不爽，小便有发热感，尿短少而色如浓茶。女性常带下色黄，男性阴囊总是潮湿多汗。

［相关脏腑］脾胃湿热；胃肠湿热；肝胆湿热。

［心理特征］急躁易怒。

［发病倾向］易患脂溢性皮炎、疮疖、黄疸、带下、癣症、火热等。

［环境适应能力］对湿环境或气温偏高，尤其夏末秋初，湿热交替的气候较难适应。

8.6.2 形成原因

先天；嗜烟嗜酒；熬夜；多食肥甘厚味；滋补不当；长期情志抑郁，肝胆不得疏泄。

8.6.3 养生之道

清热利湿。

8.6.4 养生方法

［环境起居调摄］避暑湿，居住环境宜高处、干燥、通风。忌熬夜，熬夜要伤肝胆。长夏应避湿热侵袭。

［体育锻炼］运动宜增强，适合高强度、大运动量锻炼，如中长跑、游泳、

爬山、球类、武术等，以湿祛散热。夏季应凉爽时锻炼。

［精神调适］多参加开朗轻松的活动，放松身心。

［饮食调理］饮食清淡，多吃甘寒、甘平的食物，如西红柿、草莓、黄瓜、绿豆、赤小豆、芹菜、薏苡仁、苦瓜、黄瓜、藕等物，饮石竹茶、绿茶，花茶等。忌辛温滋腻，少食甜食，少喝酒，少吃海鲜。冬季不能大量进补。

［药物调养］可用甘淡苦寒清热利湿之品，如黄芩、黄连、藿香、淡竹叶、鸡骨草、车前草、龙胆草、茵陈蒿、虎杖、栀子等。方药可选君泰口服液、龙胆泄肝汤、茵陈蒿汤等。

8.7 阴虚体质——阴气不足，津亏燥热

8.7.1 阴虚体质特征

［形体特征］形体消瘦。

［常见表现］经常感觉身体、脸上发热，皮肤偏干燥，易生皱纹，经常感到手脚心发热，口干咽燥、眼睛干涩、鼻干唇燥，面颊潮红或偏红，喜冷饮而不解渴，容易失眠，经常大便干结、便秘，尿黄短少等。不耐春夏、多喜冷饮。

［相关脏腑］肝肾阴虚、肺肾阴虚、肺胃阴虚，容易阴虚火旺。

［心理特征］性情急躁，外向好动，情绪易波动。

［发病倾向］平时易有阴亏燥热的病变，易患咳嗽、干燥综合征、甲亢等。

［环境适应能力］平素耐受冬季而耐受不了夏天的暑热，不能适应热、燥的气候。

8.7.2 形成原因

先天遗传；常熬夜；内向、抑郁，五志化火；房劳过度；常服利尿药、清热利湿药；过食辛辣燥热食物，吸烟，妄于温补；环境污染。

8.7.3 养生之道

补阴清热，滋养肝肾。

8.7.4 养生方法

[环境起居调摄] 夏应避暑，多去海边高山。秋冬要养阴。居室应安静。不熬夜，不剧烈运动，不在高温下工作。平时多听一些曲调舒缓、轻柔、抒情的音乐，防止恼怒。

[体育锻炼] 适合做中小强度、动静结合的身体锻炼，可选择太极拳、太极剑等。控制出汗量，及时补水。

[精神调适] 遵循《黄帝内经》“恬澹虚无”“精神内守”之法，养成冷静沉着的习惯。对非原则性问题，少与人争，少参加争胜败的文娱活动。

[饮食调理] 多食梨、百合、银耳、木瓜、菠菜、无花果、冰糖、茼蒿等甘凉滋润食物，宜焖、蒸、炖、煮着吃；喝沙参粥、百合粥、枸杞粥、桑葚粥、山药粥。少吃羊肉、狗肉、葱、姜、蒜、椒等辛辣燥烈品。

[药物调养] 可用滋阴清热、滋养肝肾之品，如女贞子、山茱萸、五味子、旱莲草、麦门冬、天门冬、黄精、玉竹、枸杞子等药。常用方有六味地黄丸、大补阴丸等（减少剂量用）。阴虚眼干涩，用杞菊地黄丸；阴虚尿黄用知柏地黄丸；肺阴虚，宜服百合固金汤；心阴虚，宜服天王补心丸；脾阴虚，宜服慎柔养真汤；肾阴虚，宜服六味丸；肝阴虚，宜服一贯煎。

[节制性欲] 精属阴，性生活太过可伤精，应节制性生活。

8.8 血瘀体质——肤色晦暗，易患肿瘤

8.8.1 血瘀体质特征

[形体特征] 形体偏瘦。

[常见表现] 面色晦暗，口唇暗淡或紫。皮肤比较粗糙、容易出现皮肤淤青、淤斑或者有色素沉着；眼眶有些黑，鼻子部分也有黑影；舌质暗或有淤斑，舌下的静脉瘀紫；刷牙时牙龈容易出血。妇女易痛经、经闭、崩漏等。

[相关脏腑] 肝郁气滞血瘀。

[心理特征] 易烦躁、性情急躁、健忘。

［发病倾向］易患出血、中风、冠心病、疼痛、月经不调等病症。

［环境适应能力］不能耐受风邪、寒邪，常在多风、寒冷天患病。

8.8.2 形成原因

先天遗传；长期七情不调，生活不规律；慢性病，阴虚内热；久服寒凉之品，常居寒凉之地；夏季贪凉；中老年人多见。

8.8.3 养生之道

行气活血。防肿瘤、中风、胸痹等疾病。

8.8.4 养生方法

［环境起居调摄］血得温则行，居住宜温不宜凉；冬应防寒。春天要宽衣服，忌紧衣，闷气，呆坐。作息规律，睡眠足够，不可过逸，免气滞血瘀。

［体育锻炼］多做益心脏血脉的活动，如舞蹈、太极拳、八段锦、保健按摩等，各部分都要活动，以助气血运行。

［精神调适］培养乐观情绪。精神愉快则气血和畅，有利血瘀改善，苦闷忧郁加重血瘀。

［饮食调理］常食红糖、丝瓜、玫瑰花、益母草，月季花、酒、桃仁油菜、慈姑、黑大豆等活血祛淤、行气、疏肝解郁的食物，可少量饮些红葡萄酒，活血化淤。醋可多吃，宜喝山楂粥、花生粥。

［药物调养］可用熟地黄、丹参、当归、川芎、怀牛膝、徐长卿、鸡血藤、续断、茺蔚子等活血养血的药物，成方可选四物汤、桃仁四物汤，生化汤等。

［经络养生］常揉或针灸曲池、合谷、血海、三阴交等穴。

8.9 气郁体质——气不外达，血动不畅

8.9.1 气郁体质特征

［形体特征］形体消瘦或偏胖。

［常见表现］性情急躁易怒、易激动或郁郁寡欢、胸闷不舒，喉部经常有堵塞感或异物感，易失眠。容易紧张、焦虑不安，常不由自主地唉声叹气。面色发暗或萎黄，舌淡红。女性多见乳房、小腹胀痛，月经不调。

［相关脏腑］肝气郁结。

［心理特征］性格内向，多愁善感，情绪低沉，忧郁脆弱，敏感多疑。容易感到害怕或者容易受到惊吓。

［发病倾向］易患失眠、抑郁症、脏躁症、神经官能症、乳腺增生等病症。

［环境适应能力］对精神刺激适应能力较差，不喜欢阴雨天气。

8.9.2 形成原因

先天遗传；经常熬夜；长期压力过大、思虑过度；突发精神刺激。

8.9.3 养生之道

疏肝理气。

8.9.4 养生方法

［环境起居调摄］起居宜动不宜静，气郁体质的人不要总待在家里，应尽量增加户外活动，居住环境应安静，防止嘈杂的环境影响心情。室内常通风，装修宜明快亮丽。阴雨天调节好情绪。在名利上不计较得失，胸襟开阔，知足常乐。

［体育锻炼］适合较大量的运动锻炼，多跑步、爬山、武术、游泳等以流通气血，调节精神，增强体质。气功方面，着意锻炼呼吸吐纳功法，以开导郁滞。多参加集体性的运动，解除自我封闭状态。

［精神调适］“喜胜忧”，不要使小性儿，要主动寻找快乐，常看喜剧、励志剧，多听轻松、开朗的音乐，多参加社会活动、集体文娱活动，读积极的、鼓励的、富有乐趣的书籍，培养开朗、豁达的性格，使气血调畅，减少抑郁。

［饮食调理］多吃红枣、百合、莲子，健脾养心安神；可少量饮酒，以疏通血脉，提高情绪；多吃一些能行气、解郁、消食、醒神的食物，如鱼类、瘦肉、乳类、豆制品、柑橘、佛手、玫瑰花、茉莉花、橙子、荞麦、茴香菜、大蒜、小

麦、高粱、刀豆、萝卜、山楂等。食物宜清热，但不可过凉。睡前避免饮茶、咖啡和可可等具有提神醒脑作用的饮料。

[药物调养] 常用香附、乌药、川楝子、小茴香、青皮、郁金等疏肝理气解郁的药为主组成方剂，如越鞠丸等。若气郁引起血瘀，当配伍活血化瘀药。肝气郁结，应疏肝理气解郁，宜用柴胡疏肝饮；气滞痰郁，应化痰理气解郁，宜用半夏厚朴汤；心神失养，应养心安神，宜用甘麦大枣汤；心肾阴虚，应滋养心肾，宜用补心丹合六味地黄丸。

[经络养生] 中脘、气海、内关、膻中等穴为理气要穴。临睡前，两手掌搓热，平擦两肋，感到像灌热水袋一样的感觉即可。

8.10 特禀体质

特禀体质包括三种：

第一种是过敏体质。有过敏性鼻炎、过敏性哮喘、过敏性紫癜、湿疹、荨麻疹等，过敏性疾病的人大多都属于这一类。

第二种是遗传病体质。是有家族遗传病史或者先天性疾病，这一类大多很难治愈。

第三种是胎传体质。是母亲在妊娠期间所受的不良影响传到胎儿所造成的一种体质。有些人是家族性的过敏，很小就有，持续一生；有些人可能三四十岁了才发现。这种人存在先天特殊条件，什么时候发作受环境影响。

8.10.1 特禀体质特征

[总体特征] 先天失常，以生理缺陷、过敏反应等为主要特征。

[形体特征] 过敏体质者一般无特殊症状；先天禀赋异常者或有畸形，或有生理缺陷。

[常见表现] 过敏体质者常见哮喘、风团、咽痒、鼻塞、喷嚏等症状；患遗传性疾病者有垂直遗传、先天性、家族性特征；患胎传性疾病者具有母体影响胎儿个体生长发育及相关疾病特征。

［心理特征］随禀质不同情况各异。

［发病倾向］过敏体质者易患哮喘、荨麻疹、花粉症及药物过敏等；其他特禀质易发生血友病等遗传性疾病，易出现先天愚型及中医所称的“五迟”“五软”“解颅”等；易发生“胎热”“胎痫”“胎肥”“胎弱”等胎传疾病。特禀体质是一类体质特殊的人群，因此，特禀体质的人要特别调护。

［环境适应能力］适应能力差，如过敏性体质对过敏季节的适应能力差，易引发旧病发作。

8.10.2 形成原因

先天性禀赋失常或者先天性遗传性疾病。

8.10.3 养生之道

益气固表，养血消风。

8.10.4 养生方法

［起居避免过敏原］起居应有规律，保持充足的睡眠。居室宜通风良好。保持室内清洁，被褥、床单要经常洗晒，可防止对尘螨过敏。春季减少室外活动时间，可防止对花粉过敏。不宜养宠物，以免对动物皮毛过敏。

［食宜益气固表］饮食宜清淡、均衡，粗细搭配适当，荤素配伍合理。多食益气固表的食物，少食荞麦（含致敏物质荞麦荧光素）、蚕豆、白扁豆、牛肉、鹅肉、鲤鱼、虾、蟹、茄子、酒、辣椒、浓茶、咖啡等辛辣之品，更应避免腥膻发物及含致敏物质的食物。忌食生冷、肥甘油腻及各种“发物”，如鱼、虾、蟹、辣椒、肥肉、浓茶、咖啡等，以免引动宿疾。避免食用各种致敏食物，减少发作机会。

［体育锻炼］积极参加各种体育锻炼，增强体质，避免情绪紧张。天气冷时锻炼要注意防寒保暖，防止感冒。

［药物调养］黄芪、白术、荆芥、防风、蝉衣、乌梅、益母草、当归、生地、黄芩、丹皮等。

尽管体质有一部分是先天因素决定的，但是亦可通过后天的调理而向更加健康的体质方向改变。大部分人都是两种或三种体质相结合，认识不同的体质分类，了解自己的体质状况，能更好地预防各种疾病的发生，调理脏腑，增强身体素质，健康长寿。

9 舌苔养生

中医常把舌苔称为“中医的胃镜”，把舌头变化当做“人体健康状况的晴雨表”。舌苔是舌体上面所散布的一层苔垢。正常人的舌苔为薄白而湿润，干湿适中，不滑不燥。而病理下的胃气有强弱，机体有寒热，可形成各种不同的病理舌苔。舌苔的变化最能反映每个人当时的身体状况，通过舌苔的不同情况，最能直观地看到身体内的寒、热、虚、实。

舌与人体脏腑各器官通过经脉密切相连，当脏腑生理功能失调时，舌上必然会有反应。中医将舌按部位分属五脏：一般以舌尖属心肺、舌边属肝胆、舌中属脾胃、舌根属肾，从舌相应的部位可以看出五脏的病变。而且，根据舌质的颜色、润燥晦暗以及舌的形态、大小也可以判断脏腑的病变程度。每天晨起关心自己舌苔、舌质，能及时发现疾病征兆，早作预防和治疗。

9.1 舌质看养生

舌质是指舌的本体，主要观察其色、形、态三方面。正常舌质为色泽淡红，深浅适中，含蓄荣润，胖瘦老嫩适中，运动灵活自如，表示气血充足。见于健康人，也可见于外感初起或内伤病情轻浅者。属于病理性的舌质约有五种颜色，即淡白舌、红舌、绛舌、淤斑舌及青紫舌。

9.1.1 看舌色

(1) 淡舌

舌色较正常浅淡，为虚证、寒证，多见于贫血、气血不足、阳气衰弱体内有寒之象。淡白而舌体瘦多为气血不足，淡白而舌体胖嫩多为阳气亏虚。舌体淡白胖嫩而舌边有齿痕，说明气虚，脾胃虚弱。

（2）红舌

舌色较正常人深，呈鲜红色，主热证，有虚实之分，多为病邪在里的实热证。舌尖红是心火上炎；舌边红为肝胆有热；红而干为热伤津液或阴虚火旺。

（3）绛舌

舌色深红，多为热盛或阴虚火旺。舌颜色越深绛，表明热邪越重。外感热病中见绛舌，多为热入营血的标志，常见于热性病；内伤杂病中见绛舌，多属阴虚火旺。若舌尖独绛，多为心火上炎之证；舌绛而光亮无苔如镜面，为胃阴已亡。

（4）淤斑舌

舌上有青紫色之淤点或斑点，多为内有淤血蓄积。

（5）青紫舌

全舌舌质呈现青紫，或为热极，或为寒证。舌质绛紫色深而干燥，有斑点，为热极至盛；舌质淡黄紫或青紫而滑润者为阴寒证或淤血证。

9.1.2 看舌形

看舌形指观察舌质的老嫩、胖瘦、芒刺、裂纹等。

（1）老嫩

“老”即指舌质纹理粗糙，舌形直且舌质坚，多属实证、热证；“嫩”指舌质纹理细腻，舌形柔软而舌质嫩，多属虚证或虚寒证。

（2）胖瘦

“胖”指舌体胖大、肿胀，多与水湿停留有关。舌质淡而胖，舌边有齿痕者，多属脾虚或肾阳虚、水湿停留；舌质红而肿胀，多属湿热内蕴或热毒亢盛。“瘦”指舌体瘦小而薄，多属虚证。舌质淡而舌形瘦者，多为气血不足；舌质红绛而舌形瘦者，多属阴虚内热。

（3）芒刺

舌乳头增生、肥大，突起如刺，多属热邪亢盛。热邪越重，芒刺越大、越多。临床上芒刺多见于舌尖与舌边，舌尖芒刺多属肝胆热盛。

（4）裂纹

舌体上有多种纵行或横行的裂沟或皱纹，多由于黏膜萎缩而形成。裂纹舌可见于少数正常人。舌质红绛而有裂纹者多属热盛；舌质淡而有裂纹者多属气阴不足。

9.1.3 看舌态

看舌态指观察舌体有无震颤、歪斜、痿软、强硬等。

（1）震颤

舌体不自主地颤抖，多属气血两虚或肝风内动。

（2）歪斜

舌体偏歪于一侧，多为中风偏瘫或中风先兆。

（3）痿软

舌体伸卷无力，多因气血俱虚筋脉失养所致。

（4）强硬

舌体不柔和，屈伸不利，甚或不能转动，多属高热伤津，邪热炽盛或为中风的征兆。

9.2 舌苔看养生

舌苔是由胃气上蒸而生。清代医家章虚谷说，“舌苔由胃气生成，而胃气由心脾发生，所以无病之人，常有薄苔，是胃中生发之气，其好比地上的微草也，若土地贫瘠、匮乏营养，那么就不能生长”。吴坤安说，“舌有苔，犹地之有苔。地之苔，是湿气上泛而生；舌之苔，是胃蒸脾湿上潮而生”。正常的舌苔为薄白一层，苔白嫩而不厚，干湿适中，不滑不燥，口中没有气味。如脏腑有病，胃气挟病邪之气上蒸，其苔色即可发生改变。观察舌苔的异常变化，是舌诊的重要内容。

看舌苔时要注意，刚吃过食物或喝过水、饮料去看舌苔肯定不准。如刚喝过热水或刚吃过辣的等刺激的东西，舌头会变红；刚喝过牛奶，舌苔是白色；吃了橘子、巧克力等有颜色的食物，舌苔都会变。所以一定要在进过食至少半个小时以后再看，而且一天内最好多看几次，才能判断准确，不致出错。

9.2.1 看苔色

苔色一般有白苔、黄苔、灰苔、黑苔等。

（1）白苔

临床上最常见，吃了寒冷的食物或体内受寒，舌苔都会发白，现在的人多数都是白苔，就是因为吃寒冷的水果、蔬菜，常喝冷饮造成的。其他颜色的苔可以认为是在白苔基础上转化而成的。白苔一般属肺，主表证、寒证，但临床上也有里证、热证而见白苔者。如薄白而润为风寒；薄白而燥为风热；寒湿之里证可见白而厚腻之苔。若白苔满布如积粉的，为积粉苔，多由外感秽浊不正之气，毒热内盛之征，常见于瘟疫病。

（2）黄苔

有淡黄、嫩黄、深黄、焦黄等不同。一般说，黄苔的颜色越深，则热邪越重。淡黄为微热；嫩黄热较重；深黄热更重；焦黄则为热结；黄而干为热伤津；黄而腻则为湿热。

（3）灰黑苔

灰苔为浅黑色，主里证。灰苔既主寒，也主热，主要从苔的润燥来分辨寒热。若苔灰而润者，则主寒，而苔灰而燥者，则主热。

（4）黑苔

为黑色，多属里证。主热极又主寒盛。病情较重时多见。若苔黑而润滑，舌质较淡白的，多为寒极；若舌苔黑，干燥少津，甚则舌生芒刺，多为热极伤阴，阴津耗伤之证。总之，苔之润燥，是辨别黑苔主病属热属寒之关键。多主热证，也有寒湿或虚寒证。

9.2.2 看苔的厚薄

苔的厚薄可分为：薄苔、厚苔、少苔、无苔。

薄苔多为疾病初起，病情较轻；厚苔多示病情较重，并且病邪已由表传里、有胃肠积滞或有痰湿。苔越厚表示邪气越盛，病情愈重。舌苔的形成，反映了胃气的有无，舌苔虽厚，说明胃气尚存，而少苔常表示机体正气不足，无苔则是胃气大虚，缺乏生发之机。舌面上有不规则的舌苔剥脱，剥脱处光滑无苔，称为花剥苔，多属胃的气阴不足，若兼有腻苔则表示痰湿未化而正气已伤。

9.2.3 看苔的润燥

苔的润燥反映体内津液的情况。正常舌苔不干不湿。无苔干燥为体内津液已耗，外感病多为燥热伤津，内伤病多为阴虚津液不足；舌苔湿润表明津液未伤，而苔面水分过多伸舌欲下滴，称为滑苔，则示体内有湿停留。

苔质致密、细腻如一层混浊光滑的黏液覆盖于舌面，不易擦去称为腻苔，多属痰湿内盛。

苔质疏松如豆腐渣，堆于舌面，易于擦去称为腐苔，多为实热蒸化胃中食浊，为胃中宿食化腐的表现。

对于疾病，许多人都希望做到未雨绸缪。其实，生活中只要学会看自己的舌头，就可大体辨知身体的健康状况，甚至可以判断出一些疾病。

9.3 舌苔养生之道

9.3.1 舌苔白厚

［病症提示］当风寒、风湿、寒湿等六淫之邪侵袭，脏腑之气未伤时，舌苔多见薄白苔。

［病症解读］舌苔发白表明体内有寒，无论是吃了寒冷的食物还是受了寒，舌苔都会发白，现在的人多数都是白苔，就是因为吃冰箱里的水果、蔬菜，常喝冷饮造成的。此外，在日常生活中，舌体胖大，舌苔白厚多见于身体肥胖、脾胃运化失常而导致水肿、痰湿内盛的患者。高血脂、动脉硬化、高血压的患者也常见厚白腻苔。

［养生原则］少食寒凉，节制饮食，坚持锻炼。

［养生建议］少食寒凉之物，减少对胃部的刺激。此外对于白苔厚腻、身体

肥胖的患者应节制饮食，多食新鲜的蔬菜、水果及粗纤维食物，山药、薏苡仁、山楂等都有很好的健脾化湿疗效，少食肥甘之品。并坚持体育锻炼，控制体重。

9.3.2　舌苔黏厚，舌色黄白

［病症提示］如果舌头上看到有一层厚厚的黄白色垢物，舌苔黏黏厚厚，不易刮去，口中有一种又酸又臭的秽气味道，同时胃口不好，大便干燥。

［病症解读］平时饮食过量或进食油腻食物过多都易出现，由脾胃消化功能差或发生紊乱引起，老百姓管它叫积食苔。

［养生原则］饮食清淡健胃消食。

［养生建议］饮食要相对清淡些。如果出现积食的情况，可根据具体情况服用一些消食的药物或食物，如山楂、蘑菇、萝卜。大便特别干燥时，可以适当用些泻药。

9.3.3　舌苔发黑

［病症提示］中医认为，极热和极寒都可引起黑色的舌苔，当然，染色舌除外。生活中，如果吃了某些药品或食物，往往也会使舌苔变色，但这些均不属于病苔。一般来说，染苔的色泽比较鲜艳而浮浅，而病苔不易褪去，可以利用这一点进行区别病苔和常苔。

［病症解读］临床多见于慢性喘息性支气管炎、肺气肿、肺癌、胃癌、慢性肾衰竭等患者的舌象。黑苔的人应重视所患疾病的治疗，以期早日康复。

［养生原则］积极治病，谨遵医嘱。

［养生建议］很多疾病都可以引起黑苔，所以对待黑苔要谨遵医嘱，看病情进行调理。

9.3.4　舌苔剥落无舌苔

［病症提示］疾病过程中舌苔全部或部分脱落称为剥（落）苔，舌苔全部脱落，以致舌面光洁如镜，称为“光剥舌”，又叫“镜面舌”；若舌苔剥落不全，剥脱处光滑无苔，余处斑斑驳驳地残存舌苔，界限明显，称为“花剥苔”。

［病症解读］剥苔表示胃气不足，胃阴枯竭或气血两虚，是全身虚弱的一种表现。

［养生原则］补充气血，增强免疫力。

［养生建议］无苔的患者，饮食宜清淡，不宜暴饮暴食及食用生冷、燥热及难消化的食物。多食具有健脾益胃的蔬菜、水果，如山药、薏苡仁等，可服用健脾丸、生脉散等药物。锻炼身体，增强机体免疫功能。

舌苔异常是身体内出现问题的外在表现形式，看中医，最好不要刮舌苔。因为中医讲究“望、闻、问、切”，而看舌像是望诊的重要内容之一，通过患者的舌苔和舌质可看出身体变化。

很多老年人清晨有刮舌苔，这并不是科学的行为。刮舌苔不能起到清除口腔细菌，相反这种行为还会破坏到舌头上的“舌乳头”。每个人的舌头上都长有许多极小的“舌乳头”，舌乳头中又有很多辨别味道的味蕾，有了味蕾，才能分辨酸甜苦辣。经常刮，容易使舌背部发木，味觉减弱。此外，刷舌苔只是去除表面现象，内在疾病不能得到治疗。因此，舌苔异常，应及时治疗或防止疾病进一步发展。

舌诊是中医望诊的重要组成部分和诊断疾病的主要参照指征之一，舌通过经脉与心、肝、肺、脾、肾直接相连，舌象的变化能够客观地反映人体内部的变化，如五脏的虚实、津液的盈亏、气血的盛衰、外邪侵袭的深浅。舌象反应灵敏、观察方便，对于辨别病症的性质，判断病情的深浅轻重，推测愈后及选择适当的治疗措施等，均具有重要的指导意义。在日常养生中，清晨起来注意观察舌象的变化，能够及时了解身体的健康与否和变化动向，有助于早期发现问题，及时调整和治疗。

10 房事养生

房事又称为性生活。房事养生，就是根据人体的生理特点和生命的规律，采取健康的性行为，以防病保健，提高生活质量，从而达到健康长寿的目的。性行为是人类的一种本能，是人类生活的重要内容之一，故有人把性生活、物质生活和精神生活一起列为人类的三大生活。房事保健的根本任务，是懂得人的性生理、心理、性爱等一系列活动规律，掌握性的必要知识和正规的性行为，培养高尚的性道德，提高人口的素质。

10.1 房事养生的重要性

房事养生，又称为性保健，是一门新颖而又古老的学科。说它新颖，是因为它于近三四十年来才受到国内外医家的重视和研究；说它古老，则是这门学科源远流长，随着人类文明的诞生，就有了性医学的萌芽。中国古代即有房事保健的研究，但由于古代封建礼教的约束，特别是儒家思想的长期统治，使众人认为谈论性知识诲淫败俗，不屑称道。因此，长期以来，性保健教育是一个充满阻力、困难和曲解的问题，致使人类自身的性知识和学说并没有得到正确地对待，这种现实仍需亟待改变。

人的生长发育可分为两个过程，即自然生长过程和社会化过程。人的性活动不是个人问题，而是具有社会性。因为性活动必然发展为婚姻、生育，生育又必然影响到整个社会，因此性保健是一种社会需要。现实生活中，我们看到中小学生早恋现象增多，青少年性错误和性犯罪增多，婚前性行为、少女怀孕、未婚怀孕增多，造成这种现象的原因很复杂。其中有“性解放”“性自由”思潮的影响，有黄色文化、淫秽物品的毒害传染，但还有就是缺乏科学的性知识、高尚的性道德理论的教育和引导。因此，对于不同年龄、不同心理和生理特点、不同职业的人，分别实施有针对性的性保健教育是非常必要的。

10.2 房事的生理作用

10.2.1 房事与阴阳之道

阴阳者，天地之道也。房事活动体现了阴阳整体的观念。古人以阴阳思辨自然，以阴阳剖析自身，东方哲学认为，男女、阴阳、天地，统成一体。所谓阴阳之道，乃是性爱的真髓、核心，这一基本理论和法则是研究人类生活的一大需要。孔子认为男女关系是“人伦之始”“五代之基”。《孟子·告子》谓，“食色，性也”。《礼记·礼运》谓，“饮食男女，人之大欲存焉”。把性欲和食欲并举说明了它是不可抗拒的自然法则，因此，食色乃为动物的自然属性。人类的繁衍昌盛亦从男女阴阳规律而来。我国古代道教很重视养生，也很重视“阴阳之道”的研究，不仅不把它看作“修行”的阻碍，而且看成重要的修炼方法之一。其主要目的在于保精、致气、还精、补脑。一阴一阳之谓道，偏阴偏阳之谓疾。男女相合好比是天地相合，若男女不合，则违背阴阳之道。犹“若春无秋，若冬无夏”。由此可见，房事生活本乎自然之道，这是养生延寿的重要内容之一，也是健康长寿的基础。

10.2.2 房事与人类生理

性是人类的天性，与呼吸、心跳、消化、排泄一样是人的自然生理。正常的房事生活是人类天性和生理之需，也是生活情趣上不可缺少的。禁欲既是违反自然规律，也是违背人类天性和生理规律。因此，如果不适当地抑制性功能，会引起一定的病理变化，带来许多疾病。《千金方》中说，“男不可无女，女不可无男，无女则意动，意动则神劳，神劳则损寿，若念真正无可患者，则大佳长生也，然而万无一有，强抑闲之，难持易失，使人漏精尿浊以致鬼交之病，损一而当百也”。《抱朴子》也说，“阴阳不交伤也”。《三元延寿参赞书》指出，“若孤阳绝阴，独阴无阳，欲心炽而不遂，则阴阳交争，乍寒乍热，久而为劳”，这些观点都是反对禁欲的。男女相互依存，正常的性生活可以调协体内的各种生理功能，促进性激素的正常分泌，有利于防止衰老。良好的房事生活可以增强夫妻和谐、婚姻的情趣和家庭幸福，还可以促进和保持健康的心理，疏散心情忧郁、苦闷和精神压力，预防疾病和不良行为。我国研究人员在1987年对广西巴马县长寿老人调查的结果表明，长寿老人都有比较长的和谐、稳定的夫妻生活。现代医学研究也发现，终身未嫁及离婚、鳏寡之男女，乳癌发病率比一般人高，患病率、死亡率也较高，这说明正常适度、规律协调的性生活对疾病的预防也是有积极意义的。

10.3 节制房事的意义

“欲不可纵”是中医养生学的基本要点之一。古今中外，对性进行了多种多样的探索。主要有三种观点和流派，一是纵欲，一是禁欲，一是节欲，前二者走向极端是有害的，而“节欲”则是辩证地提出性生活的适度、节制，对人体有着重要养生意义。正如古人所言，“房中之事，能生人，能煞人，譬如水火，知用者，可以养生；不能用之者，立可尸矣”。这些话告诫世人，房事应该有所节制。

10.3.1 节欲保精的益处

首先，节欲保精是抗衰防老的重要一环，这在古医籍里到处可见，如《素问·上古天真论》说，“以欲竭其精，以耗散其真，……故半百而衰也”。《金匮要略》中有：“房室勿令竭乏，……不遗形体有衰，病则无由入其腠理”。孙思邈指出，“人年四十以下，多有放恣，四十以上，即顿觉乏力，一时衰退，衰退既至，众病蜂起”“所以善摄生者，凡觉阳事辄盛，必谨而抑之，不可纵心竭意以自贼也”。肾为先天之本，肾精充足，五脏六腑皆旺，抗病能力强，身体强壮，则健康长寿。反之，肾精匮乏，则五脏衰虚，多病早夭。节欲保精对于中老年尤为重要。而且据调查，国内外长寿老人大多对性生活都有严格而规律的节制，这说明了节欲保精对健康长寿有积极意义。

其次，节欲保精有益于优生，保证生下的孩子健康、聪明。孙思邈认为，“胎产之道，始求于子，求子之法，男子贵在清心寡欲以养其精，女子应平心定志以养其血”。张景岳指出，“凡寡欲而得之男女，贵而寿，多欲而得之男女，浊而夭”。因此，节欲保精不仅有利于健康长寿，而且是优生优育的首要保证。

10.3.2 房事不节弊端多

房事不节包括两方面：一是指不节制，纵欲无度；二是指不懂房事宜忌，房事不谨慎。中医学历来认为房事不节、劳倦内伤是致病的重要原因。《史记·仓公传》记载病例 25 个，其中病因为房劳者有 8 例之多。因为失精过度，或不懂方法，违反禁忌，必然耗伤精气，正气虚损，致使百病丛生。临床上，房事过度的人常常出现腰膝疲软，头晕耳鸣，健忘乏力，面色晦暗，小便频数，男子阳痿，遗精、滑精，女子月经不调、宫冷带下等症状。房事不节可直接、间接引起某些疾病，致使疾病反复发作，加重病情。临床常见的冠心病、高心病、风心病、肺结核、慢性肝炎、慢性肾炎等，经治疗症状基本消失后，常因房事不节或遗精频繁，而使病情反复发作，使病情加重。现代医学研究认为，失精过多，雄、雌激素亏损，人体免疫功能减退，人体组织蛋白形成能力低下，血循环不畅，内分泌失调，代谢率降低等，不仅造成身体虚弱，而且容易引起疾病。在封建社会里，皇帝设有三宫六院七十二妃，贵族大臣，妻妾成群，生活放荡糜烂，虽然他们每天山珍海味，美酒佳肴，但到头来多是恶疾缠身，早亡夭折。据资料统计，凡能查出生卒年龄的封建皇帝有 209 人，而他们的平均寿命仅有 39 岁。其中只有注意清心寡欲、修身养性的皇帝，相对健康长寿。例如，清乾隆皇帝活了 88 岁，是几千年来皇帝中的长寿冠军，这与他“远房围，习武备”的生活习惯是有密切关系的。

10.4 房事保健

房事保健应当从年轻时就开始，直至老年，始终如一。历代养生家和医家对此皆有不少论述，保健方法如下。

10.4.1 注意行房卫生

大量的临床资料证实，很多疾病是因男女行房不注意卫生而引起的，如易引起的妇科病有月经不调、闭经、慢性宫颈炎、感染性阴道炎、子宫内膜炎、阴道黏膜溃疡等，引起的男科疾病可有尿潴留、急性前列腺炎、尿道滴虫病、泌尿系感染、阳痿等。因此，注意行房卫生是防病保健的一项重要措施，男女双方都要养成晚上睡前清洗外阴的习惯。如果条件允许，行房后，也最好清洗一下，女性最好小便一次，起到冲刷外阴的作用，这对预防新婚“蜜月病”是很有意义的。根据有关性科学的调查研究报道，男女双方养成睡前清洗外阴的习惯，不仅可有效地预防妇科疾病发生，而且对促进男性生殖器的正常功能，提高房事质量都有很好的作用。

10.4.2 行房有度

所谓有度，即适度，就是说不能恣其情欲，漫无节制。古代养生家认为，男女房事，实乃交换阴阳之气，固本还元，只要行之有度，对双方都有益处。马王堆出土的竹简《十问》中，有房事影响寿夭的记载，认为夫妇间的性生活如能遵守一定的法度，做到心安不放纵，形气相和谐，保精全神，勿使元精乏竭，这样可使体虚的人逐渐充盈，体壮的人能更健实，老年人亦可因而长寿。

房事有度，即解决一个数量问题。但“度”不是一个绝对概念。《素女经》认为：“人年二十者，四日一泄；年三十者，八日一泄；年四十者，十六日一泄；年五十者，二十一日一泄；年六十者，即当闭精，勿复更泄也。若体力犹壮者，一月一泄。凡人气力自相有强盛过人者，亦不可抑忍；久而不泄，致痈疽。若年过六十，而有数旬不得交接，意中平平者，可闭精勿泄也”。古人认为不同的季节，度的标准也不相同，应遵循“春二、夏三、秋一、冬无”的原则，即春天每月二次，夏天每月三次，秋天每月一次，冬天避免房事。古人这些有关两性生活的观点，其中包含着合理的科学成分。

现代医学认为，行房次数适度的掌握，并没有统一标准和规定的限制，宜根据性生活的个体差异，加上年龄、体质、职业等不同情况，灵活掌握，区别对待。新婚初期或夫妻久别重逢的最初几日，可能行房次数较频；而经常在一起生活的青壮年夫妇，每周1~2次正常的房事不会影响身体健康。行房适度一般以第二天不感到疲劳为原则，觉得身心舒适，精神愉快，工作效率高。如果出现腰痠背痛、疲乏无力、工作效率低，说明纵欲过度，应当调整节制。对于青壮年来说，房事生活一定要节制，不可放纵；对于老年人，更应以少为佳。

秋冬之季要性事有节，中医认为，秋冬之令应注意顺应自然界主收主藏的规律，节制房事，蓄养阴精。这点对中老年人特别重要。因为随着年龄的增长，阴气将由旺盛而趋向逐步减弱。中老年人节欲，以养肾精，可延缓衰老，健康长寿。

10.4.3 晚婚少育

中国古代养生家历来主张“欲不可早”。《寿世保元》指出，“男子破阳太早，则伤其精气；女子破阴太早，则伤其血脉”，故青少年不可早欲，否则影响正常生理发育，危害健康。故此，古代养生家早就提出晚婚的主张。《泰定养生主论》中指出，“古法以男三十而婚，女二十而嫁。又当观其血色强弱而抑扬之；察其禀性淳漓而权变之，则无旷夫怨女过时之瘵也”。古人不仅主张晚婚，而且还要检查有无妨碍晚育的疾病，然后再做决定，这些观点与现代医学是一致的。从现代生理学观点看，人体骨骼的钙化过程要在23~25周岁才能完成。只有待全身发育成熟后，婚育才可进行。早婚早育不仅耗损男女本身的精血，损害身体健康，而且为下一代带来灾难。另外，产妇产后，正气未复，不可再孕，因为胎孕生育必然耗伤人体大量精血。否则，会更加耗精伤肾，引起多种疾病。不仅影响母体健康，胎儿亦多先天不足。

提倡晚婚晚育，但并非越晚越好，应根据人体生理特点决定。《素问·上古天真论》说，“女子，四七，筋骨坚，发长极，身体盛壮”“丈夫，四八，筋骨隆盛，肌肉满壮”。就是说，女子28岁左右，男子32岁左右，是一生肾气最旺盛的时期，也是生育的最佳时期。结合现代医学的观点，女性婚育的最佳时期是21~28岁，男性婚育的最佳时期是24~32岁。在这个时期生育子女可较好地避免后代智力缺陷、畸形等不良后果，从而保证下一代的聪明、健康、长寿，为家庭和社会带来益处。

10.4.4 提倡独宿

古代养生家将独宿作为节制房事和养生保健的重要措施之一，他们认为独卧则心神安定，耳目不染，易于控制情欲，有利房事保健。故民间亦有“中年异被，老年异床”之说法。临床所见，房劳伤肾者，的确有之。尤其少数年轻人不懂房事保健法，婚后纵欲，致使体弱肾亏，未老先衰。故青壮年情欲易动难制者，可采用此法。老年纵欲者，多致病患缠身，很少有长寿者。所以赵献可的《寡欲论》要求老年人“急远房帏，绝嗜欲”。有些患慢性疾病康复期间，也宜适当采用独卧养生之法，戒房事，调养精血，以期早日康复。总之，独卧可作为一种辅助保健方法，针对不同情况，分别对待。

10.5 强肾保健功法

肾气充足，性功能旺盛，可有效地保持身心健康。强肾保健的方法种类很多，如饮食、药物、推拿按摩、针灸、气功等。根据不同情况选择相应方法保健，都可收到良好效果。下面介绍几种简单易行，效果显著，不出偏差的功法，只要坚持锻炼，持之以恒，就可以达到强肾保精，延年益寿的目的。

10.5.1 叩齿咽津翕周法

每日早晨起床后叩齿100次，然后舌舔上腭及舌下、齿龈，含津液满口，频频咽下，意送至丹田。翕周即收缩肛门，吸气时将肛门收紧，呼气时放松，一收一松为一次，连续做50次。此法有滋阴除火，固齿益精，补肾壮腰的作用，能防治性功能的衰退。

10.5.2 按摩涌泉法

取坐位，双手搓热后，双手掌分别紧贴脚面，从趾跟处沿踝关节至三阴交一线，往返摩擦20~30次，然后用手掌分别搓涌泉穴100次，摩擦时，宜意守涌泉穴，手势略有节奏感。本法有交通心肾、引火归源之功，对心肾不交引起的失眠、遗精等症都有很好的防治效果。

10.5.3 双掌摩腰法

取坐位，两手掌贴于肾俞穴，中指正对命门穴，意守命门，双掌从上向下摩擦40~100次，使局部有温热感。此法有温肾摄精之效，对男子遗精、阳痿、早泄，女子虚寒带下，月经不调等，均有很好的防治作用。

10.6 房事禁忌

所谓禁忌，就是在某些情况下要禁止房事。若犯禁忌，则可损害健康，引起很多疾病。房事禁忌，大致体现在三个方面：

10.6.1 行房人忌

阴阳合气，要讲究"人和"，选择双方最佳状态。人的生理状态受生活习惯、情志变化、疾病调治等方面的直接影响，女性还有胎、产、经、育等生理特点。在某些特定的情况下不宜行房，以免带来不良后果。

（1）醉莫入房

一般认为酒对性兴奋有一定的促进作用，故有"酒是色媒人"之说。但切勿饮酒过量行房，更不能用酒刺激性欲，不然会带来很多危害。《千金方·道林养性》中说，"醉不可以接房，醉饱交接，小者面（黑干）咳嗽，大者伤绝血脉损命"。《三元延寿参赞书》亦说"大醉入房，气竭肝伤，丈夫则精液衰少，阳痿不起，女子则月事衰微，恶血淹留"。可见，醉酒入房害处无穷。

现代研究认为，古人的这些主张有许多科依据。醉酒之后行房不仅导致房事不和谐，而且伤肾耗精，引起各种病变。临床所见早泄、阳痿、月经不调、消渴等病，常与酒后房事不当有一定关系，长期饮酒过度，可诱发骨髓炎、食道炎及严重的营养缺乏症等。由于乙醇可损害精细胞和卵细胞，经常饮酒或醉酒入房，不但有害自身，还可殃及后代。妇女酒后受孕或妊娠期饮酒，可使胎儿发育不良，严重者发生各种畸形，出生后先天发育不全，智力迟钝、呆傻，健康状况不佳，寿命不长。

（2）七情劳伤禁欲

当人的情志发生剧烈变化时，常使气机失常，脏腑功能失调。在这种情况下，应舒畅情志，调理气血，不应借房事求得心理平衡。七情过极，再行房事，不仅易引起本身疾病，如果受孕还可影响胎儿的生长、发育。只有在双方精神愉快、体力充沛的状态下，性生活才能完美和谐，才能无碍于身心健康。

（3）切忌强合

养生家早就指出，“欲不可强”。所谓“强”，即勉强，性生活是双方的事，任何一方都不宜勉强。勉强房事者，不仅会给心理上带来障碍，还会引起各种疾病。因为强合行房违犯了阴阳顺乎自然的法则，其结果不可避免地会带来不良后果。在两性生活中，不顾体力和情感，勉强行房，只会给男女间之关系带来不良影响，给身体造成危害。《三元延寿参赞书》上说，“强力入房则精耗，精耗则肾伤，肾伤则髓气内枯，腰痛不能俯仰”“体瘦尫羸、惊悸、梦泄、遗沥、便泄、阳痿、小腹里急、面黑耳聋”。强合行房所造成的危害，应引起人们的充分注意。

（4）病期慎欲

患病期间，人体正气全力以赴与邪气作斗争，若病中行房，必然损伤正气，加重病情，导致不良后果。例如，患眼疾（结膜炎）未愈时，切忌行房，否则视神经萎缩会引起失明。病中行房受孕，对母体健康和胎儿的发育危害更大。《千金方·养性序》指出，“疾病而媾精，精气薄恶，血脉不充，既出胞脏，……胞伤孩病而脆，未及坚刚，复纵情欲，重重相生，病病相孕”。这从遗传学的观点说明了病中行房受孕，胎儿易患遗传性疾病，而且“重重相生，病病相孕”，代代相因，贻害无穷。

病后康复阶段，精虚气扇，元气未复，急需静心休养。若反而行房耗精，使正气更难复原，轻者旧疾复发，重者甚或丧命，如结核病、肝病、肾病等慢性患者，房事过度就会促使旧病复发或恶化。然而并非所有病患一概不能行房事，一定要视病之轻重，适量掌握。凡病情较重，体质又弱者，应严格禁欲。

(5) 妇女房事禁忌

妇女具有特殊的生理特点，即指经期、孕期、产期及哺乳期，这是正常的生理现象。针对妇女的特殊生理，古代医家和养生家提出了一些具体房中保健要求，具体如下：

1）经期禁欲：《千金方·房中补益》指出，“妇人月事未绝而与交合，令人成病”。月经期性生活，易引起痛经、月经不调、子宫糜烂、输卵管炎、盆腔感染或宫颈癌等多种疾病，影响女方身体健康。

2）孕期早晚阶段禁欲：妇女在怀孕期间，对房事生活必须谨慎从事，严守禁忌，尤其是妊娠前三个月和后三个月内要避免性生活。早期房事易引起流产，晚期房事易引起早产和感染，影响母子健康。孕期妇女需要集中全身精血育养胎儿，房事最易耗散阴精，若不善自珍摄，则母体多病，胎儿亦难保全，故怀孕期间必须节制房事。

3）产期百日内禁欲：孕妇产后，百脉空虚，体质虚弱，抵抗力低下，需要较长时间的补养调理，才能恢复健康。同时产褥期恶露未净，若再房事，更伤精血，邪气乘虚而入，引起多种疾病。因此产后百日内必须严戒房事。

4）哺乳期内当节欲：在哺乳期内，喂养幼儿需要大量营养价值高的母乳。乳汁乃母体气血所化，若用劳损伤，气血生化之源不足，则乳汁质量不佳，影响婴儿的正常发育，还可引起软骨病、疳积、贫血等病。因此，孙思邈指出，“毋新房以乳儿，令儿羸瘦，交胫不行”，特别是“其母遇醉及房劳喘后乳儿最剧，能杀儿也”（《千金方·少小婴孺方上》）。因此，在哺乳期应节制房事，安和五脏，保证婴幼儿的健康成长。

10.6.2 行房天忌

所谓“天忌”，是指在自然界某些异常变化的情况下应禁止房事活动。“人与天地相应”，自然界的剧烈变化能给人以很大的影响，日食月食，雷电暴击，狂风大雨，山崩地裂，奇寒异热之时，天地阴阳错乱，不可同房。《吕氏春秋·季春记》上说，“大寒、大热、大燥、大湿、大风、大震、大雾七者动精则生害矣。故养生者，莫若知本，知本则疾无由生矣”。自然界的剧烈变化常可超过人体本身的调节能力，打破人体的阴阳平衡，发生气血逆乱。此时行房，即为触犯天忌。古代养生家还认为，在自然界气候异常变化之时行房受孕，对胎儿正常发育产生一定的影响。如果受孕生子，有可能出现先天性疾病和先天畸形 或出现临盆难产等情况。从现在的临床观察情况来看，婴幼儿的先天性疾患，皆与孕前的生活环境或孕期感染及发热过度等因素有关，这说明夫妇房事生活充分注意自然界的异常变化是非常必要的，对优生优育有积极意义。

10.6.3 行房地忌

所谓“地忌”就是指要避免不利于房事活动的不良环境。如《千金方·房中补益》上说，“日月星辰火光之下，神庙佛寺之中，井灶圊厕之侧，塚墓尸柩之傍”等，一切环境不佳之处均应列为禁忌。良好的环境是房事成功的重要条件之一。不良的环境可影响男女双方的情绪，有害于房事质量，有时还能造成不良后果，在心理上留下阴影。有利于房事的环境，应是安静、少干扰、面积较小的房间，室内光线明暗适度，温度适宜，空气流通，卧具干净。

房事保健对人类健康长寿至关重要，正常的房事生活是人们幸福美满生活中不可缺少的一部分。它可以给人们带来幸福和欢乐，也可给人们造成灾难和苦恼，这种相互满足的幸福是建立在房事保健的基础之上的。做好房事保健，能使人类能够得到科学的指导，打破对性生活的蒙昧和神秘，创立新的生命科学观，为提高人口素质和人类的健康长寿作出新的贡献。

11 药物和针、灸、按摩养生

具有抗老防衰作用的药物，称为延年益寿药物。运用这类药物来达到延缓衰老、健身强身的目的，即是药物养生。千百年来，历代医家不仅发现了许多益寿延年的保健药物，而且也创造出不少行之有效的抗衰防老的方剂，积累了丰富的经验，为人类的健康长寿做出了巨大贡献。

针、灸和按摩养生是根据中医经络学说为基础论，运用不同的方法调整经络气血、刺激俞穴，借以调畅脏腑气血运行，达到增强体质，防病治病、强身保健、益寿延年的目的。针法是用不同的针具刺激人体的经络俞穴，通过实施提、插、捻、转、迎、随、补、泻等不同手法，以达到激发经气、调整人体机能的目的；灸法则采用艾绒或其他药物，借助于药物烧灼，熏熨等局部温度温热的刺激，以达到温通气血的作用，对于寒邪引起的腹痛极为有效；按摩则是用手指、掌或辅助按摩器械对人体的经络、俞穴、肢体、关节等处，施以按、点、揉、搓、推、拿、抓、打、压等手法，以舒筋活血，和调表里。

11.1 药物养生的机制

11.1.1 固护先天、后天

人体健康长寿很重要的条件是先天禀赋强盛，后天营养充足。脾胃为后天之本，气血生化之源，机体生命活动需要的营养，都靠脾胃供给。肾为先天之本，生命之根，元阴元阳之所在，肾气充盛，机体新陈代谢能力强，衰老的速度也缓慢，正因如此，益寿方药的健身防老作用，多立足于固护先天、后天，即以护脾、肾为重点，并辅以其他方法，如行气、活血、清热、利湿等以达到强身健体的目的。

11.1.2 着眼补虚、泻实

用方药延年益寿，主要在于运用药物补偏救弊，调整机体阴阳气血出现的偏差，协调脏腑功能，疏通经络血脉。而机体的偏颇，不外虚实两大类，应本着“虚则补之，实则泻之”的原则，予以辨证施药。虚者，多以气血阴阳的不足为主要表现。在方药养生中，以药物进补进行调理，气虚者补气，血虚者养血，阴虚者滋阴，阳虚着壮阳，补其不足而使其充盛，则虚者不虚，身体可强健而延年；实者，多以气血痰食的郁结、壅滞为主要表现。在方药养生方面，以药物宣通进行调理，气郁者理气，血瘀者化淤，湿痰者化湿，热盛者清热，寒盛者驱寒，此为泻实之法，以宣畅气血、疏通经络、化湿导滞、清热、驱寒为手段，以达到行气血、通经络、协调脏腑的目的，从而使人体健康长寿。此外，必须指出，纯虚者是较为少见的。这是因为正气虚者往往兼有实邪，用药自当补中有泻，泻中有补。

11.1.3 意在调和阴阳

中医认为，“阴平阳秘，精神乃治”。人之所以长寿，全赖阴阳气血平衡 。运用方药养生以求益寿延年，其基本点即在于调和阴阳，调整阴阳的偏盛偏衰，使其复归于“阴平阳秘”的动态平衡状态。

11.2 药物养生的应用原则

药物养生的具体应用原则在补、泻两个方面。用之得当，在一定程度上可起到益寿延年的作用。但药物毕竟是被动的，消极的，如果只依靠药物，而不靠自身锻炼和摄养，则达不到养生的目的。药物只是一种辅助的养生措施，在实际应用中，应注意以下几点：

11.2.1 不盲目进补

用补益法进行调养，一般多用于老年人和体弱多病之人，无病体健之人一般不需服用。尤其需要注意的是，服用补药应有针对性，倘若以为补药全然有益无害，贸然进补，很容易加剧机体的气血阴阳平衡失调，不仅无益，反而有害，故不可盲目进补。应在辨明虚实，确认属虚的情况下，有针对性地进补。清代医家程国彭指出："补之为义，大矣哉！然有当补不补误人者；有不当补而补误人者；亦有当补而不分气血、不辨寒热、不识开合、不知缓急、不分五脏、不明根本，不深求调摄之方以误人者，是不可不讲也"，这是需要明确的第一条原则。

11.2.2 补勿过偏

进补的目的在于谐调阴阳，应当恰到好处，不可过偏。过偏则反而成害，导致阴阳新的失衡，使机体遭受又一次损伤。例如，虽属气虚，但一味大剂补气而不顾及其他，补之太过，反而导致气机壅滞，出现胸、腹胀满，升降失调；虽为阴虚，但一味大剂养阴而不注意适度，补阴太过，反而遏伤阳气，致使人体阴寒凝重，出现阴盛阳衰之候。所以，补宜适度，适可而止，补勿过偏，这是进补时应注意的又一原则。

11.2.3 辨证进补

虚人当补，但进补时一定要分清脏腑、气血、阴阳、寒热、虚实，辨证施补，这样才能取得益寿延年之效，而不致出现偏颇。

此外，服用补药，宜根据四季阴阳盛衰消长的变化，采取不同的方法。否则，不但无益反而有害健康。

11.2.4 盛者宜泻

虽然以补虚为主的药物养生是年老体弱者益寿延年的辅助方法，但是只谈其虚而不论其实，难免有过偏。当今之人，随着生活质量的提高，往往重补而轻泻，嗜食膏粱厚味，从而脂醇充溢，形体肥胖，致使气血痰食壅滞于内。因此，泻实之法也是抗衰延年的一个重要原则。《中藏经》所说的“其本实者，得宣通之性必延其寿”，即是这个意思。

11.2.5 泻不宜伤正

一般来说，体盛邪实者，得宣通泻利才能使阴阳气血得以平衡。但在养生调摄中，亦要注意攻泻之法的恰当运用。不可因其体盛而过分攻泻，攻泻太过易导致人体正气虚乏，不但起不到益寿延年的作用，反而适得其反。故药物养生中的泻实之法，以不伤其正为原则，力求达到汗出勿大泄，清热勿过寒，泻下勿峻猛。在实际应用中，应注意以下几点：①确实有过盛壅滞之实者，方可考虑用攻泻之法；②选药必须贴切，安全有效；③药量必须适当，恰如其分；④不可急于求成，强求速效。

11.2.6 用药缓图

衰老是个复杂而缓慢的过程，任何益寿延年的方法，都不是一朝一夕即能见效。药物养生也不例外，不可能指望在短时期内依靠药物达到养生益寿的目的。因此，用药宜缓图其功，要有一个渐变过程，不宜急于求成。若不明此理，则欲速不达，非但无益而且有害。这是药物养生的应用原则，也是千百年来历代养生家的经验之谈，应该予以足够的重视。

11.3 益寿延年中药举例

具有延年益寿作用的中药有很多，一般均有补益作用，同时也能疗疾，有病祛病，无病强身延年。可以配方，亦可以单味服用。按其功用分补气、养血、滋阴、补阳四类，择要予以介绍。

11.3.1 补气类

补气类中药的特点是增强人体的脏腑功能活动能力，特别对脾肺两脏的生理功能有显著的滋补作用，主要适用于脾气虚弱或肺气虚弱等证。中医认为脾气不足，身体就会出现精神疲倦，四肢无力，食欲缺乏，腹胀便溏（稀烂），甚至脏器下垂等症状；肺气不足，就会出现少气懒言，动则气喘，易出虚汗等症状。有如上述症状者可选用补气药进行滋补。

常用补气类中药有人参、西洋参、党参、太子参、灵芝、黄芪、白术、茯苓、山药、扁豆、甘草、大枣、蜂蜜等。

现重点介绍以下几种药的养生保健功用。

(1) 人参

味甘微苦，性温。《神农本草经》谓其“主补五胜，安精神”“明目开心益智，久服轻身延年”。本品可大补元气，生津止渴，对年老气虚，久病虚脱者，尤为适宜。

人参一味煎汤，名独参汤，具有益气固脱之功效，年老体弱之人，长服此汤，可强身体，抗衰老。

人参切成饮片，每日噙化，可补益身体，防御疾病，增强机体抵抗能力。

近代研究证实，人参可调节单核－巨噬细胞系统功能，其所含人参皂苷，确实具有抗衰老作用。

(2) 黄芪

味甘，性微温。本品可补气升阳，益卫固表，利水消肿，补益五脏。久服可壮骨强身，治诸气虚。清宫廷保健，多用黄芪补中气，益荣血。单味黄芪480克，用水煎透，炼蜜成膏，以白开水冲服。

近代研究表明，黄芪可增强机体抵抗力，具有调整血压及免疫功能，有性激素样作用，可改善冠状循环和心脏功能。同时证明，黄芪具有延长某些原代细胞和某些二倍体细胞株寿命的能力。这都是对黄芪具有抗衰老作用的很好说明。

(3) 茯苓

味甘淡、性平。《神农本草经》谓其“久服安魂养神，不饥延年”。本品具有健脾和胃，宁心安神，渗湿利水之功用。《普济方》载有茯苓久服令人长生之法。历代医家均将其视为常用的延年益寿之品，因其药性缓和，可益心脾、利水湿，补而不峻，利而不猛，既可扶正，又可去邪。故为平补之佳品。

将白茯苓磨成细粉，取15克，与粳米煮粥，名为茯苓粥，李时珍谓，“茯苓粉粥清上实下”。常吃茯苓粥，对老年性水肿、肥胖症，以及预防癌肿，均有好处。

清代宫廷中，曾把茯苓制成茯苓饼，作为经常服用的滋补佳品，成为祛病延年的名点。近代研究证明，茯苓的有较成分90%以上为茯苓多糖，其不仅能增强人体免疫功能，常食还可以提高机体的抗病能力，而且具有较强的抗癌作用，确实是延年益寿的佳品。

（4）山药

味甘，性平，《神农本草经》谓其“补中，益气力，长肌肉，久服耳目聪明”。本品具有健脾补肺，固肾益精之作用，因此，体弱多病的中老年人，经常服用山药，好处颇多。

《萨谦斋经验方》载有山药粥，即用干山药片45～60克（或鲜山药100～120克，洗净切片），粳米60～90克同煮粥。此粥四季可食，早晚均可用，温热服食。常食此粥，可健脾益气、止泻痢，对老年性糖尿病、慢性肾炎等病，均有益处。

近代研究证实，山药营养丰富，内含淀粉酶，胆碱、黏液质、糖蛋白和自由氨基酸、脂肪、碳水合化物，维生素C等。山药中所含的淀粉酶，可分解成蛋白质和碳水化合物，故有滋补效果。

（5）薏苡仁

味甘淡，性凉。《神农本草经》将其列为上品，谓其“主筋急拘挛，不可屈伸，风湿痹，久服轻身益气”。本品具有健脾、补肺、利尿之效用。

薏苡仁是一味可作杂粮食用的中药，用薏苡仁煮饭和煮粥，历代均有记载并沿用至今。将薏苡仁洗净，与粳米同煮成粥，也可单味薏苡仁煮粥，具有健脾胃、利水湿、抗肿瘤之作用。中老年人经常服用，很有益处。

近代研究证实，薏苡仁含有丰富的碳水化合物、蛋白质、脂肪、维生素B_1、薏苡素、薏苡醇以及各种氨基酸。药理试验发现其对癌细胞有阻止生长和伤害作用。由于其药性缓和，味甘淡而无毒，故成为大众喜爱的保健佳品。

11.3.2 养血类

补血类中药的特点是，滋补阴血，促进心、肝、脾、肾诸脏的功能。中医认为“心主血脉”“肝藏血”“脾统血”及“肾藏精”“精血同源”，所以心、肝、脾、肾诸脏均与血液的生成有关。血虚证者除表现出面色、唇色、指甲等颜色变化外，还常有失眠健忘，多梦易惊等病症。宜用补血药进行滋补。

常用补血类中药包括当归、熟地、何首乌、阿胶、龙眼肉、三七（熟）、紫河车等。

现重点介绍以下几种中药的养生保健功用。

（1）熟地

味甘、性微温。《本草纲目》谓其“填骨髓，长肌肉，生精血，补五脏内伤不足，通血脉，利耳目，黑须发”。本品有补血滋阴之功。

《千金方》载有熟地膏，即将熟地300克，煎熬三次，分次过滤去滓，合并滤液，兑白蜜适量，熬炼成膏，装瓶藏之。每服两汤匙（约9～15克）日服1～2次，白开水送服。对血虚、肾精不足者，可起到养血滋阴，益肾填精的作用。

近代研究证实，本品有很好的强心、利尿、降血糖作用。

（2）何首乌

味苦甘涩，性温。《开宝本草》谓其“益气血，黑髭鬓，悦颜色。久服长筋骨，益精髓延年不老”。本品具有补益精血，涩精止遗，补益肝肾的作用。明代医家李中梓认为，“何首乌老年尤为要药，久服令人延年”。

何首乌一般多为丸、散、煎剂所用。可水煎、酒浸，亦可熬膏，与其他药与配伍合用居多。

近代研究证实，何首乌含有蒽醇类、卵磷脂、淀粉、粗脂肪等。而卵磷脂对人体的生长发育，特别是中枢神经系统的营养，起很大的作用。且其对心脏也可起到强心的作用。另外，据报道，何首乌能降低血脂，缓解动脉粥样硬化的形成。由此可见，何首乌的益寿延年作用是通过强壮神经，增强心脏机能，降低血脂，缓解动脉硬化等作用，增强人体体质的。

（3）龙眼肉

味甘，性温。《神农本草经》谓其“久服强魂聪明，轻身不老”。本品具有补心脾，益气血之功。

清代养生家曹庭栋在其所著的《老老恒言》中，有龙眼肉粥。即龙眼肉15克，红枣10克，粳米60克，一并煮粥。具有养心、安神、健脾、补血之效用。每日早晚可服一、二碗，但“内有火者禁用”。

近代研究证实，龙眼肉的成分内含有维生素A和B族维生素，葡萄糖、蔗糖及酒石酸等，据临床报道，对神经性心悸有一定疗效。

（4）阿胶

味甘，性平，《神农本草经》谓其“久服轻身益气。”本品具有补血滋阴，止血安胎，利小便，润大肠之功效。为补血佳品。

本品单服，可用开水或热黄酒烊化；或隔水炖化，每次3～6克。适用于血虚诸证。

近代研究证实，本品含有胶原、多种氨基酸、钙、硫等成分。具有加速生成红细胞和红蛋白作用，促进血液凝固作用，故善于补血、止血。

（5）紫河车

味甘咸，性微温。《本草经疏》谓“人胞乃补阴阳两虚之药，有返本还元之功”。本品具有养血、补气、益精等功效。

紫河车可单味服用，也可配方服用。单味服用，可炖食，亦可研末服。用新鲜胎盘一个，挑去血络，漂洗干净后，炖熟食用或洗净后，烘干，研为细末，每次3～10克。温水冲服。

近代研究证实，紫河车有激素样作用，可促进乳腺和子宫的发育；由于胎盘γ球蛋白含抗体及干扰素，故能增强人体的抵抗能力，具有免疫和抗过敏作用，可预防和治疗某些疾病。

11.3.3 滋阴类

滋阴类中药的特点是，滋养阴液，生津润燥，特别对肝、肾两脏有较强滋阴作用。阴虚者主要是机体内的阴液不足，有虚火妄动、手足心热、口燥咽干、大便干燥等症状。可选用滋阴药进行滋养。

常用滋阴药有沙参、麦冬、天冬、石斛、玉竹、黄精、百合、枸杞子、桑葚、墨旱莲、女贞子、龟板、鳖甲、黑芝麻等。

现重点介绍以下几种滋阴药的养生保健功用。

（1）枸杞子

味甘，性平。《神农本草经》谓其“久服坚筋骨，轻身不老。”《本草经疏》中说，“枸杞子，润血滋补，兼能退热，而专于补肾，润肺，生津、益气，为肝肾真阴不足，劳乏内热补益之要药。老人阴虚者十之七八，故取食家为益精明目之上品”。本品具有滋肾润肺，平肝明目之功效。

《太平圣惠方》载有枸杞粥，用枸杞子 30 克，粳米 60 克，煮粥食用，对中老年因肝肾阴虚所致之头晕目眩，腰膝疲软，久视昏暗，及老年性糖尿病等，有一定效用。《本草纲目》云，“枸杞子粥，补精血，益肾气”，对血虚肾亏之老年人最为相宜。

近代研究证实，枸杞子含有甜菜碱、胡萝卜素、维生素 B_1、核黄素、烟酸、抗坏血酸、钙、磷、铁等成分，具有抑制脂肪在肝细胞内沉积，防止脂肪肝，促进肝细胞新生的作用。

（2）玉竹

味甘、性平。《本草拾遗》谓其“主聪明，调气血，令人强壮”。本品可养阴润肺、除烦止渴，对老年阴虚之人尤为适宜。

《太平圣惠方》载有服萎蕤法：“二月九日，采萎蕤根切碎一石，以水二石煮之，从旦至夕，以手（挼）烂，布囊榨取汁熬稠，渣其晒，为末，同熬至可丸，丸如鸡头子大。每服一丸，自汤下，日三服，导气脉，强筋骨，治中风湿毒，去面皱益颜色，久服延年”。

近代研究证明实，本品有降血糖作用及强心作用，对于输尿病患者、心悸患者，有一定作用，本品补而不腻，凡津液不足之症，皆可应用；但胃部胀满，湿痰盛者，应慎用或忌用。

（3）黄精

味甘，性平。《本经逢原》云，“宽中益气，使五脏调和，肌肉充盛，骨髓坚强，皆是补阴之功”。本品有益脾胃，润心肺，填精髓之作用。

《太平圣惠方》载有取黄精法。将黄精根茎不限多少，洗净，细切，用流水去掉苦汁。经九蒸九晒后，食之。此对气阴两虚，身倦乏力，口干津少有益。

近代研究证实，黄精具有降压作用，对防止动脉粥样硬化及肝脏脂肪浸润也有一定效果。所以，常吃黄精，对肺气虚患者有益，还能防止一些心血管系统疾病的发生。

（4）桑葚

味苦，性寒。《本草拾遗》云，“利五脏、关节，通血气。久服不饥……变白不老”。《滇南本草》谓其“益肾脏而固精，久服黑发明目”。本品可补益肝肾，有滋阴养血之功。

将桑葚水煎，过滤去滓，装于陶瓷器皿中，文火熬成膏，兑适量白蜜，贮存于瓶中。日服2次。每次9～15克（约两汤匙），温开水调服。具有滋补肝肾，聪耳明目之功能。

近代研究证实，桑葚含有葡萄糖、果糖、鞣酸、苹果酸（丁二酸）、钙质、无机盐，维生素A、维生素D等。临床上用于贫血、神经衰弱、糖尿病及阴虚型高血压。

（5）女贞子

味甘微苦，性平。《神农本草经》谓其“主补中，安五脏，养精神，除百疾，久服肥健，轻身不老”，《本草纲目》云，“强阴健腰膝，变白发，明目”。本品可滋补肝肾，强阴明目。其补而不腻，但性质偏凉，脾胃虚寒泄泻及阳虚者慎用。

近代研究证实，女贞子的果皮中含三萜类物质，如齐墩果醇酸、右旋甘露醇、葡萄糖。种于含脂肪油，其中有软脂酸、油酸及亚麻酸等成分。本品有强心、利尿作用。还可淋巴结核及肺结核潮热等。

11.3.4 补阳类

补阳药又称助阳药或壮阳药，其特点是能够扶助人体的阳气，促进机体的气化功能，特别对肾阳不足者有明显的增强作用。肾阳为人体阳气之根本，全身各脏腑器官的阳气均有赖于肾阳的温煦和鼓舞作用。肾阳虚，则全身温煦的功能下隆，出现畏寒怕冷，四肢不温及性功能减退的病症。宜选用补阳药进行补养。

常用补阳药有鹿茸、黄狗肾、紫河车、蛤蚧、冬虫夏草、胡桃仁、肉苁蓉、锁阳、巴戟天、淫羊藿、仙茅、杜仲、续断、狗脊、骨碎补、补骨脂、益智仁、沙苑子、菟丝子、韭菜子、胡芦巴、阳起石等。

现重点介绍以下几种补阳药的养生保健功用。

（1）菟丝子

味甘、辛，微温。《神农本草经》谓其“补不足，益气力”，《名区别录》云，“久服明目，轻身延年。”本品具有补肝肾、益精髓、强筋骨、补气力之功效。

《太平圣惠方》载有菟丝子法，云：“服之令人光泽。唯服多甚好，三年后变老为少……久服延年”。具体方法是：“用酒一斗浸，曝干再浸，又曝，令酒尽乃止，捣筛”，每次酒服6克，日服2次。此药禀气和中，既可补阳，又可补阴，具有温而不燥、补而不滞的特点。现代研究证实，菟丝子含树脂样的糖体、大量淀粉酶、维生素A类物质等。

（2）鹿茸

味甘咸，性温。《神农本草经》谓其“益气强志，生齿不老”，《本草纲目》云，“生精补髓，养血益阳，强筋健骨”。本品具有补肾阳，益精血，强筋骨之功效。

单味鹿茸可冲服，亦可炖服。冲服时，鹿茸研细末，每服0.5～1克。炖服时，鹿茸1.5～4.5克，放杯内加水，隔水炖服。阴虚火旺患者及肺热、肝阳上亢者忌用。

近代研究证实，鹿茸含鹿茸精（系雄性激素），又含磷酸钙、碳酸钙的胶质，软骨及氯化物等。能减轻疲劳、提高工作能力，改善饮食和睡眠。可促进红细胞、血红蛋白、网状红细胞的新生，促进创伤骨折和溃疡的愈合。是一种良好的强壮全身药物。

（3）肉苁蓉

味甘咸，性温。《神农本草经》谓其“养五脏，益精气”，《药性论》云，“益髓，悦颜色，延年”。本品有补肾助阳，润肠通便之功效。

本品单味服用，可以水煎，每次6～15克内服。亦可煮粥食用，《本经逢原》云，“肉苁蓉，老人燥结，宜煮粥食之”。即肉苁蓉加大米、羊肉煮粥。有补肝肾、强身体之功用。

近代研究证实，肉苁蓉含有微量生物碱、甙类、有机酸类物质。具有激素样作用，性激素样作用，还有降压、强心、增强机体抵抗力等作用。

（4）杜仲

味甘，性温。《神农本草经》谓其“补中，益精气，坚筋骨，强志……久服轻身耐老”。本品有补肝肾、强筋骨、安胎之功效。

近代研究证实，杜仲含有杜仲酸，为异戊己烯的聚合体，还含有树脂；动物实验证实，杜仲有镇静和降压的作用。

11.4　保健中成药举例

11.4.1　气血双补类

气和血是构成机体的两大基本物质，是人体生命活动的动力和源泉，所以气血两虚者，往往表现全身性虚弱，造成外邪乘虚而入，诸病发生。常服用气血双补类中成药，能增强人体的多种机能，填补机体的物质基础，起到补益强壮、增强体质的作用。现选几个要方介绍如下：

（1）十全大补丸（《太平惠民和剂局方》）

［成分］党参、黄芪、肉桂、熟地黄、炒白术、当归、白芍、川芎、茯苓、甘草。

［功能］补气养血，主治由于气血不足造成的短气乏力、头目眩晕、肌肉消瘦、神情倦怠，以及妇女月经不调、产后体虚等症。

［用法］研细末，炼蜜为丸，每服9克，日服2次，温开水送下。

（2）人参养荣丸（《太平惠民和剂局方》）

［成分］人参、炒白术、茯苓、炙甘草、熟地黄、白芍、炙黄芪、肉桂、橘皮、远志、醋蒸五味子、鲜姜、大枣。

［功能］补气补血，且可养心安神，适合于气血双亏引起的惊悸怔忡，失眠

多梦，筋惕肉瞤，食欲缺乏者。

［用法］研细末，炼蜜为丸，每服9克，日服2次，温开水送下。

（3）黄精丸（《清宫密方》）

［成分］当归、黄精。

［功能］养血补气，兼能润肺滋阴，尤适用于气血两亏引起的腰酸腿软、舌燥咽痛、头晕目眩者。

［用法］蜜丸每服3～6克，日服2次，温开水送下。

（4）党参膏（《经验方》）

［成分］党参、生黄芪、升麻、桂圆肉、生地黄、熟地黄、当归、紫河车。

［功能］补气养血，兼能益肾，适用于虚劳内伤、气血两亏造成的精神不振、气短身倦，形体消瘦，不思饮食者。

［用法］每服9克，日服2次，热开水冲服。

（5）河车粉（《古今医鉴》）

［成分］紫河车。

［功能］益气养血、补肾填精，主治虚损引起的骨蒸消瘦、遗精滑精、崩漏不止、小儿先天不足所致的筋骨痿软。

［用法］每服3克，日服2次，温黄酒或温开水冲服。

11.4.2 健脾益胃类

脾胃乃人体中气之所在，中气来源于脾胃饮食的摄纳和营养的吸收，是后天之本。如果胃的纳谷功能失常，脾的运化机能乏力，则气血化生不足，必然会出现一系列的营养失调、虚弱症状。此类中成药以培补后天脾胃为主，使中气健旺，则周身皆得其养，便可延缓衰老。

（1）人参精（《经验方》）

［成分］人参。

［功能］补脾气，益肺气，生津安神，主治劳伤虚损、食少、倦怠、反胃吐食，自汗暴脱、一切气血津液不足之症。

［用法］既可熬汤，又可制成口服液剂。

（2）生脉散（《内外伤辨惑论》）

［成分］人参、麦门冬、五味子。

［功能］益气生津，敛阴止汗，适用于气阴两伤形成的心悸气短、脉微虚汗、咽干舌燥及久咳伤肺、自汗；对于低血压或休克也有一定疗效。

［用法］有口服液、注射剂两种类型，口服液剂日服3次，每服10毫升；注射剂可以输液稀释5～10倍后，每次静脉滴注10毫升。

（3）参芪精（《经验方》）

［成分］人参、黄芪。

［功能］益气升阳，主治身体虚弱、食欲缺乏、疲劳过度、失眠及气血津液不足。

［用法］每服10毫升，日服1次，早饭前服用。

（4）参苓白术散（《太平惠民和剂局方》）

［成分］人参、白术、茯苓、甘草、山药、白扁豆、莲子肉、薏苡仁、砂仁、桔梗。

［功能］补益脾胃，渗湿和中，适用于脾胃气虚引起的饮食不消、胸脘痞塞、或吐或泻、四肢无力、苔白腻。

［用法］散剂每服6克，水丸每服3～9克，日服1～2次，温开水送下。

（5）神仙饵茯苓延年不老方（《普济方》）

［成分］白茯苓、白菊花。

［功能］健脾利湿，清热明目，适用于脾虚便溏，头昏眼花。《普济方》上说，“服此药百日颜色异，肌肤光泽，延年不老”。

11.4.3 补肾气类

肾为先天之本，元阴元阳之所居，肾气旺盛，则延缓衰老而增寿。

（1）八仙长寿丸（《寿世保元》）

［成分］怀生地黄、山茱萸、白茯神、牡丹皮、五味子、麦门冬、干山药、益智仁。

［功能］滋补肾阴，适用于肾亏肺燥、腰膝无力、咳喘口干。

［用法］每服1丸，每日2次，温开水送下。

（2）延寿丹（《丹溪心法》）

［成分］天门冬、远志、山药、巴戟天、柏子仁、泽泻、川椒、生地黄、枸杞子、茯苓、覆盆子、赤石脂、车前子、炒杜仲、菟丝子、牛膝、肉苁蓉、当归、地骨皮、人参、五味子。

［功能］滋肾阴，补肾阳，主治肾气不足所引起的腰酸腿软、头晕乏力、阳痿尿频。《医学正传》上说，"凡人于中年后常服，可以却疾延年"。

［用法］每服70粒，温开水送下。

（3）还少丸（《奇效良方》）

［成分］山药、牛膝、远志、山茱萸、楮实子、五味子、巴戟天、石菖蒲、肉苁蓉、杜仲、茴香、枸杞子、熟地黄。

［功能］补肾气，主治真气虚损、肌体瘦弱。目暗耳鸣、饮食无味等。

［用法］每服30粒，温酒或盐汤送下，日服3次，饭前服。

（4）延令固本丸（《万病回春》）

［成分］菟丝子、肉苁蓉、天门冬、麦门冬、生地黄、熟地黄、山药、牛膝、杜仲，巴戟天、枸杞子、山茱萸、白茯苓、五味子、木香、柏子仁、覆盆子、车前子、地骨皮、石菖蒲、川椒、远志肉、泽泻。

［功能］益肾壮阳，主治诸虚百损，中年阳事不举，未到五十须发先白。

［用法］空心温酒服。

（5）龟龄集（《清代宫廷方》）

［成分］鹿茸、穿山甲、石燕子、小雀脑、海马、紫梢花、墨旱莲、当归、槐角子、枸杞子、杜仲、肉苁蓉、锁阳、牛膝、补骨脂、茯苓、熟地黄、生地黄、菊花、青盐。

［功能］温肾助阳，补益气血，适用于阳痿、遗精、头昏眼花、步履维艰、腰腿酸软、神倦乏力等症。本成药以龟龄作名，取龟鹤长寿，喻可增寿之意。

［用法］黄酒送服。

11.4.4 阴阳双补类

此类中成药既能补阴、又能补阳，适用于阴阳两虚者。一些人或因先天不足、或因病后虚弱、或因日渐衰老，阴阳消长失控，出现偏盛或偏衰，产生一系列病理症状。因此，必须使阴阳恢复平衡、协调，才能健康长寿。

（1）补天大造丸（《体仁汇编》）

［成分］侧柏叶、熟地黄、生地黄、牛膝、杜仲、天门冬、麦门冬、陈皮、干姜、白术、五味子、黄柏、当归、小茴香、枸杞子。

［功能］补阳滋阴，适用于肾阴肾阳俱虚、腰膝无力、口渴烦热。对于此药，《医部全录》上说，“此方专滋养元气，延年益寿，若虚劳之人，房室过度，五心烦热，服之神效”。

［用法］每日空腹服100粒，日服2次。

（2）何首乌丸（《太平圣惠方》）

［成分］何首乌、熟地黄、地骨皮、牛膝、桂心、菟丝子、肉苁蓉、制附子、桑葚、柏子仁、薯蓣、鹿茸、芸苔子、五味子。

［功能］益阴补阳，适用于阴阳俱虚，腰膝无力，心烦难寐。

［用法］日服2次，每次15~30粒，空腹盐汤送下。

（3）全鹿丸（《景岳全书》）

［成分］鹿角胶、青毛鹿茸、鹿肾、鲜鹿肉、鹿尾、熟地黄、黄芪、人参、当归、生地黄、牛膝、天门冬、芡实、枸杞子、麦门冬、肉苁蓉、补骨脂、巴戟天、锁阳、杜仲炭、菟丝子、山药、五味子、秋石、茯苓、续断、葫芦巴、甘草、覆盆子、白术、川芎、橘皮、楮实子、川椒、小茴香、大青盐。

［功能］固精益气，滋补强壮。

［用法］炼蜜为丸，每丸9克，蜡皮封固，日服2次，每次1/2丸或1丸，温开水送下。据北京医院临证经验，老年虚寒者，每年冬至立春之间，每日服1/2丸至，可解除形寒肢冷，神疲乏力，强健身心。

（4）神仙巨胜子丸（《奇效良方》）

［成分］巨胜子、生地黄、熟地黄、何首乌、枸杞子、菟丝子、五味子，酸

枣仁、补骨脂、柏子仁、覆盆子、芡实、广木香、莲花蕊、巴戟天，肉苁蓉、牛膝、天门冬、韭菜子、肉桂、人参、茯苓、楮实子、天雄、莲子肉、川续断、山药。

[功能] 滋肾填精，温补肾阳，适用于肾阴阳虚衰，腰痛腿软，畏寒肤冷，尿频便溏。

[用法] 每服30粒，空心用温酒送下，盐汤亦可，日服2次。如久服，去天雄用鹿茸亦可。

(5) 斑龙二至百补丸（《秘传经验方》）

[成分] 鹿角胶、黄精、枸杞子、干熟地黄、菟丝子、金樱子、天门冬、川牛膝、楮实子、龙眼肉、麦门冬。

[功能] 益气补肾，健脾生津，适用于肾虚精亏、腰膝酸软、阳虚内热、耳目不聪、须发干枯。《医部全录》评价此方，“能固本保元，生精养血，培复天真，大补虚损，益五内而除骨蒸，壮元阳而多子嗣，充血脉，强筋骸，美颜色，增寿算。”

[用法] 每服80粒，空心淡盐汤送下。

11.4.5 宁心安神健脑类

中医学认为，心为五脏六腑之大主，又“为君主之官，神明出焉”，其“主血脉，其华在面”。正因为心具有这些重要的生理功能，所以心为“生之本”，即心是人的生命活动的主宰，心功能的盛衰，直接影响着人体生命的寿夭。神是人的生命活动征象的总称，它虽由精气而生，但反过来又能支配精气的活动。《黄帝内经》中也说，“失神者死，得神者生”，可见神充则身强，神衰则身弱，神存则生，神亡则死。“脑为元神之府”，说明脑是精神活动之所在，健脑则能补神。因此，经常选择一些宁心安神健脑的中成药食用，有益于身心健康，这点对于中老年人，以及脑力劳动者尤为重要。

(1) 天王补心丹（《摄生秘剖》）

[成分] 生地黄、天门冬、麦门冬、五味子、朱砂、党参、茯苓、柏子仁、酸枣仁、当归、丹参、桔梗、玄参、远志。

［功能］养心安神，适用于阴亏血少而产生的虚烦心悸，睡眠不安，精神衰疲，梦遗健忘，不耐思虑，大便干燥，口舌生疮，舌红少苔，脉细而数。

［用法］日服2次，每服9克，温开水送下。

（2）朱砂安神丸（《东垣十书》）

［成分］黄连、甘草、生地黄、当归、朱砂。

［功能］清心养血，镇惊安神，适用于心神不宁，失眠多梦，心悸易惊，胸中烦热。

［用法］蜜丸每服9克，糊丸每服4.5~6克，日服2次。

（3）酸枣仁汤（《金匮要略》）

［成分］酸枣仁、甘草、知母、茯苓、川芎。

［功能］养血安神，清热除烦，适用于虚劳虚烦不得眠，心悸盗汗，头目眩晕，咽干口燥，脉弦或细数。

［用法］遵医嘱。

（4）琼玉膏（《名医验方类编》）

［成分］生地黄、人参末、白茯苓、白沙蜜。

［功能］开心益智，发白返黑，齿落更生，延年。

［用法］用白汤或酒点服一匙。

（5）彭祖延年柏子仁丸（《千金翼方》）

［成分］柏子仁、蛇床子、菟丝子、覆盆子、石斛、巴戟天、杜仲、天门冬、远志、天雄、续断、桂心、石菖蒲、泽泻、薯蓣、人参、干地黄、山茱萸、五味子、钟乳石、肉苁蓉。

［功能］养心安神健脑，久服强记不忘。

［用法］先食服20粒，稍加至30粒。

11.4.6　延年益寿类

这类中成药具有益老、耐老、抗老或轻身健体、祛病延年的作用。

（1）十精丸（《普济方》）

［成分］枸杞子、熟地黄、桂心、菊花、山茱萸、菟丝子、肉苁蓉、花椒、

柏子仁、茯苓。

［功能］补肾益心，乌须发，悦容颜，久服轻身延年。

［用法］每晨空腹服 10 克，用温酒或盐开水送服。

（2）七宝美须丹（《明代邵应节》）

［成分］生何首乌、当归、茯苓、淮牛膝、枸杞子、补骨脂、菟丝子、黑芝麻。

［功能］滋补肝肾，益气养血，添精益髓，乌黑须发，美颜延年，适用于肝肾虚损所致的多种慢性疾病。

［用法］每早晚服 2 丸，盐开水送服。

（3）壮元丹（《普济方》）

［成分］牛膝、肉苁蓉、熟地黄、川芎、覆盆子、石斛、菟丝子、当归、续断、巴戟天、茯苓、山茱萸、枸杞子、肉桂、五味子、防风、杜仲。

［功能］养血活血，强壮筋骨，增进食欲，乌须发，润肌肤，久服轻身延年。对于肝肾虚损、精血不足，眼昏黑花、迎风流泪、头晕耳鸣、筋骨酸痛、步履无力有较好疗效。

［用法］每晨空腹服 10 克，盐汤送下。

（4）驻颜延年方（《普济方》）

［成分］枳实、熟地黄、甘菊花、麦门冬。

［功能］轻身明目，悦泽肤色。

［用法］每晨空腹温酒送服 10 克。

（5）枸杞酒（《名医验方类编》）

［成分］枸杞子 4000 克，以好酒 3 升，瓷瓶内浸，三七比，乃添生地黄汁 3 升，搅匀、密封，至立春前 30 日开瓶。

［功能］变白，耐老，轻身。

［用法］每空心暖饮一盏，勿食芜荑、葱、蒜。

11.5 针、灸、按摩养生保健

针、灸、按摩是祖国医学中的重要组成部分。它们不仅是中医治疗学的重要手段，也是中医养生学中的重要保健措施和方法。利用针、灸、按摩进行保健强身，是中医养生法的特色之一。

11.5.1 针刺保健

针刺保健，就是用毫针刺激一定的穴位，运用不同的针刺手法以激发经气，使人体新陈代谢机能旺盛起来，达到强壮身体，益寿延年的目的。

（1）针刺保健的作用

针刺之所以能够养生，是由于刺激某些具有强壮效用的穴位，可以激发体内的气血运行，使正气充盛，阴阳谐调。总体而言，体现在以下几方面：

1）通经络：针刺的作用主要在于疏通经络，使气血流畅。《灵枢·九针十二原》中指出，“欲以微针，通其经脉，调其血气”，针刺前的“催气”“候气”，刺后的“得气”，都是在调整经络气血。如果机体某一局部的气血运行不利，针刺即可激发经气，促其畅达。所以，针刺的作用首先在于“通”。经络通畅无阻，机体各部分才能密切联系，共同完成新陈代谢活动，人才能健康无病。

2）调虚实：人体的生理机能活动随时都在进行着。“阴平阳秘”是一种动态平衡，在正常情况下，也容易出现一些虚实盛衰的偏向，如体质的好坏、体力的强弱、机体耐力、适应能力，以及智力、反应灵敏度等，对于不同的个体，不同的时期，都会出现一定的偏差。针刺保健则可根据具体情况，纠正这种偏差，虚则补之，实则泻之，补、泻得宜，可使弱者变强，盛者平和，以确保健康。

3）和阴阳：阴阳和谐是人体健康的关键。针刺则可以通经络、调虚实，使机体内外交通，营卫周流，阴阳和谐。如此新陈代谢自然会健旺，以达到养生保健的目的。“阴平阳秘，精神乃治”，就是这个道理。

现代研究证明，针刺某些强壮穴位，可以提高机体新陈代谢能力和抗病能力。如针刺正常人的“足三里”穴，白血细胞总数明显增加，吞噬功能加强。同时，还可以引起硫氢基酶系含量增高。硫氢基为机体进行正常营养代谢所必须，对机体抗病防卫的生理功能有直要作用。这些进一步说明针刺法确实具有保健防病、益寿的作用。

（2）刺法原则

1）配穴：针刺保健，可选用单穴，也可选用几个穴位为一组进行。欲增强某一方面机能者，可用单穴，以突出其效应；欲调理整体机能者，可选一组穴位，以增强其效果。在实践中，可酌情而定。

2）施针：养生益寿，施针宜和缓，刺激强度适中，不宜过大。一般说来，留针不宜过久，得气后即可出针，针刺深度也应因人而异，年老体弱或及小儿，进针不宜过深；形盛体胖之人，则可酌情适当深刺。

3）禁忌：遇过饥、过饱、酒醉、大怒、大惊、劳累过度等情况时，不宜针刺，另外，孕妇及身体虚弱者，不宜针刺。

（3）针刺穴位

常用的养生保健穴位：

1）足三里穴：位于膝下3寸，胫骨外大筋内。为全身性强壮要穴，可健脾胃、助消化，益气增力，提高人体免疫机能和抗病机能。刺法，用毫针直刺1～1.5寸，可单侧取穴，亦可双侧同时取穴。

一般人针刺得气后，即可出针。但对年老体弱者，则可适当留针5～10分钟。隔日1次或每日1次。

2）曲池穴：位于肘外辅骨。曲肘，肘横纹尽头便是此穴。此穴具有调整血压、防止老人视力衰退的功效。用毫针直刺0.5～1寸，针刺得气后，即出针。体弱者可留针5～10分钟，每日1次或隔日1次。

3）三阴交穴：位于足内踝高点上3寸，胫骨内侧面后缘。此穴对增强腹腔诸脏器，特别是生殖系统的健康，有重要作用。刺法，用毫针直刺1～1.5寸，针刺得气后，即出针，体弱者，可留针5～10分钟。每日1次或隔日1次。

4）关元：位于脐下3寸。本穴为保健要穴，有强壮作用。刺法，斜刺0.5寸，得气后出针。每周针1～2次，可起到强壮身体的作用。

5）气海：位于脐下1.5寸。此穴为保健要穴，常针此穴，有强壮作用。刺法，斜刺0.5寸，得气后，即出针。可与足三里穴配合施针，每周1~2次，具有强壮作用。

11.5.2 保健灸法

在身体某些特定穴位上施灸，以达到和气血、调经络、养脏腑、益寿延年的目的，这种养生方法称之为保健灸法。保健灸不仅用于强身保健，亦可用于久病体虚之人的健康，是我国独特的养生方法之一。

艾是灸法理想的原料。艾为温辛、阳热之药，其味苦、微温、无毒，主灸百病。是多年生菊科草本植物，灸用以陈旧者为佳。点燃后，热持久而深入，温热感直透肌肉深层，一经停止施灸，便无遗留感觉，这是其他物质所不及的。

（1）保健灸的作用

保健灸的主要作用是温通经脉、行气活血、培补先天、后天，和调阴阳，从而达到强身、防病、抗衰老的目的。

1）温通经脉，行气活血：《素问·刺节真邪论》上说，“脉中之血，凝而留止，弗之火调，弗能取之”。气血运行具有遇温则散，遇寒则凝的特点。灸法其性温热，可以温通经络，促进气血运行。

2）培补元气，预防疾病：《扁鹊心书》指出，“夫人之真元，乃一身之主宰，真气壮则人强，真气虚则人病，真气脱则人死，保命之法，艾灸第一”。艾为辛温阳热之药，以火助之，两阳相得，可补阳壮阳，真元充足，则人体健壮，“正气存内，邪不可干”，故艾灸有培补元气，预防疾病之作用。

3）健脾益胃，培补后天：灸法对脾胃有着明显的强壮作用，《针灸资生经》指出，“凡饮食不思，心腹膨胀，面色萎黄，世谓之脾胃病者，宜灸中脘”。在中脘穴施灸，可以温运脾阳，补中益气，常灸足三里，不但能使消化系统功能旺盛，增加人体对营养物质的吸收，以濡养全身，亦可收到防病治病，抗衰防老的效果。

4）升举阳气，密固肤表：气虚下陷，则皮毛不任风寒，清阳不得上举，因而卫阳不固，腠理疏松。常施灸法，可以升举阳气，密固肌表，抵御外邪，调和营卫，起到健身、防病治病的作用。

(2) 保健灸的方法

艾灸从形式上可分为艾炷灸、艾条灸、温针灸3种；从方法上可分为直接灸、间接灸和悬灸3种。保健灸则多以艾条灸为常见，而直接灸、间接灸和悬灸均可采用。

根据体质情况及所需的养生要求选好穴位，将点燃的艾条或艾炷对准穴位，使局部感到有温和的热力，以感觉温热舒适，并能耐受为度。

艾灸时间可在3~5分钟，最长到10~15分钟为宜。一般说来，健身灸时间可略短；病后康复，施灸时间可略长。春、夏二季，施灸时间宜短，秋、冬宜长；四肢、胸部施灸时间宜短，腹、背部位宜长。老人、妇女、儿童施灸时间宜短，青壮年则时间可略长。

施灸的时间，传统方法多以艾炷的大小和施灸壮数的多少来计算。艾炷是用艾绒捏成的圆锥形的用量单位，分大、中、小3种。如蚕豆大者为大炷，如黄豆大者为中炷，如麦粒大者为小炷。每燃烧一个艾炷为一壮。实际应用时，可据体质强弱而选择。体质强音，宜用大炷；体弱者，宜用小炷。

(3) 保健灸常用穴位

一般说来，针刺保健的常用穴位，大都可以用于保健灸法。一些不宜针刺的穴位也可用灸法。

1) 足三里穴：常灸足三里，可健脾益胃，促进消化吸收，强壮身体，中老年人常灸足三里还可预防中风。具防老及强身作用。灸法：用艾条、艾炷灸均可，时间可掌握在5~10分钟。

养生家主张在此穴施疤痕灸，使灸疮延久不愈，可以强身益寿。“若要身体安，三里常不干”，即指这种灸法。现代研究证实，灸足三里穴确可改善人的免疫功能，并对肠胃、心血管系统等有一定影响。

2) 神阙穴：位于当脐正中处。神阙为任脉之要穴，具有补阳益气，温肾健脾的作用。艾炷灸7~15壮，灸时用间接灸法，如将盐填脐心上，置艾炷灸之，有益寿延年之功。

3) 膏肓穴：位于第四胸椎棘突下旁开3寸处常灸膏肓穴，有强壮作用。艾条灸15~30分钟。艾炷灸7~15壮。

4）中脘穴：位于脐上 4 寸处。为强壮要穴，具有健脾益胃，培补后天的作用。一般可灸 7 ~ 15 壮。

5）涌泉穴：脚趾卷屈，在前脚掌中心凹陷处取穴。此穴有补肾壮阳，养心安神的作用。常灸此穴，可健身强心，有益寿延年之功效。一般可灸 3 ~ 7 壮。其他如针刺保健中所列曲池、三阴交、关元、气海等穴，均可施灸，具有强身保健功效。

11.5.3 保健推拿按摩

按摩是我国传统的摄生保健方法之一。运用手和手指的技巧，按摩人体一定部位或穴位，从而达到预防、保健的目的。

（1）保健按摩的作用

保健按摩主要是通过对身体局部刺激，促进整体新陈代谢，从而调整人体各部分功能的协调统一，保持机体阴阳相对平衡，以增强机体的自然抗病能力。达到舒筋活血，健身、防病之效果。

1）疏通经络，行气活血 L《素问·血气形志篇》上说，"……经络不通，病生于不仁，治之以按摩"，《素问·调经论》还指出，"神不足者，视其虚络，按而致之"。说明按摩有疏通经络的作用。由于按摩大多是循经取穴，按摩刺激相应穴位，因此，可使气血循经络运行，防止气血滞留，达到疏通经络，畅达气血之目的。

从现代医学角度来看，按摩主要是通过刺激末梢神经，促进血液、淋巴循环及组织间的代谢过程，以协调各组织、器官间的功能，使机体的新陈代谢水平有所提高。

2）调和营卫，平衡阴阳：营卫气血周流，则可贯通表里内外，脏腑肌腠，使全身成为一个协调统一的整体。营卫相通，气血调和，机体皆得其养，则内外调和，阴平阳秘。按摩就是依据中医理论原则，结合具体情况分别运用不同手法，以柔软、轻和之力，循经络、按穴位，施术于人体，通过经络的传导来调节全身，借以调和营卫气血，增强机体健康。

由于保健按摩可行气活血，通调营卫阴阳。所以，按摩后血液循环加快，皮肤浅层的毛细血管扩张，肌肉放松，关节灵活，除被按摩部分具有温暖舒适的感觉外，也给全身带来一种轻松、愉快、舒适与灵活感，使人精神振奋，消除疲劳，久久行之，对保证身体健康具有重要作用。

（2）保健按摩方法

保健按摩法多以自我按摩为主，简便易行，行之有效。较有代表性的保健按摩如：眼保健功、干沐浴法等，现介绍一些传统简便易行的保健按摩法。

1）熨目：《诸病源候论》云，“鸡鸣以两手相摩令热，以熨目，三行，以指抑目。左右有神光，令目明，不病痛”。

①具体做法：两手相摩擦，搓热后，将手掌放于两眼之上，这就是熨眼。如此反复熨眼三次。然后，用食指、中指、无名指轻轻按压眼球，稍停片刻。做烫目，宜在黎明时分。

②功用：养睛明目，常做此法，可使眼睛明亮有神，而不生病痛。

2）摩耳：

①具体做法：两手掌按压耳孔，再骤然放开，连续做十几次。然后，用双手拇指、食指循耳郭自上而下按摩20次。再用同样方法按摩耳垂30次，以耳部感觉发热为度。

②功用：常做此法，可增强听力，清脑醒神。

3）按双眉

①具体做法：用双手拇指关节背侧按摩双眉，自眉头至眉廓，经攒竹、鱼腰、鱼尾、丝竹空等穴。做时可稍稍用力，自己感觉略有痠痛为度，可连续按摩5～10次。

②功用：明目、醒神。

4）摩腹

①具体做法：用手掌面按在腹上，先以顺时针方向，再以逆时针方向，各摩腹20次。立、卧均可。饭后，临睡前均可进行。

②功用：饭后摩腹，有助于消化吸收；临睡前摩腹，可健脾胃、助消化，并有安眠作用。

5）捶背

①具体做法：捶背分自己锤打及他人捶打两种。

自己捶打：两腿开立，全身放松，双手半握拳，自然下垂。捶打时，先转腰，两拳随腰部的转动，前后交替叩击背部及小腹。左右转腰一次，可连续做30～50次。叩击部位，先下后上，再自上而下。

他人锤打：坐、卧均可。坐时，身体稍前倾；卧时，取俯卧位，两臂相抱，枕于头下。捶打者用双拳沿脊背上下轻轻锤打，用力大小以捶击身体，震而不痛为度。从上而下为一次，可连续打5～10次。

②功用：背部为督脉和足太阳膀胱经循行之处，按摩、捶打背部，可促进气血运行，和调五脏六腑，舒筋通络，益肾强腰。

6）摩涌泉

①具体做法：用左手拇指按摩右足涌泉穴；用右手按摩左足。按摩时，可反复摩搓30～50次，以足心感觉发热为度。此法适宜在临睡前或醒后进行。

②功用：常摩涌泉穴，具有调肝、健脾、安眠、强身的作用。

运用传统中药养生保健，是在日常饮食、起居、情志、运动、防病养生保健的基础上，借助中药材中补益药的作用，增强人体的自愈和调节能力，以达到延缓衰老、健康长寿的目的。养生主要讲究持之以恒，根据自己身体情况，可以每天在汤羹中添加一些柔和的药材，来益智、养生、补益气血等。

针、灸、按摩养生保健在我国有着悠久的历史，几千年来受到历代医学家和养生学家的重视，不但能防病强身，延年益寿，而且对预防传染病，病后康复均具有明显效果。经济安全、操作简便异行、防治疾病范围广、无副作用是它们的主要特点和优势，结合气功导引等方法更能提高疗效。掌握基本的常用的针灸、按摩养生保健方法，将为防病和健康保健带来更多的方便。

结语

养生，就是通过各种方法颐养生命、增强体质、预防疾病，从而达到保养生命、益寿延年的一种医事活动。养生学是以传统中医理论为指导，遵循阴阳五行生化收藏之变化规律，探索和研究中国传统的颐养身心，增强体质，预防疾病，延年益寿的理论和方法，并用这种理论和方法指导人们保健活动的实用科学。“养生”并不等同于“预防医学”，更不等同于“医疗”，而有其自身完整的独特的学术理论体系和数千年的历史积淀。在中医理论指导下，养生学吸取各学派之精华，提出了一系列养生原则，如天人相应、顺应自然，动静结合、形神共养，饮食调养、谨慎起居，调和脏腑、通畅经络，节欲保精等，使养生活动有章可循、有法可依。

中医养生是中华民族认识生命、维护健康、战胜疾病的智慧结晶和文化瑰宝。中国人历来重视养生，重视养生学的研究和著述。在先秦诸子百家的著作中，如《老子》《庄子》等，便记载有许多关于养生的理论和方法。成书于战国时期的医学巨著《黄帝内经》，构建了系统、完整的养生学术思想和理论体系，后世医学家和养生学家在此基础上对养生学有了更多的继承和发展，涌现了更多的养生著作，如《养生延命录》《遵生八笺》《寿养丛书》等，也创造了形形色色的养生方法，如气功、炼丹、导引、食养等。在数千年的养生学发展中，最终形成了博大精深的中华养生文化。

伴随着社会的发展，人们物质生活条件得到了显著改善，生活水平不断提高，当今人们的健康理念也在不断更新，对养生保健日益重视，对养生的需求日益强烈，更对中医养生寄托了期盼。

近几十年，我国各地开始深入探索中医养生保健的方法，衰老与长寿的奥秘，进行流行病学调查及老年病学基础研究和临床研究工作，并不断取得新进展。有关高校和科研机构使用现代科学方法对多种中国传统的养生保健方法进行了研究，例如，对气功、太极拳的作用机制进行多方面的研究，对抗衰老药物和饮食等方面的研究也正在积极进行中。也有学者根据传统中医理论，对体质养生、季节养生、环境养生、饮食养生、年龄养生、针灸、按摩养生等进行专题研究，取得了可喜的进展。实践证明，对养生理论和方法的研究，进一步促进了养生保健实践活动。

全国相继成立各种养生保健学术组织和科研机构，对养生学的深入研究发挥着重要作用。中华中医药学会养生康复分会、中华中医药学会老年病分会延缓衰老专业委员会、中国中西医结合学会养生康复专业委员会、中国老年保健医学研究会等学术组织每年都会举办有关中医养生学方面的学术研讨会，对活跃中医养生学术氛围，促进养生保健发展起到很大的作用。科研机构方面，从五十年代末六十年代初开始，我国先后成立了老年研究室，老年病防治研究所（室）及多个老年保健委员会等组织机构，广泛开展老年病防治的科研活动。为了适应形势的需要，各地普遍建立了中医养生研究院所及养生保健健康中心，全面研究养生保健的理论和方法，有效地指导人们的健康保健活动。与之相适应的旅游、温泉养生等休闲保健和康复疗养产业事业迅速发展，促使中国传统养生康复的理论和方法得到了广泛的应用。

中医养生保健专业人才培养体系基本形成。全国高等中医药院校纷纷设置了中医养生康复类专业，开设中医养生学、营养学、中医美容学、推拿按摩等选修课程如，甚至不少非医药专业的院校也开设了养生保健相关课程。国家有关主管部门从职业工种角度培养专业技能人才，如营养师、保健按摩师、养生指导师、生活美容师等，增加养生保健专业技能从业人员，提高健康服务行业的专业水平。同时，社会上开展了多种养生康复和营养保健等健康教育培训班，普及推广太极拳、太极剑、导引保健功等传统养生保健体育运动项目。

养生保健社会化逐步扩大。在当前多元社会经济文化背景下，许多经济学家认为，从全球的经济发展趋势看，未来15年内，发达国家将相继进入“休闲时代”，养生休闲产业将会在2015年前后主导世界劳务市场，并将会占有世界GDP近50%的份额。根据这一走势，21世纪将是富裕起来的中国养生休闲产业发展、繁荣和成熟的世纪。目前在我国，中医养生在行业内产生了很大的影响，全国各地的中医药大学、中医学院等相继成立了养生教研室；许多地方政府将养生产业与地产、旅游、休闲、度假等产业相结合，作为区域经济发展的重点产业；各种新闻媒体都广泛宣传养生保健知识，普及健康教育，提高民族素质和全社会的健康水平。此外，中国传统的养生文化目前也已经成为我国文化外交的一个品牌形象，在国际舞台上发挥着越来越重要的作用。

然而，在养生保健发展不断取得新成效的同时也存在以下问题：

养生发展需要规范。中医养生学内容范围大、内容多的特点，使得对养生的研究无序纷乱，有关养生学的各研究机构、学术机构、企事业单位等各自为战，养生方法各不相同，甚至良莠混杂，对错难辨，没有一个权威的声音和说法，养生始终不能完整地进入科学化、条理化、个体化、实用性强的状态。养生的学科概念、体系结构、理论支持等，也都有待于更好地发掘整理、提高完善并科学地推广。同时国内的养生市场发展并不成熟，其后发力存在着严重的缺陷，若操作失误，很有可能会出现当年的保健品市场混乱现象，最后导致老百姓不相信、不消费，像许多保健品生产企业不可避免地破产那样，出现养生事业发展的倒退。

养生知识需要宣传。近年来，一方面，人民群众对养生知识的渴求日益增长，另一方面，养生知识科普程度依旧较低。这很容易使坑蒙拐骗之术乘机泛滥，对人民身体健康造成很大的不利。如前几年的张悟本、马悦凌、刘太医等人，无一不是利用人们对养生知识的不了解来进行欺骗。这就需要我们在人才培养和科普传的过程中正本清源，扶正祛邪，弘扬健康、科学、有效的养生思想与方法。

一个成熟的市场现象，其背后应该有一个坚实的基础，“养生”也不例外。因此，有关卫生主管部门应该牵头整合国内相关资源，在“养生学”的科学研究、理论体系建设、技术推广等方面多做工作，以造福社会。

对未来养生保健发展的展望：

中医养生保健服务日趋规范化。中医药养生保健服务业的管理标准逐渐得到完善，并加强对各种养生健机构的审批；养生保健监管部门切实保证保健服务场所的规范文明经营，保障消费者的权益；大众传媒能够及时揭露骗局，促进养生市场净化。科学养生保健的普及更加完善。各地区针对本土人民群众的体质和身体状况，组建本土的养生保健栏目策划团队；遴选本土最为权威的中、西医学养生专家，从栏目的定位和每期选题均进行最为科学的"把脉"，将最为经典、实用的理论传授给媒体节目的一线优秀编导，为百姓提供最贴近、最实用的养生保健节目；对市场上出版的养生保健类书籍，经权威专家审阅，国家出版总局批准后再得到出版。

中医养生保健服务人才日趋专业化。各高等中医药院校根据市场需求，开办中医养生保健的学历教育、继续学历教育和职业教育，加快培养一批高层次的养生保健专业实用型人才、研究型人才、管理型人才；强化对养生保健从业人员进行资格认证；养生保健协会联合中医医院成立养生保健从业人员培训基地，为广大保健行业从业人员开展岗位专业培训和技能操作培训。

中医养生保健服务产业日趋市场化。国内养生保健产品市场监管更加规范，减免市场的混乱无序竞争，使保健品市场沿着健康、规范、有序的轨道发展；加强对国外中医养生保健产品市场的调研，引进现代科技，研发出科技含量高，作用机理明确，效果良好，无毒副作用的保健食品、养生美容用品和抗衰老等保健品；政府积极扶持高校与企业联合，发挥高校中医药预防保健的人才、学科和技术优势，坚持以学科链对接产业链，形成教、学、研、产、管一体化养生保健服务体系，推动养生保健产业发展。

中医养生保健服务范围日趋国际化。制定中医养生保健对外服务贸易策略，着重推广具有我国中医文化特色的实用的保健技术和产品，提高中医养生保健的国际影响力；中医养生保健组织机构和协会采取多种渠道开展多种形式的养生保健技术和方法对外交流学术会议和交流活动，与国内外科研机构协作研发新型的实用的养生保健技术；派出高素质、高能力的中医养生保健专家和人才到国外访问、讲学，将我国优秀的养生保健技术传播出去，加强对外交流与合作，创建可持续发展的中医养生保健服务传播平台。

参考文献

[1] 张学梓，钱秋海，郑翠娥．中医养生学［M］．北京：中国医药科技出版社，2002.

[2] 黄学宽．郭子光养生新论［M］．北京：科学出版社，2010.

[3] 彭先髦．中医养生逸事［M］．北京：人民军医出版社，2010.

[4] 贺娟．黄帝内经养生堂［M］．北京：北京出版社北京出版集团公司，2012.

[5] 周仲英．养生从养心开始［M］．湖南：湖南科技出版社，2013.

[6] 常学辉．黄帝内经养生智慧［M］．天津：天津科学技术出版社，2012.

后 记

健康是每天生活的资本而不是目的，它不仅是个人资本，更是社会资本。这就需要我们去管理、经营和保养，让健康在我们短暂的生命过程中增值。

现代社会中生态平衡的破坏、生活环境的污染、不良生活习惯及社会风气的影响、各个方面的压力逐渐增大等，都在一步步侵袭着人类的健康。人们的身体已由亚健康状态转移到疾病状态，并且正在向衰老、死亡方向发展。这也是为什么死于疾病的人越来越多，同时也越来越年轻化的原因。而且，很多疑难杂症都是从不起眼的小病开始，逐渐发展为难以治愈的大病。

病态的身体虽然经过医生的治疗，看似已经康复，但实际上并未达到真正健康的状态，需要进一步的调养。因此，提倡和加强人们的养生意识，是一件造福全人类的事情。这就需要我们通过培养健康的生活习惯，行为模式及心理，积极锻炼，陶冶性情，主动进行健康投资，最终才能达到促进健康，让健康增值而达到益寿延年，“终其天年，度百岁乃去”。

树立正确的养生观，积极发挥自我调节作用，重视身心和谐，注重科学的生活方式，培养良好的生活习惯，从道德品行、修身养性、日常生活工作细节等方面养生，才能真正做到养生有道、健康长寿。